Hans-Jörg Assion (Hrsg.)

Migration und seelische Gesundheit

Hans-Jörg Assion (Hrsg.)

Migration und seelische Gesundheit

Mit 13 Abbildungen und 22 Tabellen

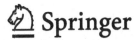 Springer

Priv.-Doz. Dr. Hans-Jörg Assion
Westfälisches Zentrum für Psychiatrie
und Psychotherapie
Klinik der Ruhr-Universität Bochum
Alexandrinenstr. 1
44791 Bochum

ISBN 978-3-540-20218-9
Springer Medizin Verlag Heidelberg

Bibliografische Information der Deutschen Bibliothek
Die Deutsche Bibliothek verzeichnet diese Publikation in der Deutschen Nationalbibliografie;
detaillierte bibliografische Daten sind im Internet über http://dnb.ddb.de abrufbar.

Springer Medizin Verlag.
Ein Unternehmen von Springer Science+Business Media
springer.de
© Springer Medizin Verlag Heidelberg 2005

Planung: Renate Scheddin
Projektmanagement: Gisela Zech-Willenbacher

SPIN 10964095
Satz: Datenlieferung vom Herausgeber
Umschlaggestaltung: deblik, Berlin
Druck: Saladruck GmbH, Berlin

Gedruckt auf säurefreiem Papier   26/3160/SM – 5 4 3 2 1 0

Vorwort

Das vorliegende Buch über Migration und seelische Gesundheit fasst Themen einer wissenschaftlichen Tagung zusammen, die unter dem Titel „mensch.migration.mental health" im Mai 2003 im Ruhrcongress Bochum von der Klinik für Psychiatrie und Psychotherapie der Ruhr-Universität Bochum ausgerichtet wurde. Dabei kamen die Entwicklungen, Auswirkungen und die Erfordernisse einer Verbesserung des multikulturellen Zusammenlebens unter den vielfältigen politischen, sozialen und gesundheitlichen Aspekten von Migrationprozessen in unserer Gesellschaft im 21. Jahrhundert zur Sprache. Der vorliegende Band wurde darüber hinaus thematisch erweitert, um wichtige, für die Integration und gesundheitliche Versorgung von Migranten bedeutsame Aspekte – insbesondere auf dem Gebiet der seelischen Gesundheit – sach- und fachkundig darzustellen. Dazu konnten namhafte Autoren gewonnen werden.

Die Gründe für eine Migration, also Übersiedlung in ein anderes Land oder eine andere Region, sind vielfältig. Dazu geben berufliche wie private Gründe, finanzielle Erwägungen, Arbeits- oder Heimatsuche ebenso Anlass, wie politische Verfolgung, Krieg oder Flucht; auch eine Familienzusammenführung oder eine „Heiratsmigration" sind die Motive.

Doch bleiben Migrationsprozesse nicht ohne Auswirkungen. Sie können zu einer Veränderung der Beziehungsstruktur, einer Änderung der Wohnverhältnisse und des Lebensstandards führen. Ein verändertes soziales Niveau und Arbeitslosigkeit bedingen finanzielle Schwierigkeiten. Sprach- und Verständigungsprobleme verstärken die Tendenzen zu Aus- und Abgrenzung, wodurch Identitäts- und Rollenkonflikte resultieren.

Migration birgt also häufig große persönliche und seelische Belastungen, die Auswirkungen auf das gesundheitliche Befinden haben. Die Ausgestaltung der seelischen Belastungen unterliegen dabei wiederum kulturellen Einflüssen, deren Kenntnisse erst ein Verständnis der besonderen Situation und eine angemessene Versorgung möglich machen. In diesem Sinn will dieses Buch über Hintergründe zum Thema Migration informieren und für kulturspezifische Phänomene sensibilisieren, um im Sinne von Orlandi zu mehr Kulturkompetenz zu verhelfen.

Mein herzlicher Dank geht an die Autoren, die in kooperativer Weise mit ihren Beiträgen zu diesem Buch beigetragen haben und an Frau Petra Nengelken, die in besonderes engagiertem Maße bei der Erstellung dieses Buches behilflich war, und auch an Frau Annemarie Mennoia vom Wissenschaftssekretariat der Klinik für Psychiatrie und Psychotherapie der Ruhr-Universität Bochum.

Im Text wurde die vereinfachende, „maskuline" Schreibweise gewählt, womit jeweils aber beide Geschlechter, also sowohl Migrantinnen und Migranten, Patientinnen und Patienten, Therapeutinnen und Therapeuten, usw., gemeint sind. Herausgeber und Autoren sind an Anmerkungen, Rückmeldungen, Ergänzungen und ggf. Korrekturen seitens der Leserschaft besonders interessiert.

Bochum, im Frühjahr 2004
Hans-Jörg Assion

Autorenverzeichnis

PD Dr. med. Hans-Jörg Assion
Westfälisches Zentrum Bochum, Psychiatrie • Psychotherapie, Klinik der
Ruhr-Universität Bochum
Alexandrinenstraße 1, 44791 Bochum

Prof. Dr. rer. soc. oec. Ursula Boos-Nünning
FB Erziehungswissenschaften, Universität Duisburg-Essen
Universitätsstraße 11, 45117 Essen

Dr. med. Iris T. Calliess
Abteilung Sozialpsychiatrie und Psychotherapie, Medizinische Hochschule
Carl-Neuberg-Straße 1, 30625 Hannover

Petra Garlipp
Abteilung Sozialpsychiatrie und Psychotherapie, Medizinische Hochschule
Carl-Neuberg-Straße 1, 30625 Hannover

Birgit Fischer
Ministerin für Gesundheit, Soziales, Frauen und Familie des Landes Nordrhein-
Westfalen
Fürstenwall 25, 40219 Düsseldorf

PD Dr. med. Christian Haasen
Klinik und Poliklinik für Psychiatrie und Psychotherapie, Universitäts-
Klinikum Hamburg-Eppendorf
Martinistr. 52, 20246 Hamburg

Dr. phil. Dirk Halm
Zentrum für Türkeistudien, Institut an der Universität Duisburg-Essen
Altendorfer Straße 3, 45127 Essen

Prof. Dr. phil. Peter Heine
Islamwissenschaft, Freie Universität Berlin
Luisenstraße 54, 10117 Berlin

Prof. Dr. med. Andreas Heinz
Klinik für Psychiatrie und Psychotherapie der Charité, Humboldt Universität zu
Berlin
Schumannstr. 20/21, 10117 Berlin

PD Dr. med. Dr. phil. Thomas Heise
  Klinikum Chemnitz, Klinik für Psychiatrie, Verhaltensmedizin und Psychosomatik
  Dresdnerstraße 178, 69131 Chemnitz

Hans Hinterkeuser
  Im Kernengarten 1, 53819 Neunkirchen-Seelscheid

Dr. med. Eckhardt Koch
  Vorsitzender der Deutsch-Türkischen Gesellschaft für Psychiatrie und Psychotherapie (DTGPP), Psychiatrisches Krankenhaus
  Cappelerstraße 98, 35039 Marburg

Ayyub Axel Köhler
  Generalsekretär des Zentralrats der Muslime in Deutschland e.V.
  Postfach 1224, 52232 Eschweiler

Dr. med. Friedrich Leidinger
  Landschaftsverband Rheinland, Dezernat 8, 50663 Köln

Prof. Dr. med. Wielant Machleidt
  Abteilung Sozialpsychiatrie und Psychotherapie, Medizinische Hochschule
  Carl-Neuberg-Straße 1, 30625 Hannover

Dr. med. Jurij Novikov
  Ltd. Arzt der III. Abt. für Psychiatrie und Psychotherapie, Klinikum Nord
  Langenhorner Chaussee 560, 22419 Hamburg

Cem Özdemir
  Politiker, Transatlantic Fellow, General Marshall Fund, Ex-MdB Bündnis 90/Die Grünen
  Postfach 21 01 13, 10501 Berlin

Prof. Dr. med. Dr. phil. Theo R. Payk
  Westfälisches Zentrum Bochum, Psychiatrie • Psychotherapie, Klinik der Ruhr-Universität Bochum
  Alexandrinenstraße 1, 44791 Bochum

Dr. rer. pol. Martina Sauer
  Zentrum für Türkeistudien, Institut an der Universität Duisburg-Essen
  Altendorfer Straße 3, 45127 Essen

Prof. Dr. med. Christoph Schmeling-Kludas
    Abt. Psychosomatische Medizin, Segeberger Kliniken
    Postfach 1444, 23784 Bad Segeberg

Dr. med. Rainer Georg Siefen
    Ltd. Arzt der Abt. für Kinder- und Jugendpsychiatrie des Westfälischen Lan-
    deskrankenhauses
    Haltenerstraße 525, 45770 Marl

Prof. Dr. phil. Rita Süssmuth
    Bundestagspräsidentin a. D.
    Platz der Republik 11, 11011 Berlin

Helga Schuhmann-Wessolek
    Landesrätin, Landschaftsverband Westfalen-Lippe
    Warendorfer Straße 25-27, 48133 Münster

Dr. med. Ernestine Wohlfart
    Transkulturelle Psychiatrie / ZIPP, Poliklinik für Psychiatrie und Psychothera-
    pie an der Charite Berlin-Campus Mitte
    Schumannstr. 20/21, 10117 Berlin

Inhaltsverzeichnis

Einleitung

Hans-Jörg Assion

Mit den technologischen Entwicklungen des vergangenen 20. Jahrhunderts hat die Menschheit eine Mobilität erfahren, wie sie zuvor während der gesamten Menschheitsgeschichte nicht bestand. Die modernen Transportmöglichkeiten – wie der mittlerweile für eine breite Bevölkerungsschicht erschwingliche Flugverkehr und auch andere Transportmittel – haben zu einer intensiven interkontinentalen Begegnung geführt, die eine zunehmende Annäherung der Kulturen und eine interkulturelle Vernetzung weltweit mit sich bringen. Unabhängig davon tragen die modernen Medien und Kommunikationstechnologien (Telefon, Fernsehen, Hörfunk, Internet, etc.) dazu bei, dass fernab von jeglichem Partikularismus eine globale Verständigung ohne zeitliche Latenz bis in die entlegensten Winkel dieser Erde möglich ist. Diese beiden Entwicklungen haben wesentlich zu einer grundlegenden Veränderung des interkulturellen Verständnisses und Zusammenlebens geführt und fördern beständig und unaufhaltsam einen gesellschaftlichen Wandel hin zur Multikulturalität.

Die erheblichen gesellschaftlichen Veränderungen und die zunehmende Globalisierung bedürfen in ihren tiefgreifenden Auswirkungen einer Offenheit und Sensibilität für das Kulturfremde. Von politischer Seite sind Handlungsbereitschaft für die anstehenden und notwendigen Entscheidungen erforderlich, um dem bereits vollzogenen Wandel in der Gesellschaft gerecht zu werden, damit Menschen anderer Herkunft angemessen berücksichtigt und erfolgreich integriert werden. Das ist in Deutschland leider noch nicht ausreichend vollzogen: Es fehlt an den politischen Voraussetzungen und einer gesellschaftlichen Öffnung für einen interessierten und vorurteilsfreien Umgang mit Menschen anderer Herkunft und einem Bewusstsein für die Bereicherung durch kulturelle Vielfalt.

Schaut man sich die Bevölkerungsentwicklung in Deutschland an, so ist es bemerkenswert lange her, dass die Zahl der deutschstämmigen Nachkommen zu einem bestimmten Zeitpunkt größer war als die der verstorbenen Deutschen. Das soll nach demoskopischen Angaben zuletzt im Jahr 1892 gewesen sein: Mehr als 100 Jahre ist es also her, dass die Geburtenrate höher als die Absterberate war. Zeitweise wurden die entstehenden Lücken durch Zuwanderer fremder Herkunft ausgeglichen.

Das gelingt aber mittlerweile und bekanntlich auch in Zukunft nicht mehr. Die Geburtenrate sinkt in Deutschland und entsprechend wird nach Hochrechnungen des Statistischen Bundesamtes Wiesbaden erwartet, dass die deutsche Bevölkerung in den nächsten 40 Jahren in einer Größenordnung von 8 bis 10 Millionen Menschen abnimmt. Damit geht ein Alterungsprozess unserer Gesellschaft einher und noch nie zuvor war der Altersdurchschnitt so hoch. Das wird immense sozialpolitische Auswirkungen haben.

Nach dem 2. Weltkrieg führte der wirtschaftliche Aufschwung in der (Bundesrepublik) Deutschland zu einem steigenden Bedarf an Arbeitskräften. Dieser wurde seit Anfang der 1960er durch staatliche Anwerbeabkommen mit süd(ost)europäischen Ländern unter der Annahme zu decken versucht, dass es sich lediglich um eine Gast- oder Fremdarbeit für eine begrenzte Zeit handele. Unter anderem wurde 1961 das „Abkommen zur Anwerbung türkischer Arbeitskräfte für den deutschen Arbeitsmarkt" von der Bundesrepublik Deutschland mit der Türkei geschlossen. Erst 1973 wurde dann aber im Zuge der wirtschaftlichen Rezession ein Anwerbestopp verfügt. Im Verlauf wurde mit den Bleibeabsichten der Migranten dann deutlich, dass das Konstrukt einer Gastarbeit nicht zutraf.

Heute leben in Deutschland gemäß den Angaben des Ausländerzentralregisters (Statistisches Bundesamt) 7.3 Millionen Ausländer in Deutschland. Das entspricht bei einer Bevölkerung von 80 Millionen fast 9 Prozent der Bevölkerung. Nicht dazu zählen die Menschen, die sich – als Touristen, Reisende oder Geschäftsleute – für weniger als 3 Monate in Deutschland aufhalten. Auch die 3 bis 4 Millionen osteuropäischen Aussiedler werden aufgrund ihrer raschen Einbürgerung nicht in der Ausländerstatistik geführt.

Die weitaus meisten Migranten kommen aus europäischen Ländern (ca. 80 %), ein Zehntel stammt aus Asien und weniger als ein Zehntel sind amerikanischer, afrikanischer oder australisch-ozeanischer Herkunft.

Die mit Abstand größte nicht-deutsche Bevölkerungsgruppe ist die türkischer Abstammung und macht mit ca. 2 Mio. Menschen folglich mehr als ein Viertel der offiziell erfassten Migranten aus. Deutlich weniger kommen aus dem ehemaligen Jugoslawien (627.000), aus Italien (616.000), Griechenland oder Polen (s. Anhang). Nicht damit eingerechnet sind die bereits in 2. oder 3. Generation in Deutschland lebenden Nachfahren von Migranten, die bereits Eingebürgerten, illegal Eingereisten, adoptierten Kinder aus anderen Ländern, u.a., die ebenfalls einen Migrationshintergrund haben, aber nicht in der Ausländerstatistik geführt werden.

Der Anteil ausländischer Mitbürger verteilt sich auf die einzelnen Bundesländer sehr unterschiedlich. Nordrhein-Westfalen, Berlin oder Baden-Württemberg zählen zu den Ländern mit dem prozentual höchsten Anteil ausländischer Mitbürger, der deutlich über dem Bundesdurchschnitt liegt. In Nordrhein-Westfalen beträgt der Anteil an Migranten z.B. 11 % der Landesbevölkerung, mit fast 4 % türkeistämmigen Mitbürgern und einem landesweit höheren Anteil an Menschen aus dem ehemaligen Jugoslawien (1.5 %).

Bekannt ist, dass sich Migration folgenreich und vielfältig auf die persönliche, familiäre und gesundheitliche Situation auswirken kann und mit zahlreichen Belastungen einhergeht. Das bleibt nicht ohne Auswirkung auf das Wohlbefinden und kann zu psychischer Belastung führen oder sogar psychische Krankheit fördern und unterhalten. Bei der gesundheitlichen Versorgung von psychisch Erkrankten fremder Herkunft verdienen eine Reihe von Gesichtspunkten eine besondere Beachtung. Noch immer ist es so, dass diese Menschen zu einem geringeren Teil die bestehenden Versorgungsstrukturen nutzen und durchschnittlich kürzer behandelt werden als Deutsche mit vergleichbarer Erkrankung. Auch kommt es wegen mangelnder Kenntnis der kulturellen Hintergründe zu Fehldiagnosen. Psychische Erkrankungen werden bei Migranten mehr durch die Familie und immer noch unzureichend durch professionelle Hilfe aufgefangen. Deshalb sollte versucht werden, den Zugang zu den professionellen Einrichtung zu erleichtern, multikulturelle Behandlerteams zu fördern und den Zugriff zu Dolmetscherdiensten zu verbessern.

Das vorliegende Buch informiert in vier Abschnitten mit unterschiedlichem Schwerpunkt über die vielschichtigen Aspekte von Migration und psychischer Gesundheit.

Im ersten Abschnitt finden sich drei Beiträge zu den historischen, gesellschaftlichen und religiösen Voraussetzungen besonders in islamischen Kulturen unter Berücksichtigung von traditionellen Heilvorstellungen. Ein weiterer Beitrag gibt einen Überblick über die Entwicklung der transkulturellen Psychiatrie.

Im zweiten Abschnitt werden die spezifischen Migrationsbedingungen und -besonderheiten der Muslime und von bestimmten Volksgruppen unter dem Blickwinkel einer erfolgreichen Integration beleuchtet, wobei auch der jeweilige geschichtliche und politische Hintergrund zur Sprache kommt.

Der dritte Abschnitt geht auf die aktuelle politische Situation und Diskussion ein. In diesen Beiträgen eröffnen renommierte Politiker(inne)n der verschiedenen Parteien den Zugang für einen modernen, integrativen Umgang mit Menschen fremder Herkunft, um dem gesellschaftlichen Wandel zeitgemäß gerecht zu werden.

Der Schwerpunkt dieses Buches liegt mit dem vierten Abschnitt auf der medizinischen Seite und geht dem Grundgedanken nach, wie die gesundheitliche Situation für Migranten in Deutschland optimiert werden kann. In den Beiträgen kommen v.a. psychiatrisch-psychotherapeutische Versorgungsaspekte zur Sprache, diagnostische Besonderheiten, Sprach- und Kommunikationsbarrieren, Sucht- und Abhängigkeitsprobleme sowie die Leitlinien, deren Einhaltung eine Verbesserung der Versorgungssituation erwarten lassen.

Im Anhang des Buches informiert ein Glossar über die wichtigsten Fachbegriffe, die im Zusammenhang mit dem Thema Migration verwendet werden. In einer tabellarischen Übersicht werden zudem auszugsweise Angaben zur Ausländerstatistik gemacht und ein Adressenverzeichnis ermöglicht den Kontakt zu Forschungs-, Bildungs- und Versorgungseinrichtungen, die sich mit Migrationsfragen auseinandersetzen.

Ohne Zweifel braucht unsere Gesellschaft heute und auch in Zukunft Menschen anderer Herkunft. Sie bedeuten für unsere Gesellschaft eine vielfältige Bereicherung und helfen, die vielfältigen gesellschaftlichen Aufgaben sinnvoll wahrzunehmen. Dieses Buch soll zu einem besseren Verständnis für die Menschen aus einem anderen kulturellen Umfeld beitragen und eine konfliktfreie Integration fördern.

1 Migration, Geschichte und Tradition

1.1 Die Rezeption des Orients durch den Okzident in Kultur- und Geistesgeschichte

Hans Hinterkeuser

1.1.1 Einleitung

Die Beziehungen zwischen Europa und dem Nahen Osten, zwischen Orient und Okzident, haben eine wechselvolle und widersprüchliche Geschichte, die Jahrtausende zurück reicht. Friedliche Phasen des Handelsaustausches wechselten mit kriegerischen Auseinandersetzungen, oft durchdrang sich beides, wovon fast immer der Westen profitierte. Von den Punischen Kriegen über die Kreuzzüge, die spanische Reconquista, die Auseinandersetzungen mit dem Osmanischen Reich, Napoleons Feldzug nach Ägypten, die Phase des Kolonialismus, bis in unsere Tage lässt sich dies durchgängig beobachten. Die Ergebnisse dieses kulturellen Austausches sowie der feindlichen Auseinandersetzungen sind vielfältig auf allen Gebieten der Kultur von der Astronomie über Medizin und Musik, der Waffentechnik wie der Ess- und Wohnkultur und hören bei Mathematik und Chemie noch lange nicht auf.

Bedeutende Dichter wie Johann Wolfgang Goethe oder Friedrich Rückert haben ihrer Mitwelt die Einsicht in die Interdependenzen literarisch zu vermitteln versucht. Goethe hat den Sachverhalt in seinem „West-Östlichen Divan", dem großen lyrischen Alterswerk, unmissverständlich in die vier Zeilen zusammengefasst:

> „Wer sich selbst und andere kennt
> wird auch hier erkennen-
> Orient und Okzident
> sind nicht mehr zu trennen."

Bedeutende Orientalisten – stellvertretend sei Annemarie Schimmel genannt, deren Lebenswerk in seiner Bedeutung für unsere Kenntnis des Orients gar nicht hoch genug eingeschätzt werden kann – bemühten und bemühen sich um die empirische Aufarbeitung dessen, was Goethe als These in seinem Vierzeiler dargelegt hat.

Die folgenden Ausführungen beschränken sich darauf, den Weg zu verfolgen, den die Schriften der antiken griechischen Autoren, Platon, Aristoteles, Euklid, Dioskurides, Galen usw. über den Orient genommen haben, bevor das europäische Bewusstsein sie als eigene kulturelle Grundlage schätzen lernte. Die Namen derjenigen, die den „Transport" bewerkstelligt haben, sind wohlbekannt. Dazu gehören vor allem die Übersetzer, deren bedeutende Leistung zu wenig beachtet wird. Ausblicke auf Literatur und Musik runden die Darstellung ab.

1.1.2 Andalusien, Land der drei Kulturen

Der Süden Spaniens – Andalusien eben – war der einzigartige Knotenpunkt der Vermittlung. Richten wir unseren Blick zunächst hierin. Er geht über das große Flusstal des Guadalquivir (das arabische *„Wadi al-kabir"*) auf die andalusische Stadt Córdoba: Römische Brücke, islamische Moschee und christliche Kathedrale. Das Bild steckt symbolhaft den Umkreis des Themas ab. Die Antike bildet die Basis für die beiden wichtigsten Kulturen des Nahen Ostens und Europas, für den Islam wie für das Christentum. Nachdem der islamische Heerführer Tarik im Jahre 711 die Meerenge zwischen den „Säulen des Herakles", dem westlichen Ausgang des Mittelmeeres, überquerte und die in sich zerstrittenen Westgoten auf der Iberischen Halbinsel besiegte, wurde aus der phönizisch-römischen Stadt das arabische *Qurtuba*. Bald war es Hauptstadt des Kalifats der Omaijaden; aus den „Säulen des Herakles" wurden die beiden Berge *Jebl Musa* auf marokkanischer und *Jebl al-Tarik* auf der iberischen Seite; die Spanier verballhornten aus letzterem später: „Gibraltar". Die alte römische Brücke von *Qurtuba* wurde von den Mauren wieder aufgebaut. Die Stadt war bald die größte in ganz Europa mit Schulen, Universitäten, Krankenhäusern, Bädern, Straßenpflasterung und -beleuchtung. Nach der Reconquista durch die christlichen spanischen Könige wurde die islamische Moschee in *Qurtuba* 1236 nicht zerstört, wie es in Sevilla und Granada, den beiden anderen großen Zentren islamischer Kultur auf der Iberischen Halbinsel, später geschah.

Man begnügte sich damit, eine christliche Kathedrale in ihre Mitte zu setzen. In Córdoba hatten auch die Christen Respekt vor einem der größten und schönsten Beispiele islamischer Baukunst.

Heute ehren die Córdobesen ihre großen islamischen Mitbürger wieder, die 1492 und endgültig 1506 aus dem nunmehr allein christlichen Spanien vertrieben wurden. So bekam auch der Augenarzt Mohammed al-Gafequi aus Anlass seines 800-jährigen Geburtstags ein Denkmal in der Stadt – zwar spät, aber immerhin. Auf prominentere Córdobeser Bürger kommen wir später noch zurück.

1.1.3 Exkurs: „Die Heiligen Drei Könige"

Wenn am 6. Januar eines jeden Jahres die Sternsinger an die Haustüren ihre Majuskeln C-M-B schreiben, die je nach Lesart als Abkürzung für *Christus mansionem benedicat* oder für *Caspar, Melchior und Balthasar* stehen, dann spielen sie damit auf die legendären weisen Astronomen aus Mesopotamien, dem heutigen Irak, an. Geleitet von einer ungewöhnlichen Sternkonstellation suchten sie den neugeborenen König der Juden mit Geschenken auf. Wessen Knochen auch immer im Schrein der „Heiligen Drei Könige" im Dom zu Köln liegen mögen: Der Orient ist stets gegenwärtig. Letztlich liefe ohne die „Schätze", die wir noch heute von dort beziehen, weder Motor noch Ölheizung.

1.1.4 Das Wissen der Antike

In der Schule lernen wir, dass die „Renaissance" – also die Wiederentdeckung der Antike – nach der Eroberung Konstantinopels 1453 durch den türkischen Feldherrn Mehmet, *Fatih*, der Eroberer genannt, begonnen habe. Die byzantinischen Wissenschaftler seien nach Westeuropa geflohen und hätten die „antike Weisheit mitgebracht". Nicht, dass dies auch so geschehen wäre, doch brauchten sie außer der griechischen Sprache eigentlich gar nichts mehr mitzubringen, weil das Entscheidende seit Jahrhunderten in Europa längst bekannt war. Allerdings hatte das Wissen der alten Griechen einige Umwege über Bagdad, Marrakesch und Toledo genommen, ehe es in Paris, Köln und Padua gewürdigt wurde.

Vollziehen wir den Weg schrittweise von Anfang an nach:

Das Wissen der Antike in Philosophie, Medizin, Baukunst, Technik usw. war durch den Zusammenbruch des Weströmischen Reiches im 5. Jahrhundert und in der Zeit der Völkerwanderung mit untergegangen. Den Barbaren, die das Reich zu Fall gebracht hatten, fehlten Blick und Verständnis für die antiken Schätze. Erst 300 Jahre später begann mit Kaiser Karl dem Großen eine zaghafte erste sog. „Karolingische Renaissance". Ein Beispiel dafür ist das Aachener Münster. Zwar stammen die Säulen aus dem antiken Ravenna, aber das architektonische Konzept des Bauwerks war auch weiterhin orientalischen Ursprungs: die Hagia Sophia und andere bedeutende Bauwerke Konstantinopels waren das Vorbild.

Im Osten Europas verlief die Geschichte anders. Nicht nur, dass das Oströmische Reich mit der Hauptstadt Byzanz noch 1000 Jahre länger Bestand hatte, auch die Interessen der Völker, der Araber und Türken, die dieses Reich zuletzt eroberten, waren anders gelagert. Im Oströmischen Reich selbst, wozu gerade auch die Stadt Alexandria in Ägypten als geistiges Zentrum antiker Wissenschaft zu rechnen ist, überlagerte nach der Christianisierung mehr und mehr fanatischer Glaubensstreit die antike Weisheit. So wurde im Jahre 415 die Philosophin Hypatia von fundamentalistischen Christen ermordet. Hypatia hatte einen Lehrstuhl für Philosophie am Museion, der wichtigsten interdisziplinären Forschungsstätte von Weltruhm, inne. Wichtiger als Wissenschaft und Philosophie wurden Fragen, wie die nach der Gottesmutterschaft Mariae oder nach der Dreifaltigkeit, worüber auf den Konzilien von Nizäa (dem heutigen İznik in der Türkei), Ephesos (dem türkischen Selçuk) und Chalkedon die christlichen Bischöfe erbittert stritten. Wer in den Beschlüssen unterlag, sah sich dem Vorwurf der Ketzerei ausgesetzt.

1.1.5 Die Übersetzungsleistungen der Nestorianer

Einer dieser Ketzer war ausgerechnet der Bischof Nestorius von Konstantinopel. Er wurde im Jahre 431 in Ephesos verurteilt, weil er nicht an die Gottesmutterschaft Mariae glaubte, statt dessen an eine strenge Trennung von göttlicher und menschlicher Natur Jesu. Nach Verfolgungen durch die Orthodoxie flohen einige Jahrzehnte später seine zahlreichen Anhänger in das sassanidische Persien, wo sie als Gegner von Byzanz willkommen waren. Dort bildeten sie eine von der orthodoxen Reichskirche getrennte religiöse Gemeinschaft, deren intellektueller Mittelpunkt eine in Nisibis (Gondischapur) gegründete Schule war. Ihren Glauben verbreiteten die Nestorianer ab dem 7./8. Jh. entlang der Seidenstrasse nach Asien. Türken und Mongolen gehörten dieser Glaubensrichtung an (auch die Mutter und die Frau Hülägüs, eines Enkels von Dschingis-Khan, waren Nestorianer). In Persien sahen sich die Nestorianer zunächst zeitweiliger Verfolgungen durch die Parsen, den Anhängern der Lehre des Zarathustra, ausgesetzt. Nach der Eroberung Persiens durch die Araber (637) wurde ihnen jedoch von den Muslimen gesetzlicher Schutz gewährt. Dadurch wendete sich das Blatt grundsätzlich und folgenreich. Am Hofe der Abbasiden (Kalif Harun ar-Raschid) um das Jahr 800 wohlwollend aufgenommen, spielten die Nestorianer eine Vorreiterrolle als Vermittler der großen wissenschaftlichen und philosophischen Werke der Griechen, von denen sie Übersetzungen ins Arabische anfertigten, zumeist über den Umweg des Syrischen. Das Syrische war neben dem Griechischen damals die wichtigste Wissenschaftssprache. Die erhaltenen syrisch-arabischen Glossare zeigen, welche Schwierigkeiten die Übersetzer zu überbrücken hatten, wenn sie versuchten, griechische Sprachregelungen und Begriffe in eine semitische Sprache zu übertragen. Unter den ersten großen Medizinern der Abbasiden-Kalifen gab es nestorianische Gelehrten-„Dynastien" (die Bahtišus und die Masawahis), die teilweise im vom Kalifen al-Mamun gegründeten „Haus der Weisheit" (*bait al-hikma*) in Bagdad forschten und lehrten. Geleitet wurde es vom Astronomen Jahja ibn Abi Mansur (gest. um 217 a. H./832 n. Chr.), der dort die hervorragendsten Wissenschaftler jener Zeit versammelte. Die hier entwickelten astronomischen Tabellen (*žig al-mumtahan*) waren den Lateinern unter dem Namen *Tabulae Probatae* bekannt – in Spanien seit dem 10. Jh. Sie halfen später Christoph Columbus, den Kurs auf dem Seeweg nach Westen zu halten.

Der berühmteste Übersetzer griechischer Werke ins Arabische war Hunain ibn Ishaq. In seiner Schule wurde praktisch das gesamte medizinische Werk des Galen ins Arabische übersetzt, und einer seiner Schüler, Istifan ibn Basil, war der Übersetzer der *Materia medica* des Dioskurides. Hunain hatte u.a. bei Ğibril ibn Bahtišu (gest. 214 a. H./829 n. Chr.) studiert, der aus einer Familie stammte, die über einen Zeitraum von vier Generationen immer wieder berühmte Ärzte hervorgebracht hatte und deren Aufstieg zum Ruhm begann, als es ihrem Ahnherrn, Ğurğis ibn Bahtišu (gest. 154 a. H./771n. Chr.), Leiter des Hospitals von Gondischapur, gelang, den Kalifen al-Mansur von einem Magenleiden zu heilen. Das „Haus der Weisheit" ist übrigens im Jahr 2003 vom gestürzten irakischen Präsident Saddam Hussein wieder gegründet worden.

1.1.6 Bibliotheken

Wie war diese erstaunliche Entwicklung möglich? Es spielte nicht nur eine Rolle, dass die Nestorianer als Exilierte natürliche Verbündete im Kampf gegen Byzanz waren, sondern die aktive Haltung der Muslime zu Wissen und Wissenschaft gab den Ausschlag. Ein altes arabisches Sprichwort sagt: „Suche Wissen zu erwerben, selbst wenn du nach China reisen müsstest." So konnte es vorkommen, dass der muslimische Feldherr beim Freikauf von Belagerung einer eroberten byzantinischen Stadt statt auf der Herausgabe allen Goldes auf der Auslieferung der Bücher der Bibliothek bestand.

Die größte dieser Bibliotheken der alten Welt war die von Alexandria in Ägypten. Diese stand im Laufe ihrer Geschichte zwar mehrfach in Flammen, wodurch Werke von unschätzbarem Wert verloren gingen, nicht jedoch der Mythos dieser einzigartigen Sammlung menschlicher Geistestätigkeit. An diesen knüpften die Muslime genauso an, wie an den grandiosen Leuchtturm auf der Insel Pharos, nach dessen Bild sie ihre erste Minarette bauten (arab.: *minara* = Leuchtturm).

Zwischen 700 und 720 n. Chr. entstanden die ersten arabischen Bibliotheken, weil sich der Herrscher der Omaijaden Halid-ibn-Jazid vorgenommen hatte, die Sammlung von Büchern, die er von seinem Vorgänger (Mu'awija) geerbt hatte, zu erweitern:

„Als Halid sich der Alchemie widmen wollte", berichtet ein Zeitzeuge, *„ließ er eine Gruppe griechischer Philosophen zu sich rufen, die in Ägypten wohnten und in der Lage waren, sich in Arabisch klar und beredt auszudrücken. Er forderte sie auf, die griechischen und koptischen Werke über Alchemie ins Arabische zu übersetzen. Dies waren die ersten in islamischer Zeit entstandenen Übersetzungen."* (Zitat nach Vernet 1984)

Im folgenden halben Jahrhundert wurden die islamischen Bibliotheken weiter vergrößert. Die Machtübernahme der Abbasidendynastie beschleunigte die Erwerbung von Handschriften. So bat der Kalif al-Mansur (gestorben 158 a.H/775 n. Chr.) den byzantinischen Kaiser, er möge ihm mathematische Werke übersenden. Dieser entsprach der Bitte; so kam al-Mansur in den Besitz von Euklid-Texten und Werke über Physik. Seine Nachfolger bereicherten ihre Bestände durch Werke, welche sie entweder bei der Plünderung eroberter Städte erbeutet oder sie in Form von Reparationen an sich gebracht hatten. Der Kalif al-Mamun übersetzte in seiner Residenz in Bagdad selbst und gab weitere Übersetzungen in Auftrag.

In Bagdad stand das „Haus der Weisheit", eine der wichtigsten arabischen Forschungsstätten seiner Zeit. Hier wirkte auch al-Khwarizmi (um 780 bis 850 n. Chr.), der eigentlich Muhammad Ibn Musa Al-Khwarizmi hieß und ein arabischer Mathematiker, Astronom, Geograph und Historiker war. Er wurde in Choresm geboren, das auf arabisch Khwarizm genannt wird, dem heutigen Khiva in Usbekistan. Seine Arbeiten über Algebra, Arithmetik und astronomische Tabellen prägten das mathematische Denken in entscheidender Weise. Al-Khwarizmi war der erste, der den Ausdruck *al-jabr* (arab. für „Wiederherstellung, Einrenkung", was durchaus medizinisch gemeint war) für mathematische Zwecke benutzte. Daraus entstand in Europa erst später das Wort Algebra.

1.1.7 Die islamische Expansion

Im Zuge der islamisch-arabischen Expansion nach dem Tode Mohammeds (632 n. Chr.) stießen die Araber immer wieder auf kulturell hochstehende Völker, deren Wissen und Können sie sich schnell anzueignen bemühten. Dies trifft besonders auf den persischen und syrischen Kulturkreis zu, wo in beiden das Wissen des griechischen Hellenismus weiter lebte. Um sicher zu stellen, dass nur authentische Traditionen weiter gegeben wurden, entwickelten die Muslime ein komplexes textkritisches Instrumentarium. Im religiösen Bereich entwickelt, um die geschlossene Überlieferungskette bis hin zu Mohammed zu belegen, wurde es auf die Wissenschaften übertragen. Aus dieser Kette lässt sich die von der Mitte des 8. Jh. bis ins 12. Jh. n. Chr. nicht unterbrochene Reihe von Lehrern, Schülern und Anhängern entnehmen, die das Wissen weiter vermittelten.

Das lebhafte Interesse an antiker Weisheit trug schnell weitere geistige Früchte im islamischen Raum.

Al-Kindi, der eigentlich Abu Yusuf Ya'qub Ibn Ishaq al-Kindi hieß (geb. um 790 n. Chr. in Kufa, gest. 874 n. Chr. in Bagdad) war der erste bedeutende arabische Philosoph. Die Kalifen Al-Mamun (813 bis 831 n. Chr.) und Al-Mu'tasim (833 bis 842 n. Chr.) förderten seine Arbeit. Er gehörte zu den ersten, die die Werke des Aristoteles ins Arabische übersetzten und stand dabei in ständiger Verbindung mit syrischen Übersetzern. Al-Kindis Werk umfasst 270 Arbeiten. Die zumeist kürzeren Abhandlungen befassen sich mit Themen der Philosophie, Medizin, Mathematik, Optik und Astrologie. Er verfasste auch etwa 12 Bücher über Musik, in denen er die griechische Theorie auf die arabische Musik übertrug.

Ein anderer früher arabischer Philosoph ist Al-Farabi, latinisiert Alpharabius (sein vollständiger Name ist Abu Nasr Muhammad Ibn Tarhan Ibn Uzalag al-Farabi), geboren um 870 n. Chr. in Wasiğ (Transoxanien, heute Turkestan/Kasachstan), gestorben um 950 n. Chr. in Damaskus. Er war türkischer Herkunft, studierte in Chorasan und Bagdad und war Philosoph und Musiktheoretiker. Seine Werke über Logik, Ethik, Politik, Philosophie, Mathematik und Musik verschafften ihm Weltruf, zumal viele seiner Schriften später ins Hebräische und Lateinische übersetzt wurden. Als Kommentator des Aristoteles wurde er als der „zweite Meister" bekannt. Er orientierte sich in seiner philosophischen Grundhaltung an der Schule von Alexandria in ihrer späten neuplatonischen Ausprägung.

Im ausgehenden 9. und 10. Jh. n. Chr. wurden nicht nur durch al-Farabi die von Alexandria nach Bagdad gelangten aristotelischen und platonischen Schriften in einer Weise miteinander verbunden und aufeinander bezogen durchdacht, die im lateinischen Mittelalter nur ansatzweise gegen Ende des 13. und 14. Jh. zu finden ist. Die Komplexität der lateinischen Scholastik war vier Jahrhunderte vorher im Islam auf ihre Weise bereits voll entfaltet. Dazu gehört, dass arabische Musiklehre und -theorie bis zum 9./10.Jh. n. Chr. einen Grad der Reflexion erlangt hatten, der im lateinischen Mittelalter bis zum 14. Jh. nicht annähernd erreicht wurde.

Die Leistungen dieser beiden Männer wurden von denen des Avicenna (um 980 bis 1037 n. Chr.), ein in der arabischen Welt unter dem Namen Ibn Sina weit bekannter persischer Denker und Arzt, noch übertroffen. Sein eigentlicher Name war Abu Ali al-Husain Ibn Abdallah Ibn Sina. Der lateinische Name 'Avicenna' leitet sich von der hebräischen Fassung seines Namens „Aven Sina" ab. Er wurde in Afschana, nahe der usbekischen Stadt Buchara, geboren, wo er Philosophie und Medizin studierte. Im Alter von 18 Jahren ernannte ihn der Samanidenherrscher von Buchara als Anerkennung für seine großartigen medizinischen Fähigkeiten zum Leibarzt. Dieses Amt hatte er bis zum Fall des Herrschers 999 inne. Die letzten 14 Jahre seines Lebens verbrachte er als wissenschaftlicher Berater und Arzt am Hof des Fürsten von Isfahan. Er starb in Hamadan. Avicenna vollbrachte herausragende Leistungen auf den Gebieten der Medizin und der Philosophie und gilt den Muslimen als einer der wichtigsten Denker aller Zeiten.

Er stand im geistigen Austausch mit dem größten zeitgenössischen Gelehrten, der allerdings – anders als er selbst – während des Mittelalters in Europa nicht bekannt war und von dem deshalb auch keine latinisierte Namensform existierte.

Die Rede ist von Al-Biruni, einem gelehrten Enzyklopädisten (geb. um 973 n. Chr. – wie al-Khwarizmi – in Khiva, Usbekistan; gest. in Ghazna, Afghanistan, zwischen 1048 und 1050). Aus einfachen Verhältnissen stammend, war der Iraner Abu Raihan al-Biruni ein Universalgelehrter, der an intellektuellen Theorien auf allen Gebieten seiner Epoche interessiert war: Technik, Mineralogie, Optik, Astronomie, Philosophie und Geschichte.

Zuerst als Gefangener des großen ghasnawidischen türkischen Sultans Mahmud, dann als Attaché an dessen Hof, begleitete er seinen Herrn bei dem verheerenden Feldzug, den dieser gegen Indien führte. Er studierte zwölf Jahre Sanskrit und die indische Weisheit, womit er eine Brücke zwischen moslemischer und hinduistischer Kulturwelt schlug. Seine *Geschichte Indiens* ist ein enzyklopädisches Kulturdenkmal, welches immer noch von Historikern herangezogen wird und das mit großer geistiger Offenheit das philosophische System, die Sitten und die Kosmologie der Hindus beschreibt. Er übersetzte indische Werke ins Arabische und seine eigenen, ebenso wie die des griechischen Mathematikers Euklid, ins Sanskrit. Gleichzeitig war er der überragendste Astronom und Mathematiker seiner Zeit. Sein astronomischer Kanon *al-Massudi* (dem ghasnawidischen Sultan Massud, dem Sohn Mahmuds von Ghazna gewidmet) ist das vollständigste Werk seiner Art. Er verzeichnete mehr als 1000 Sterne und schrieb ein Kompendium über Weiten und Längen, die er mit Hilfe von selbsterfundenen Instrumenten bestimmt hatte. Sein Pharmakologiebuch enthält Bezeichnungen verschiedener Substanzen in Griechisch, Arabisch, Persisch und Sanskrit; in der Botanik zeichnete er fünfmal mehr Pflanzen auf als Dioskurides. In seinem Mineralienbuch berechnete er das spezifische Gewicht und die Besonderheiten von seltenen Mineralien. 1018 studierte er - in einer Festung im heutigen Pakistan - den Erdradius nach dem Winkelverhältnis zwischen einem Berg und dem Horizont. Sein Ergebnis bezifferte er auf 6338,8 km, was lediglich eine Abweichung von 15 km oder 0,5% beinhaltet. Auch seine Schätzung des Erdumfangs wich lediglich um 200 km von modernen Berechnungen ab. Seine Leistungen können unter Berücksichtigung der ihm damals zur Verfügung stehenden Hilfsmittel nicht hoch genug eingeschätzt werden. Als aufgeschlossener Moslem verstand er es, einen wissenschaftlichen Blick auch auf andere Religionen und Kulturen zu werfen. So machte er – wohl als erster – einen textkritischen Vergleich der vier Evangelien und wies auf die darin enthaltenen Widersprüche hin. Er äußerte sich aber ebenso kritisch (im wissenschaftlichen Sinne) über den persischen Religionsstifter Mani, wie über die Hintergründe jüdischer Feste und Gebräuche.

1.1.8 Die Araber in Spanien

Dank der arabischen Sprache als *lingua franca*, die von Indien im Osten (arab. *ash-sharq*) bis Marokko und Südspanien im Westen (arab. *al-maghrib*) verstanden wurde, war dieser geographische Raum auch eine einheitliche Hochkultur, die jedoch gleichzeitig in sich sehr differenziert strukturiert war und sehr unterschiedliche Teil-Kulturen überwölbte. Dazu gehörte ganz wesentlich auch die jüdische Kultur. Und so begegnen wir im 12. Jh. in Andalusien den befreundeten Männern Averroës und Maimonides, die beide in der Stadt Córdoba geboren wurden. Der eine Araber, der andere Jude, widmeten sich beide der Philosophie (arab. *falsafa*), die in der Tradition der oben genannten Persönlichkeiten des islamischen Ostens und auf der Basis von Platon und Aristoteles entwickelt worden war.

Averroës (1126-1198 n. Chr.) ist im arabischen Raum auch unter dem Namen Ibn Rushd bekannt und gehört zweifellos in die Reihe bedeutender islamischer Denker des Mittelalters. Er besaß hervorragende Kenntnisse in der Medizin, der malikitischen Rechtslehre und der Theologie. In Córdoba unterwies ihn sein Vater, der Richter war, in muslimischem Recht. Dort studierte er auch Theologie, Philosophie und Mathematik bei dem arabischen Gelehrten Ibn Tufail. Der islamische Arzt Ibn Zuhr, der latinisiert als Avenzoar bekannt ist, erschloss ihm das Gebiet der Medizin. 1169 wurde Averroës in Sevilla ebenfalls zum Richter (*Qadi*) ernannt, ab 1171 bekleidete er dann dieses Amt in Córdoba. Ab 1182 schließlich diente er als Leibarzt des Kalifen von al-Andalus, Abu Yaqub Yusuf. In seinen Schriften gibt Averroes der Vernunft den Vorzug vor dem Glauben. Diese Ansicht führte aber 1195 dazu, dass der Kalif ihn verbannte und seine Schriften verbrannt wurden. Im Exil in Marrakesch schrieb er die berühmten Aristoteles-Kommentare, auf die später sogar Albertus Magnus und Thomas von Aquin Bezug nahmen. Erst kurz vor seinem Tod in Marrakesch wurde Averroës rehabilitiert.

Der jüdische Philosoph und Arzt Moses Maimonides (1135-1204 n. Chr.) aus Córdoba ist auch unter dem Namen *Rabbi Moses Ben Maimon* oder unter dem Anagramm seiner Initialen „*Rambam*" bekannt. Als 1148 die Almohaden die Stadt eroberten und den Christen als auch den Juden den Islam aufzwangen, begab sich Maimonides mit seiner Familie nach jahrelanger Irrfahrt durch Nordafrika und Palästina ins Exil nach Ägypten. In Kairo wurde Maimonides dann vom Sultan von Ägypten und Syrien, dem Kurden Saladin, zum obersten Rabbiner und Leibarzt ernannt.

Sein bedeutender Beitrag zur Entwicklung der jüdischen Philosophie und Theologie brachte ihm den Namen "zweiter Moses" ein. Sein bedeutendstes Werk auf dem Gebiet des jüdischen Rechtes ist die auf hebräisch verfasste *Mischne Thora* (Wiederholung des Gesetzes), die aus 14 Bänden besteht und zwischen 1170 und 1180 verfasst wurde. Sie enthält eine systematische Darstellung des jüdischen Gesetzes (*Talmud*). Darüber hinaus schrieb er ein Glaubensbekenntnis in 13 Artikeln (*Schloscha asar Ikarim*), das zahlreiche orthodoxe Juden noch heute verwenden, dann das *Sefer ha-mizwot*, eine Zusammenstellung und Erläuterung der biblischen Gebote.

Der in arabischer Sprache veröffentlichte *Führer der Unschlüssigen* (um 1190) versucht, Glauben und Vernunft miteinander in Einklang bringen. Hierbei folgt er Averroes. Wir werden damit bereits an die philosophischen Bemühungen der Scholastik erinnert. Maimonides bemühte sich, das rabbinische Judentum mit der arabisierten Form der aristotelischen Philosophie zu verknüpfen, die Elemente des Neuplatonismus mit einschließt.

Die Betrachtungen von Maimonides über die Natur Gottes und der Schöpfung, die Willensfreiheit und den Zusammenhang von Gut und Böse, beeinflusste spätere jüdische Denker wie Joseph Falaquera in Spanien, in der Folge auch christliche Philosophen wie insbesondere Thomas von Aquin und Albertus Magnus. Maimonides gilt als der wichtigste jüdische Philosoph des Mittelalters. Mindestens genauso berühmt wie als Philosoph war er auch als Arzt und Rechtsgelehrter. Er verfasste darüber hinaus Texte zur Astronomie, Logik und Mathematik.

1.1.9 Die Europäer lernen von den Arabern

Wir haben auf unserem Weg bereits ein großes Stück des Weges vom Osten, wo das „Licht des Geistes" aufging, in den Westen zurück gelegt und sind auf europäischem, nämlich spanischem Boden. Hier tritt im historischen Rückblick der dialogische Prozess zwischen Abend- und Morgenland in sein entscheidendes Stadium.

Schon frühzeitig hatten Europäer vereinzelt die Pyrenäen überschritten, um im fernen Süden zu studieren. Sie hatten dort Bekanntschaft mit der arabischen Wissenschaft gemacht. Einer dieser Gelehrten war um die erste Jahrtausendwende der Freund und Berater von Kaiser Otto III.: Gerbert de Aurillac (ca. 950 bis 1003 n. Chr.). Er stammte aus Südfrankreich und wurde der spätere Papst Silvester II. Ihm müssen wohl schon damals die arabischen Ziffern und das Astrolabium bekannt gewesen sein. Er wäre wohl im abergläubischen Europa wegen solcher „Zauberei" der Ketzerei angeklagt und verurteilt worden, hätte er nicht allerhöchsten Schutz besessen. Schließlich fanden aber nicht nur Mathematik und Astronomie den Weg nach Norden.

Die erste nachgewiesene europäische Reaktion auf orientalische Literatur außerhalb der Bibel ist die Übersetzung des Koran, die der Abt Petrus Venerabilis von Cluny anfertigen ließ. Es ist aber davon auszugehen, dass bereits vorher eine Rezeption orientalischer Werke stattgefunden hat. So dürfte es ebenso wenig ein Zufall sein, dass die Troubadour-Dichtung in der Provence, also in nächster Nachbarschaft zum islamischen al-Andalus entstand, wie die Tatsache, dass wichtige Sujets der europäischen Literatur während der Kreuzzüge aufgekommen sind.

Machen wir einen Exkurs in die Sprachwissenschaft. Das Wort „Troubadour", auch „Trobador", „Trovatore", wird üblicherweise von „trouver", „trovare", also „finden, erfinden" abgeleitet. Könnte es aber nicht als Verballhornung aus der a-rabischen Wurzel *taraba* = singen" stammen, so wie die Orientalistin Annemarie Schimmel vermutete? Aus dem Umkreis der ritterlich-feudalen Kultur kennen wir ja auch den „Minnedienst" und denken bei *minne* an das alte deutsche Wort für Liebe. Wenn arabisch *minna,* aber mit „Gunst" übersetzt wird, könnte es dann hiermit nicht ähnlich verlaufen sein, wie es mit Joppe, Zwetschge, Admiral, Alkohol, Amulett, Aprikose und einigen hundert anderen Wörtern geschehen ist, die nachweislich aus dem Arabischen oder Persischen stammen?

Dante Alighieri könnte für seine Göttliche Komödie, die *„Divina Commedia",* als Reise zwischen Himmel und Hölle den *Kitab al-miradsch* zur Vorlage genommen haben, der eine nächtliche Reise des Propheten Mohammed durch eben jene Gegenden zum Inhalt hat. Die Ähnlichkeiten sind jedenfalls verblüffend. Es kommen wichtige islamische Figuren in Dantes Werk vor, so z.B. Saladin oder der Philosoph Averroës, was diese Vermutung stützt.

Die erste Erwähnung des Typus „Don Juan" ist bereits in Grundzügen von Ibn Hazms in dem Werk „Halsband der Taube - Von der Liebe und den Liebenden" beschrieben, das ein Schlüsselwerk der islamischen Literatur aus al-Andalus ist. Die Ringparabel – Kern von Lessings „Nathan der Weise" – geht möglicherweise auf den Koran (5. Sure, Vers 49) selbst zurück und erscheint auch zuerst in Andalusien, erst dann bei Boccaccio im „Decamerone", von woher Lessing die Thematik bezogen hat.

Auch die Geschichte des einsam auf einer Insel Gestrandeten, wie in Defoes „Robinson Crusoe", hat orientalische Vorlagen und ist Kern von Ibn Tufails Buch „Der Lebende, Sohn des Wachenden – *Hayy Ibn Maqzan*": Es beschreibt, wie der Gestrandete aus eigenem Nachdenken zu den allgemeingültigen Wahrheiten findet, ohne auf religiöse Dogmen angewiesen zu sein.

Die Geschichte der beiden unzertrennlichen Liebenden, die von einer feindlichen und zerstrittenen Umwelt an der Erfüllung ihrer Liebe gehindert werden, ist von Shakespeare als „Romeo und Julia" bekannt. Sie hat Vorlagen bei verschiedenen persischen Autoren in der Geschichte von *„Leila und Madschnun",* u.a. bei dem berühmten persischen Dichter und Denker Nizami, der diese bereits circa 400 Jahre zuvor verfasste! *„Leila und Madschnun"* ist eine der Geschichten, die in islamischen Ländern bis heute verbreitet ist.

Das Apfelschuss-Motiv aus Schillers Drama „Wilhelm Tell" findet sich bereits in Farid od-Dins Attars „Vogelgesprächen", einem Werk, das wie eine poetische Einführung in die Psychoanalyse anmutet und bereits vor 800 Jahren verfasst wurde (Attar 2001).

In der Musik gelangte die Laute als *al-Ud* (arab. das Holz) durch den Bagdader Musiker Ziryab ebenfalls über Andalusien nach Europa. Fast alle Musikinstrumente kamen aus dem Orient in den Westen. So basiert die gesamte europäische Musik auf den liturgischen Hymnen der syrischen Kirche. Die Hymnen, die später unter dem Namen „Gregorianik" firmierten, seien abschließend noch erwähnt (MGG 1981).

1.1.10 Die spanischen Übersetzerschulen

Die Schriften der antiken Philosophen lagen in Andalusien in arabischen Übersetzungen vor, die aber für Christen nicht lesbar waren. Dies sollte sich bald ändern. Spaniens bedeutendster Beitrag zur Weltkultur sind wohl die aus dem Miteinander von Muslimen, Juden und Christen hervorgegangenen Übersetzungen der Werke des Altertums und des arabisch-persischen Orients in Sprachen, die der Christenheit vertraut waren. Begonnen hatte diese Arbeit schon unter den großen Omaijadenkalifen, nämlich bereits 951 n. Chr. in Córdoba, als jeweils ein christlicher Mönch, ein spanischer Jude und arabische Ärzte die Übersetzung der Pharmakologie des Dioskurides durch den Syrer Hunein Ibn Ishaq aus Gondischapur gemeinsam einer Revision unterzogen. Als sich die neuhebräische Literatur entwickelte, begannen die Juden mit der Übersetzung arabischer Schriften ins Hebräische, das seinerseits den bibelkundigen Gebildeten unter den Christen verständlich war, die bei den Juden „in die Lehre" gingen.

Nach dem Fall von Toledo (1085 n. Chr.) wurde die unversehrt durch die Christen übernommene Großstadt zum Zentrum des Übersetzungswerkes. Sie war bis zum Ende des 15. Jahrhunderts mit ihrer jüdischen und muslimischen Gemeinde ein Ort kluger Toleranz und das Zentrum der Aneignung orientalischen Wissens durch die Christen. Die Reste der großen Bibliothek des Kalifen Al-Hakam II. (961-67 n. Chr.) konnten dazu genutzt werden, die 400.000 Bände umfasst haben soll. Die Anwesenheit gebildeter Juden in der Stadt und die Ankunft christlicher Intellektueller aus ganz Europa bildeten die Grundlage für die Entwicklung Toledos zu einer kulturellen Mittlerin zwischen Orient und Okzident während dieser Epoche.

Der Erzbischof von Toledo, Raimundo de Sauvetat (1125-1151 n. Chr.) erwies sich als großzügiger Förderer der Wissenschaften. Es arbeitete üblicherweise jeweils ein Schriftkundiger jüdischen und christlichen Glaubens zusammen. Der erstere übersetzte den arabischen Urtext in das gebräuchliche Romanisch und der zweite übertrug diese Fassung ins Lateinische. So arbeitete unter anderem der Domherr Domenicus Gundisalvi (Domingo Gonzalvo) mit Johannes Hispanicus zusammen. Sie übersetzten zwischen 1130 und 1170 Werke großer Gelehrter, wie al-Farabi, al-Ghazali, Ibn Sina (Avicenna) oder Ibn Gabirol.

Auch Gherardo da Cremona (1114-1187 n. Chr.) kam aus seiner italienischen Heimat nach Spanien, wo er etwa 70 Werke aus dem Arabischen ins Lateinische übertrug, in erster Linie die Schriften des Aristoteles, den Almagest des Ptolemäos, al-Kindis Arbeit über den Intellekt oder Galens gesammelte Werke und die Grundsätze der Heilkunst des Ibn Sina. Seine Übersetzungen der Werke des Sevillaners Geber (Abu Mohammed Dschabir Ibn Aflah) zur Astronomie machten Europa bereits lange vor Kopernikus mit der Kritik am ptolemäischen Weltbild und mit der sphärischen Geometrie bekannt. Michael Scotus, der später nach Sizilien an den Hof Kaiser Friedrichs II. ging, übersetzte die Astronomie Abu Ishaq al-Bitrudschis, der – auf Aristoteles aufbauend – eine neue Physik zu entwickeln suchte. Hermann der Deutsche schuf die lateinischen Fassungen der Ethik des Aristoteles und verschiedene Abhandlungen von Ibn Ruschd und al-Farabi.

Robert von Chester verbreitete mit seiner Übertragung der Algebra al-Khwarizmis die indisch-arabischen Zahlen in Europa. Der spanische Mathematiker Abu l-Hasan Ali al-Rischal (um 1040) fand seinen Weg als Abenragel nach Europa. Gleichfalls im 12. Jh. übersetzt wurden die Mathematik des Maslama al-Madjriti („des Madriders") und die Astronomie al-Farghanis, die medizinische Schriften des Abulcasis (eigentlich: Abu l-Qasim Chalaf Ibn Abbas al-Zahrawi) und die Werke der Medizinerdynastie der Avenzoar, deren Begründer in Sevilla gewirkt hatte (Abu Marwan Abd al-Malik Ibn Abu l'Ala Ibn Zuhr).

Eine neue Etappe der Übersetzungen begründete der christlich-spanische König Alfons X. (1221-1284 n. Chr.), zu Recht der „Weise" genannt. Er gründete eine eigene Schule der Übersetzer und ließ auch Schriften in die kastilische Volkssprache übersetzen. In den Wissenschaften war er hauptsächlich an Werken der Mineralogie, Kosmologie und Alchimie interessiert. Unter seinem Namen laufen die astronomischen „Alfonsinischen Tafeln" zu den Bewegungen der Himmelskörper. Die grundlegenden Beobachtungen und Berechnungen für diese Tabellen waren das Werk des Sarkala (eigentlich: Abu Ibrahim Ibn Yahya al-Nikkasch al-Sarqali, der auch Azarquiel genannt wurde), der im 11. Jh. in Toledo lebte. Noch Kopernikus benutzte seine Schriften an der Universität in Krakau, die als eine der ersten in Europa im Jahre 1364 gegründet worden war. In Kastilien wurden auch die Schriften des Mediziners al-Razi übertragen wie auch pharmakologische Schriften. Alfons X. ließ nicht nur wissenschaftliche Werke übersetzen, sondern auch die Bibel, den Talmud, die Kabbala und den Koran in eine kastilische Fassung bringen, desgleichen die mystische Legende über die Himmelfahrt Mohammeds, das Miradsch-Nameh, von dem bald auch eine provenzalische und eine toskanische Fassung existierten. Dante Alighieri hat vermutlich eine der Übersetzungen des Miradsch-Nameh gekannt und daraus die Grundidee seiner Himmel- und Höllenfahrt entlehnt.

1.1.11 Widersprüche

Kehren wir zur Philosophie zurück. Die ins Lateinische übersetzten Aristoteles-Kommentare des Ibn Rushd gelangten bald bis nach Paris, das im 12. Jahrhundert Zentrum der europäischen Philosophie war. Die Kommentare erschienen „im Gewande" des Averroes, wie denn auch dem dort lernenden und lehrenden Albertus

Magnus nachgesagt wird, er sei zu Ehren von Ibn Rushd zu den Vorlesungen in arabischer Kleidung erschienen. Während Albertus, wie auch sein großer Schüler Thomas von Aquin, zwar den Aristoteles als nützlich für das Philosophieren ansahen, ihn aber von averroistischer Beimengung reinigen wollten, wurde ihr Mitstreiter Siger von Brabant ein glühender Verehrer seines andalusischen Meisters. Das brachte ihm in der Folge ein, als Ketzer verfolgt zu werden. Dieses Beispiel verdeutlicht neben anderen die ambivalente Art der Rezeption des Orients in Europa. Zwar werden die Werte gern übernommen, unter gleichzeitiger Zurückweisung ihrer Urheber. Teppiche und Gewürze sind willkommen, auch Musikinstrumente und sogenannte „gotische Spitzbögen", ebenso Bewässerungssysteme und astronomische Begriffe, allenfalls bei den Ziffern geben wir zu, dass es arabische sind. Die Aufklärung schreiben wir der eigenen Leistung zu. Doch es wäre ehrlicher, den Anteil der arabischen Philosophen daran zu würdigen. Ohne Averroes gäbe es die Scholastik nicht, auf der noch heute die Theologie der römisch-katholischen Kirche basiert. Die Trennung von Offenbarungs-orientiertem Glauben und freier rationaler Reflexion wurde von Ibn Rushd erneut formuliert. Roger Bacon konnte an ihn anknüpfen und die Basis für die philosophische Aufklärung Europas legen. Aristoteles, Ibn Sina und Ibn Rushd galten für ihn als die größten Philosophen.

Die philosophische Linie, die von Plato und dem alexandrinischen Neuplatonismus über Ibn Sina geht, findet sich wieder bei den Mystikern der Renaissance, bei Pico della Mirandola und Giordano Bruno, die das aristotelische Denken, das in der scholastischen Form offizielle Doktrin der römisch-katholischen Kirche geworden war, heftig ablehnten. Die platonische Linie erscheint auch wieder bei Maimonides und wird von dort durch den niederländischen, jüdischen Philosophen Baruch Spinoza aufgenommen, dessen Vorfahren 1492 aus Spanien vertrieben wurden. Der deutsch-jüdische Philosoph Moses Mendelssohn knüpfte in Berlin daran an. Von hier aus geht die Linie weiter zu Goethe, der Spinoza wie auch Mendelssohn sehr schätzte.

1.1.12 Abschluss und Ausblick

Es schließt sich nun der Kreis in dem nur kurzen Abriss des gewaltigen Komplexes der Beziehungen zwischen Orient und Okzident. Dieser Abriss will zumindest eine Andeutung davon geben, dass Europa ohne die Übernahme der Leistungen des Orients in dem, worauf es stolz ist und als seine Leistung ansieht, nicht zu dem geworden wäre, was es heute ist.

Literatur

Attar F (2001) Vogelgespräche. Ansata, München
Bloch E (1972) Avicenna und die Aristotelische Linke. In: Bloch E (Hrsg) Das Materialismusproblem. Suhrkamp, Frankfurt a.M., S 479–546

Crespi G (1992) Die Araber in Europa. Belser, Stuttgart Zürich
Gabrieli F et al. (1993) Mohammed und Karl der Große. Belser, Stuttgart Zürich
Gabrieli F (1997) Mohammed in Europa. Bechtermünz, Augsburg
Goethe JW (1998) West-östlicher Divan. Insel, Frankfurt a.M. Leipzig
Harenberg Lexikon der Weltliteratur (1989) Harenberg, Dortmund
Hattstein M, Delius P (2000) Islam. Könemann, Köln
Ibn Hazm (1995) Von der Liebe und den Liebenden. Insel, Frankfurt Leipzig
Irwin R (1998) Islamische Kunst. Dumont, Köln
Katalog der Ausstellung „Les Andalousies" (2001) Hazan-Institut du Monde arabe. Paris
Musik in Geschichte und Gegenwart (1989) Bärenreiter, Kassel Basel London
Mommsen K (2001) Goethe und der Islam. Insel, Frankfurt Leipzig
Nizami (1996) Leila und Madschnun. Manesse, Zürich
Oesch H (1987) Außereuropäische Musik. In: Neues Handbuch der Musikwissenschaft.
    Athenaion, Wiesbaden
Osman N (1993) Kleines Lexikon deutscher Wörter arabischer Herkunft. Beck, München
Schimmel A (1999) Der islamische Orient - Wege seiner Vermittlung nach Europa. In:
    Golz J (Hrsg) Goethes Morgenlandfahren. Insel TB, Frankfurt Leipzig, S 16–28
Schimmel A (2002) Morgenland und Abendland - Mein west-östliches Leben. Beck, München
Störig HJ (1963) Kleine Weltgeschichte der Philosophie. Knaur, München
Thoraval Y (1999) Lexikon der islamischen Kultur. Primus, Darmstadt
Vernet J (1984) Die spanisch-arabische Kultur in Orient und Okzident. Artemis, Zürich
    München
Vincent B (1992) Das Jahr der Wunder 1492. Wagenbach, Berlin

1.2 Psychiatrie im frühen Islam

Theo R. Payk

Die islamische Medizin entwickelte sich auf einer ebenso sinnreichen wie pragmatischen Verschmelzung vorislamisch-volkstümlicher Primitivmedizin mit der Empirie griechisch-römischer und frühchristlicher Heilkunst. Lange bevor Mohammed den Islam begründete, gab es bereits enge Kontakte zwischen der arabischen, persischen und griechischen Kultur, vor allem im Bereich der Medizin. Griechische Ärzte waren im 4. Jahrhundert v. Chr. im Zweistromland und Persien ansässig geworden. Anlässlich der römischen Besetzung von Jerusalem im Jahr 63 v. Chr. flohen jüdische Ärzte nach Arabien und nahmen griechisch-römisches Wissen dorthin mit. Nach dem Zerfall des Römischen Reiches begann die Blütezeit der byzantinischen Medizin. Gegen Mitte des 5. Jahrhunderts wanderten die Nestorianer, Anhänger des 436 verbannten Bischofs von Konstantinopel nach Syrien und Persien aus, wo sie medizinische Ausbildungszentren und Krankenhäuser (Xenodochien, Nosokomien) nach byzantinischem Muster errichteten. Sie übersetzten dort medizinische Texte aus dem Griechischen ins Syrische.

Mohammed gelang die Einigung der sich bis dahin untereinander bekämpfenden Beduinenstämme auf religiöser und politischer Ebene. Seine ersten Nachfolger waren die Kalifen Abu Bakr, Omar I, Osman und Ali, die in der Mitte des 6. Jahrhunderts Jerusalem, Antiochia sowie Ägypten eroberten. Nach dem Untergang des Perserreiches im Jahr 644 konnte sich der Islam weit nach Osten bis zum Hindus ausbreiten. Mit der Dynastie der Omaijaden, die Damaskus zu ihrem Hauptsitz erwählten, stieß die islamische Macht im Westen bis nach Nord-Spanien und Süd-Frankreich vor, bis sie 732 in den Schlachten bei Tours und Poitiers gestoppt wurde.

Mit der Verbreitung des Islam nach dem Tod Mohammeds im Jahr 632 über den nahen und mittleren Osten nach Afrika, Asien, Spanien und teils Frankreich – 642 wurde Alexandria, das Zentrum der antiken Medizin, erobert – bildeten islamische Religion, persische Überlieferung, jüdische Tradition und griechisch-römisch-byzantinisches Wissen die Grundlagen einer neuen arabischen Heilkunde, die eindrucksvoll humanitär geprägt war. Die Gewährung von Hilfe und Beistand gegenüber Kranken war eine gute Tat, die zur eigenen Erlösung beitrug; Mitleid galt als besondere Tugend. Krankheiten, insbesondere auch Geisteskrankheiten, blieben nicht nur ohne jedes moralische Stigma, sondern wurden oft als Zeichen der Auserwähltheit angesehen.

Dabei gab es – entgegen der Entwicklung im Christentum – keine Voreingenommenheit gegenüber Andersgläubigen; Mohammed selbst ließ sich von einem „Ungläubigen" behandeln (Gruner 1930; Sargar-Balay 1970; Schipperges 1987; Brandenburg 1992).

Abul Kasim Muhammad Ibn Abd Allah, genannt Mohammed („der Gepriesene"), wurde um 570 in Mekka geboren und wuchs dort als Halbwaise in ärmlichen Verhältnissen auf. Nach seiner Heirat mit einer reichen Kaufmannswitwe war er als gutsituierter Kaufmann häufig auf Handelsreisen, wodurch er mit verschiedenen Religionen und Kulturen Bekanntschaft machte. Er beschäftigte sich zunehmend mit religiösen Fragen; um 612 glaubte er sich durch Stimmen und Visionen zum Gesandten Gottes berufen. Die ihm so übermittelten göttlichen Mitteilungen wurden im Koran zusammengefasst. Als neuer Religionsstifter wurde er mit seiner Reise („Hidjra") nach Medina im Jahr 622 bekannt, wohin ihn zwei verfeindete arabische Stämme eingeladen hatten. Nach Einigung der Stämme und Vertreibung der dort ansässigen Juden und Mekkaner wurde der Islam zielstrebig als eigene Religion entwickelt. Mohammed starb 632 nach kurzer Krankheit in seiner Wahlheimat Medina, wo er begraben liegt.

Mohammed soll auch als Arzt tätig gewesen sein, jedenfalls scheint er recht gebildet gewesen zu sein. Zumindest die hebräische Medizin dürfte ihm bekannt gewesen sein, da in Yathrib, dem späteren Medina, wo er seit der „Hidjra" lebte, auch viele Juden ansässig waren. Mohammed soll die Versorgung Verwundeter aus seinen Eroberungsfeldzügen selbst überwacht und lazarettähnliche Einrichtungen geschaffen haben.

Die eigentliche Blütezeit der frühen islamischen Kultur war – etwa von 750 bis 1055 – das Zeitalter der Abbasiden-Dynastie. Nun erstreckte sich das islamische Reich vom Atlantik bis nach Indien. Die Kalifen pflegten Wissenschaft und Künste; in Bagdad wurde ein Haus der Wissenschaften mit einer mächtigen Bibliothek errichtet. Die Gelehrten, vor allem jedoch die Ärzte, erfreuten sich großer Wertschätzung und wurden hoch bezahlt. Die wichtigsten antiken ärztlichen Schriften, insbesondere die von Hippokrates, Dioskorides und Galen, aber auch der byzantinischen Ärzte Oreibasios, Rufus von Ephesos und Aetios von Amida wurden ins Arabische übertragen.

Wie in übrigen Bereichen der medizinischen Heilkunde nahm die allgemein-internistische Medizin den höchsten Rang ein, welche vorrangig die Beobachtung des Patienten und dessen Körperfunktionen und -ausscheidungen umfasste. An Medikamenten waren Auszüge von Kampfer, Wacholder, Gewürznelken, Myrrhe, Ambra, Sennesblätter und andere Pflanzenabkochungen gebräuchlich. Sehr verbreitet waren das Kauterisieren, Bandagieren und Schröpfen von Krankheiten einschließlich Epilepsie und Psychosen.

Die Behandlung der Geisteskranken wurde frühzeitig gepflegt. Mohammed, der offenbar selbst an Anfällen mit auraähnlichen Begleiterscheinungen litt, gab die Anweisung, die Geistesgestörten – im Koran als „Gottesgesandte" bezeichnet – freundlich aufzunehmen, zu ernähren, zu pflegen und geduldig mit ihnen umzugehen. Die arabischen Ärzte waren angehalten, sich in humaner Weise mit den Geistesgestörten zu befassen. In der vierten Sure des Korans heißt es verpflichtend, sich der Schwachsinnigen anzunehmen, freundlich zu ihnen zu sein und – modern wie in der heutigen gesetzlichen Betreuung – ihr Vermögen zu verwalten. Über weite Passagen finden sich in den 114 Suren des Korans auch psychiatrische Themen, beispielsweise über Suizid und Suizidprophylaxe. Untersagt sind der Genuss von Alkohol und betäubenden Drogen wie auch das Glücksspiel. Gegenüber Homosexuellen wird Toleranz vorgeschrieben.

Bereits um 981 wurde in dem im Jahr 800 vom als weise bekannten Kalifen Harun al-Raschid (763–809) eröffneten Allgemeinkrankenhaus von Bagdad eine Einheit für Gemüts- und Nervenkrankheiten eingerichtet, der weitere in anderen arabischen Städten wie Mekka, Medina, Isfahan, Hamadan und Buchara folgten. Spezielle psychiatrische Behandlungs- und Pflegeabteilungen gab es offenbar seit 1151 in Damaskus, 1270 in Aleppo und 1283 in Kaldun. 1283 wurde von Sultan Qalaun in Kairo das Mansur-Spital als größtes Krankenhaus des Mittelalters gegründet, in dem ebenfalls Geisteskranke separat behandelt wurden; die Hospitäler in Damaskus, Kairo und Bagdad waren weltberühmt.

Auf europäischem Boden entstanden mit der Ausbreitung des Islam die ersten modernen psychiatrischen Spitäler in Granada (1375), Valencia (1409), Saragossa (1425), Sevilla sowie Valladolid (1436) und Toledo (1483). Im 14. Jh. gab es 34 Hospitäler im arabischen Orient, außerdem allein im Kalifat von Córdoba 40 solcher Häuser.

Wie das allgemeine Gesundheitswesen, war auch die Krankenhausunterbringung im Islam der christlichen Gesundheitspflege weit überlegen. Es gab im Westen nur wenige Hospitäler, die im Hinblick auf Ausstattung und Behandlungsstandards den genannten Zentren in den moslemischen Städten gleichkamen. Die führenden arabischen Krankenhäuser dienten stets auch als Medizinschulen, ausgestattet mit reichhaltigen Bibliotheken und Hörsälen. Die Verbindung von theoretischer Ausbildung und praktischem Unterricht am Krankenbett war Grundlage einer fortgeschrittenen islamischen Medizintradition, die mit der Renaissance auch in Europa aufgegriffen wurde. Es gab – neben Polikliniken – separate Stationen sowohl für Krankheiten wie Fieber, Diarrhoe, Verletzungen, Augen- und Frauenkrankheiten wie auch Geistesgestörte. Die Spitäler waren mit Bädern, Büchereien, Gärten und Springbrunnen versehen; sie besaßen eine eigene Küche und Apotheke. Der ursprüngliche arabische Terminus für Krankenhaus „Bimaristan", ist heute noch als „Maristan" für psychiatrische Anstalten in Gebrauch (Bay 1967; Karenberg u. Hort 1999).

Die ärztliche Ausbildung erfolgte in den Hospitälern und in der Alexandrinischen Medizinerschule. Laut Erlass von 932 musste jeder, der einen anderen medizinisch behandelte, im Besitz eines Zeugnisses sein; außerdem wurden Prüfungen eingeführt. Die Apotheken unterstanden der staatlichen Überwachung.

Mittellose Patienten wurden kostenlos versorgt. Grundsätzlich wurden auch Andersgläubige behandelt. Die Ärzte waren Muslime, Christen oder Juden; entscheidend war der Nachweis einer medizinischen Ausbildung. Sie mussten täglich Visiten abhalten und in Konferenzen die Problempatienten besprechen. Nebenher durften sie häufig auch eine Praxis in der Stadt betreiben oder im öffentlichen Gesundheitswesen, als Gerichtsmediziner oder Gefängnisarzt arbeiten.

Die medikamentöse Behandlung unruhiger, erregter und schlafgestörter Patienten beruhte auf verschiedenen Anwendungen von Schlafmohnextrakten. Depressive Patienten wurden mit Kaffee, Wein, Alraune und Nieswurz behandelt; an psychoaktiven Drogen waren besonders Khat und Haschisch – ebenfalls vorrangig bei Melancholie eingesetzt – gebräuchlich. Psychotherapeutisch kamen Zerstreuung durch Lektüre, Musik, Suggestionen, kathartische Abreaktionen und auch erotische Reize zur Anwendung; man ging besänftigend mit den Unruhigen um, die Schwermütigen versuchte man abzulenken und zu erheitern.

Suggestivtherapeutisch arbeiteten religiös orientierte Heiler oder solche mit magischen, quasi religiösen Praktiken wie der Feki, der Fageer, der Waly, der Sharif, der Sayed oder der Sheik. Sie heilten durch Gespräch, Beschwörung, Handauflegen und Gebet. Auch Waschungen spielten als religiöses Heilmittel eine große Rolle. Einen hohen Rang nahm in der islamischen psychiatrischen Medizin die Traumdeutung ein, von Mohammed selbst immer wieder propagiert. Er empfing offenbar aus Visionen und Träumen vielerlei Botschaften. Die Interpretation „verborgener" Trauminhalte war vergleichbar der Freudschen Traumdeutung und Jungschen Lehre von den Archetypen des vorigen Jahrhunderts; es gab Listen von Traumsymbolen. Die Behandlungsgrundsätze sind in den Werken der großen arabischen bzw. persischen Ärzte festgehalten, von denen Ishaq, Qurra, Al-Tabari, Rhazes, Avicenna, Maimonides und Averroes am bekanntesten wurden (s. auch den Beitrag von Hinterkeuser).

Hunain Ibn Ishaq (808–873), nestorianischer Christ in Bagdad und Leibarzt des Kalifen Al-Mutawakkil, verfasste neben zahlreichen Übersetzungen und Kommentaren auch eine „Einführung in die Medizin", die später eines der bekanntesten Lehrbücher wurde. Der Muslim Ishaq Ibn Imran, Begründer der Medizinschule Kairos, schrieb im 9. Jh. als einen der frühesten Psychiatriebeiträge den Traktat „Abhandlung über die Melancholie". Der Mathematiker und Arzt Thabit Ibn Qurra (826–901) stellte in seinem Medizinbuch eine Reihe von Krankheiten zusammen, zu denen auch Migräne, Schlaganfall, Halbseitenlähmung, Gesichtslähmung, Epilepsie, Stupor und Melancholie gehörten. Der Mediziner, Astronom und Philosoph Ali Ibn Rabban Al-Tabari (839–923), ein Perser, stand ebenfalls in Diensten des Kalifen Al-Mutawakkil. Er unterrichtete in Bagdad Heilkunst und hinterließ ein umfangreiches Werk über Medizin und Naturphilosophie („Paradies der Weisheit"). In ihm finden sich auch Artikel über Psychologie.

Der bekannteste arabische Arzt war der Perser Rhazes (865–925). Rhazes, mit vollem Namen Abu-Bakr Mohammed Ibn Zakariya, stammte aus Raiy in der persischen Provinz Hurasan. Er studierte in Bagdad Musik, Chemie und Medizin, leitete in Raiy ein Spital und wurde später nach Bagdad berufen. Rhazes war Leibarzt des Kalifen von Bagdad, besuchte aber auch als Konsiliarius zahlreiche andere Fürstenhöfe. Er soll 257 naturphilosophische und medizinische Schriften verfasst haben, an erster Stelle medizinische Arbeiten, so Sammlungen zur Physiologie, Pathologie und Therapie.

Sein bekanntestes Werk wurde das posthum erschienene Buch „Liber Continens" („Al-Kitāb al-hāwi fi`ṭ-ṭibb"), ein geschlossenes System einer Gesundheits- und Krankheitslehre als Kompilat der Schriften von Hippokrates und Galen, der byzantinischen Ärzte und eigener Beobachtungen, 1279 ins Lateinische übersetzt und 1486 in Brescia und ab 1500 in Venedig gedruckt.

Rhazes bekämpfte nachdrücklich Aberglauben und Scharlatanerie. Er wurde bekannt durch seine genauen und realistischen Krankheitsbeschreibungen auf-grund eigener Beobachtungen, die auch psychosomatische Kenntnisse einschlossen, und einer darauf aufbauenden eklektisch-pragmatischen Behandlungsweise. Er war als großzügig bekannt; Unbemittelte soll er auch unentgeltlich behandelt haben, starb aber selbst in Armut. Während der letzten Lebensjahre erkrankte er an grauem Star, der Legende zufolge aufgrund von Schlägen, die ihm auf Anweisung des Kalifen als Strafe für seine Offenheit verabreicht wurden.

Der andere berühmte, persisch-türkische Arzt war Avicenna (980–1037), eigentlich Abu Ali al-Husain Ibn Sina. Avicenna wurde in der Nähe von Buchara geboren, studierte dort Rechtswissenschaft, Philosophie, Mathematik und Astronomie, auch Physik und Metaphysik, anschließend Medizin. Schon als Zehnjähriger soll er den Koran beherrscht haben. Mit 17 Jahren wurde er bereits zur Konsultation des Sultans Mansur in Buchara gebeten und anschließend zu dessen Leibarzt ernannt. Nach Beendigung seines Studiums mit 18 Jahren übernahm er zum einen das Verwaltungsamt seines Vaters, zum anderen war er literarisch tätig und verfasste im Alter von 21 Jahren eine wissenschaftliche Enzyklopädie. Das berühmteste seiner etwa 100 Bücher wurde allerdings der medizinische Kanon, ein auf der Humoralpathologie basierendes Gesetzeswerk der Heilkunde, später als „Canon medicinae" über Jahrhunderte das medizinische Lehrbuch der damals bekannten Welt („Al-quānūn fi`ṭ-ṭibb"). Er wurde zum heilkundlichen Klassiker eines Jahrtausends, ein fünfbändiges Riesenwerk mit mustergültiger Aufteilung, genauer Untergliederung und detaillierten Übersichten (Brentjes u. Brentjes 1979; Soheil 1958; Mahmoudi 1964; Weisser 1983).

Der Kanon enthält im dritten Buch, Abschnitt I (Traktatus II–V) Abhandlungen über neurologische und psychiatrische Erkrankungen. Im III. Traktat wird die „intrakranielle Raumforderung" mit allen psychopathologischen Begleiterscheinungen wie Verwirrtheit, Affektlabilität, Unruhe und Erregtheit, Vergesslichkeit, Aphasie und Dysarthrie abgehandelt. Avicenna kannte bereits die schlechte Prognose der Hirntumoren und die vielfältigen Nuancen des organischen Psychosyndroms.

Im ersten Kapitel des IV. Traktats beschrieb Avicenna die Somnolenz, die er u.a. auf Hirndruck zurückführte. Er unterschied neben dieser auch andere Arten von Bewusstseinsstörungen wie z. B. Synkopen. In Anlehnung an Aristoteles entwickelte Avicenna eine Seelenlehre mit einer Einteilung in eine vegetative, animale und rationale Seele. Im vierten Kapitel desselben Traktats werden Schlafstörungen besprochen, verursacht durch Schmerz, Melancholie oder Übererregtheit. Hierzu empfahl Avicenna als Therapeutika Opiumsaft, angenehme, einförmige Geräusche (Blätterrauschen, Geräusch fließenden Wassers, Gesang) und Bäder an. Ab dem siebten Kapitel erläuterte Avicenna psychopathologische Syndrome wie amnestische Bilder, Denkstörungen, Wahrnehmungsstörungen, Trugbilder und Sinnestäuschungen, Wahn, Verwirrtheit, Erregtheit, maniforme Störungen als Gegenpol der Melancholie, sämtlich auf der Grundlage der Humoralpathologie.

Im V Traktat handelte Avicenna Schwindel, Ohnmachtsanfälle, Synkopen, Albträume und – im großen Stil – auch die Epilepsie ab. Hier beschrieb Avicenna auch diätetische und pharmakologische Behandlungsmethoden unter Einsatz von Pharmaka wie Alkohol, Mohnsaft, Brech- und Abführmitteln. Bewegungstherapeutisch empfahl er z. B. das Schaukeln bei Schwermut (Mennel u. Osman 1991, 1996; Weisser 1983; Mahmoudi 1964).

Der „Kanon" wurde im 12. Jh. als medizinisches Standardwerk von den berühmten Medizinschulen Salerno, Toulouse, Montpellier und Toledo übernommen und galt über Jahrhunderte bis in die Neuzeit hinein in fast allen Zweigen der Heilkunde als Standardlehrbuch. Als Förderer und Mäzene verstanden sich die Normannenkönige von Neapel und Sizilien wie z. B. Roger II. (1130–1154), die der arabisch-orientalischen Kultur sehr gewogen waren und lateinische Übersetzungen arabischer Autoren in Auftrag gaben. Erst hierdurch wurden beispielsweise die o. g. Werke von Rhazes und Avicenna europaweit bekannt.

Erst mit dem umtriebigen Paracelsus (1493–1541), der 1527 demonstrativ ein Exemplar des Kanons im Hof der Universität Basel verbrannte, verlor Avicennas Einfluss an Bedeutung. Gleichzeitig verfiel mit dem Niedergang des islamischen Reiches auch die hohe medizinisch-psychiatrische Kultur, eingeleitet durch den Rückzug der Mauren aus Kastilien im 11. Jh. und den Mongolensturm gegen Bagdad 1258.

Hassan Ibn Mohammed Naishaboury (953–1014), der nicht Mediziner, sondern Philosoph und Schriftsteller war, schrieb in seinem Buch „Die gesunden Kranken" auch über die Geistesstörung, im Arabischen „Jenun" genannt. Er teilte sie bezüglich ihrer Ursache in folgende fünf Kategorien ein:

solche von Geburt an,
solche durch schlechte Galle,
solche durch Teufelswerk und Dämonen,
solche durch ein Übermaß an Leidenschaften wie z. B. Liebeskummer, und
solche durch Verwirrung der Persönlichkeit und des Charakters.

Im Buch werden über 100 Krankheitsfälle dargestellt, einschließlich ihrer sozialen und Verhaltensbezüge.

Einen großen Einfluss auf die Verschmelzung römischer, griechischer, byzantinischer und arabischer Medizin hatte Constantin Africanus (1018–1087), der – ein aus Karthago stammender Kaufmann und späterer Mediziner – eine herausragende Gestalt an der salernitanischen Medizinschule wurde, nachdem er zum christlichen Glauben übergetreten war. Die Medizinschule von Salerno genoss damals weltweit höchstes Ansehen, zu dem auch Constantin Africanus entscheidend beitrug, ehe er sich ins Benediktinerkloster Monte Cassino zurückzog und begann, die wichtigsten medizinischen Schriften aus dem Arabischen in das Lateinische rückzuübersetzen.

Ein weiterer bedeutender arabischer Mediziner, Theologe und Philosoph wurde der in Córdoba geborene Moses Maimon, genannt Maimonides (1135–1204). Maimonides kam aus einer jüdischen Familie, die 1148 wegen religiöser Verfolgungen Córdoba verlassen musste und schließlich 1156 nach Fez ging, von dort nach Akko in Palästina. 1166 ließ sich Maimonides in Alexandria, sodann in Fustat nahe Kairo nieder. Er wurde Arzt am Hof des Sultans Saladin, dessen Sohn Al-Afdal er wegen einer Melancholie erfolgreich behandelte.

Seine zahlreichen Schriften enthielten Ratschläge hinsichtlich Diät, Hygiene, erster Hilfe und Vergiftungen sowie allgemeiner medizinischer Probleme. Obgleich sein Schwerpunkt eigentlich auf der Philosophie lag, versuchte er, wissenschaftliches Denken und religiösen Glauben zu vereinbaren. Er war Vertreter der antiken galenischen Humoralpathologie, übersetzte den „Canon medicinae" Avicennas ins Hebräische und gab eine Sammlung hippokratischer und galenischer Schriften in Arabisch heraus. Etwa 1500 „Aphorismen" befassen sich – in 25 Abschnitte gegliedert – mit Anatomie, Physiologie, Pathologie, Symptomatologie sowie allgemeiner und spezieller Therapie. In der Schrift „Hygiene der Seele" gab er ausführliche Beschreibungen von Depressiven und genaue Behandlungsanweisungen.

In einem ihm zugesprochenen „Morgengebet des Arztes" heißt es u. a.: „Oh Gott, lass meinen Geist immer klar und erleuchtet sein. Lass keinen fremden Gedanken am Krankenbett mich ablenken...Was Ausbildung und Erfahrung gelehrt haben, soll stets im Denken präsent sein und nicht bei der gelassenen Arbeit stören. Gib mir die Kraft, den Willen und die Gelegenheit, mein Wissen immer mehr zu erweitern... Lass mich im Patienten stets nur den Menschen sehen. In Deiner Großmütigkeit hast Du mich erwählt, über Leben und Tod Deiner Geschöpfe zu wachen. Ich bereite mich auf diese Berufung vor...".

Averroes (eigentlich Abu Walid Muhammad Ibn Rusd, 1126–1158) stammte ebenfalls aus Córdoba. Er war Jurist, Philosoph und Leibarzt des Almohadenfürsten Yūsūf. Sein umfassendes Werk „Liber universalis de medicina" („Kitāb al-kulliyāt fiʾṭ-ṭibb") enthält neben Anatomie, Physiologie, Pathologie, Hygiene und Therapeutik auch Abhandlungen über die Seele. Die großen arabischen Arztphilosophen setzten sich wie ihre antiken Vorgänger auch mit dem Begriff der Seele auseinander, die sie als eine spirituelle Kraft ansahen, als Beweggrund alles Lebendigen, als eigenständiges ewiges Wirkprinzip (Heschel 1935; Leibbrand u. Wettley 1961).

Außerhalb des arabisch-mohammedanischen Einflusses war die europäisch-scholastische Medizin nach und nach in einen Strudel von Besessenheits- und Dämonenwahn geraten und hierdurch auf den Stand vor der Antike zurückgefallen. Laut E. Ackerknecht (1985) wurde „die Uhr um 1000 Jahre zurückgestellt". Das auffällige Verhalten der Geistesgestörten wurde auf grausame Weise Gegenstand von Hexenverfolgung und Inquisition, der zahlreiche auffällige, veränderte, unangepasste, andersdenkende Menschen zum Opfer fielen. Hunderttausende erlagen der Folter und dem Scheiterhaufen, fünfzigmal mehr Frauen als Männer.

Nach dem Zerfall der einheitlichen islamischen Kultur dauerte es Jahrhunderte, bis in ihrem Bereich modernere psychiatrische Einrichtungsstätten entstanden, so 1880 das Abbasia Mental Hospital in Ägypten für über 2500 Patienten und 1912 das Khanka Hospital nördlich von Kairo für ungefähr 3000 Patienten, das auch eine forensische Abteilung erhielt. Erst ab dann folgten weitere Gründungen psychiatrischer Hospitäler in Ägypten, Syrien, im Libanon, Irak und Sudan (Baasher 1975).

Literatur

Ackerknecht EH (1985) Kurze Geschichte der Psychiatrie. Enke, Stuttgart

Avicenna (1556) Liber canonis, de medicines cordilibus et cantica. (Übers. von Gerhard v. Cremona). Heruagies, Basel

Baasher T (1975) The arab countries. In: Howells JG (Hrsg) World history of psychiatry. Brunner & Mazel, New York, S 547-578

Bay E (1967) Islamische Krankenhäuser im Mittelalter unter besonderer Berücksichtigung der Psychiatrie. Dissertation, Düsseldorf

Brandenburg D (1992) Die Ärzte des Propheten. Quintessenz, Berlin

Brentjes B, Brentjes F (1979) Ibn Sina (Avicenna). Der fürstliche Meister aus Buchara. Teuber, Leipzig

Gruner OC (1930) A treatise on the canon of medicine of Avicenna. Luzac, London

Heschel AJ (1935) Maimonides: eine Biographie. Reiss, Berlin

Ishaq Ibn Imran (1977) Abhandlung über die Melancholie. In: Garbens K (Hrsg) Buske, Hamburg

Karenberg H, Hort I (1999) Zwischen Galenismus und Aristotelismus: Der Schlaganfall in der islamischen Medizin des Mittelalters. In: Nissen G, Badura F (Hrsg) Schriftenreihe der deutschen Gesellschaft für Geschichte der Nervenheilkunde. Bd. V. Königshausen & Neumann, Würzburg, S 109–118

Leibbrandt W, Wettley A (1961) Der Wahnsinn. Geschichte der abendländischen Psychopathologie. Alber, Freiburg München

Mahmoudi BT (1964) Der persische Arzt und Philosoph Avicenna (Ibn Sina) in der Sicht der persischen Medizin- und Literaturgeschichtsverbreitung. Dissertation, Düsseldorf

Mennel HD, Osman A (1991) Die Bedeutung Avicennas als Vertreter der arabischen mittelalterlichen Medizin für die Traditionsvermittlung in der Psychiatrie. Fundam Psychiat 5: 185–190

Mennel HD, Osman A (1996) Die psychiatrische Traditionsvermittlung durch Avicenna. In: Bushe KA, Lanczik MH (Hrsg) Schriftenreihe der deutschen Gesellschaft für Geschichte der Nervenheilkunde, Bd. I. Königshausen & Neumann, Würzburg

Payk TR (2000) Psychiater. Forscher im Labyrinth der Seele. Kohlhammer, Stuttgart

Payk TR (2001) Psychiatrie in der frühen islamischen Medizin. Schriftenreihe der deutschen Gesellschaft für Geschichte der Nervenheilkunde. Königsheim & Neumann, Würzburg, S 239–249

Sargar-Balay G (1970) Zur Psychiatrie des Avicenna (Ibn Sina) unter besonderer Berücksichtigung der endogenen Depressionen. Dissertation, Bonn

Schipperges H (1987) Eine summa medicinae bei Avicenna. Zur Krankheitslehre und Heilkunde des Ibn Sina (980–1037). Springer, Berlin Heidelberg New York

Soheil MA (1958) Avicenna. His life and his works. Allen & Unwin, London

Tayefeh-Mahmoudi B (1964) Der persische Arzt und Philosoph Avicenna (Ibn Sina). Dissertation, Düsseldorf

Weisser U (1983) Ibn Sina und die Medizin des arabisch-islamischen Mittelalters. Med Hist J 18: 283–305

Wickens GM (1952) Avicenna: Scientist and philosopher. Luzac, London

1.3 Traditionelle Medizin in islamischen Kulturen

Peter Heine, Hans-Jörg Assion

Medizinische Systeme lassen aus der Perspektive der Patienten in der Regel keine scharfen Trennungen zwischen Volksmedizin, alternativer Medizin und ‚klassischer' Medizin zu. Dies gilt auch für die medizinischen Systeme in islamischen Gesellschaften. Patienten suchen in muslimischen Gesellschaften medizinisches Personal auf, von dem sie Heilung erwarten, wenn ihre persönlichen Heilungsversuche nicht erfolgreich waren.

Dabei entscheiden sie schon vor dem Besuch, welche Art von Heiler oder Arzt für eine bestimmte Krankheit infrage kommt. Für diese Entscheidung ist von Bedeutung, welche Heiler oder Ärzte zur Verfügung stehen, welchen Ruf sie haben und welche Kosten entstehen werden. Diese Kriterien sind prinzipiell kultur-unabhängig, finden sich also nicht nur in islamischen Gesellschaften.

Die jeweiligen medizinischen Systeme unterliegen wiederum Traditionen, Normen und Ritualen, die wiederum kulturabhängig sind. Beachtlich ist die hohe Zahl der Menschen mit muslimischem Glauben. Es bekennen sich ca. 1,3 Milliarden Menschen zum Islam und die demographischen Schwerpunkte dieser Religion erstrecken sich vom Senegal im Westen bis zur indonesisch-malayischen Inselwelt im Osten, von den Steppen Zentralasiens bis zur Gewürzinsel Sansibar im Süden (Heine 1996). Angesichts dieser geographischen Verbreitung ist es natürlich nicht möglich, eine Beschreibung einer einheitlichen muslimischen (Volks)-Medizin vorzunehmen, weil sich die kulturellen Voraussetzungen und medizinischen Traditionen in den verschiedenen Regionen der islamischen Welt zu sehr von einander unterscheiden, als dass man von einem einheitlichen Bild ausgehen könnte.[1]

Schon wenn wir uns im Folgenden auf die Bereiche der traditionellen Medizin in den Gesellschaften des Nahen Ostens konzentrieren, lassen sich hier schon zahlreiche Unterschiede – alleine zwischen Marokko und dem Iran – feststellen. Konzentrieren wir uns hingegen auf eine Reihe von Gemeinsamkeiten, entsteht in gewisser Weise ein falsches Bild, das sich allerdings aus praktischen Gründen nicht vermeiden lässt.

Dieser Beitrag fokussiert auf die traditionellen Heilvorstellungen, die traditionellen Diagnose- und Therapieformen und auf das Personal im Bereich der Volksmedizin in (einigen) islamischen Gesellschaften.

---

[1] Dies gilt im übrigen für alle anderen kulturwissenschaftlichen Themen in gleicher Weise. Die mit dieser Tatsache verbundenen theoretischen Probleme sind von der westlichen Islamwissenschaft bisher noch nicht gelöst worden.

1.3.1 Islamisches Recht – Scharia

Vorab ist es zum besseren Verständnis des kulturellen Hintergrunds sinnvoll, einige Anmerkungen zum Verhältnis des islamischen Rechts zu den modernen, westlichen Formen der Medizin zu machen.

Das islamische Recht, die Scharia, ist allen Formen von technischen Innovationen gegenüber zunächst einmal grundsätzlich aufgeschlossen.[2] Die muslimischen Rechtsgelehrten prüfen Neuerungen auf ihre Übereinstimmung mit den Forderungen des islamischen Rechts, äußern sich aber in der Regel neutral oder positiv, wenn keine schwerwiegenden Verstöße gegen Grundpositionen der wichtigsten islamischen Rechtsquellen vorliegen. Dies gilt auch für Fragen der modernen Medizin (Krawietz 1991).

Vor allem die zu Beginn der 1980er Jahre gegründete ‚Akademie für islamisches Recht' oder ‚Fiqh-Akademie'– eine Unterorganisation der Islamischen Weltliga[3] – hat auf zahlreichen Sitzungen medizinische Fragen behandelt (angefangen von Fragen der Organtransplantation, über den großen Bereich des Schwangerschaftsabbruchs oder der künstlichen Befruchtung und Genforschung, bis hin zu der schwierigen Thematik der Euthanasie). Es gibt gute Informationen darüber, wie die Akademie zu ihren Entscheidungen gelangt:

Die Akademie-Mitglieder – in der Regel bekannte und allgemein respektierte Rechtsgelehrte aus allen Teilen der islamischen Welt – treffen sich in der Regel einmal im Jahr, um über einen Themenkomplex zu diskutieren, der als besonders aktuell oder umstritten gilt. An den Treffen sind auch Fachleute der entsprechenden Disziplinen zu Spezialthemen geladen, also z.B. entsprechende Fachärzte, wenn es um medizinische Fragen geht. Diese Fachleute sind ausschließlich Muslime, die den Rechtsgelehrten die technischen oder fachlichen Zusammenhänge erläutern. Die Gelehrten untersuchen dann vornehmlich auf der Basis der Aussagen des Korans, der Prophetentraditionen und unter Einbezug der traditionellen Techniken der islamischen Rechtsschöpfung die geschilderte Sachlage und kommen dann zu einem einmütigen Ergebnis. Das islamische Recht bedient sich Konzepten wie dem ‚Analogieschluss' (Qiyas), ‚Konsens der Gelehrten' (Ijma‘), ‚Für-Gut-Halten' (istihsan) oder der ‚Notwendigkeit' (durura). Sofern ein einstimmiges Resultat nicht erreicht wird, unterbleibt es, in der entsprechenden Angelegenheit eine Entscheidung zu treffen. Dies geschah vor einiger Zeit bei der Frage der Euthanasie (Heine 1993).

Die Ergebnisse der Diskussionen werden über die modernen Kommunikationsmedien in der gesamten islamischen Welt bekannt gemacht. Auch wenn keine absolute Verbindlichkeit derartiger Äußerungen eines kompetenten Gelehrtengremiums für die Muslime auf der Welt gegeben ist, stellen solche Feststellungen doch eine beträchtliche Versicherung der Richtigkeit eines bestimmten Handelns dar, z.B. im speziellen Falle für muslimische Ärzte oder Patienten.

---

[2] Als neueste gründliche Untersuchung der Grundlagen des islamischen Rechts sei auf Krawietz 2002 hingewiesen.

[3] Zur Entstehungsgeschichte dieser Einrichtung s. Heine 1985: 499–502

Auch auf anderen Ebenen finden medizinische Themen unter islamischen Aspekten Verbreitung. Theologische Zeitschriften und andere Periodika äußern sich zu den unterschiedlichsten gesundheitlichen Themen. Während des Fastenmonats Ramadan veröffentlichen sogar Tageszeitungen Beiträge mit diätetischen Hinweisen über ein ‚vernünftiges' Fasten bis hin zu Texten, die sich speziell an fastende Hochleistungssportler wenden. Fragen zu einem gesundheitsbewussten Leben werden ebenfalls angesprochen, sei es, dass es um Kritik am Konsum von Nikotin geht oder ein intensiveres körperliches Training gefordert wird, wobei man gerne auf den Ausspruch des Propheten Muhammad Bezug nimmt, der da lautet: „Lehre deine Töchter Schreiben, Schwimmen und Bogenschießen."

1.3.2 Volksheilkunde im Islam

Wenn man die moderne Medizin als von der islamischen Rechtsgelehrsamkeit allgemein akzeptiert bezeichnen kann, ist dies bei der Volksmedizin keineswegs der Fall. Dies hängt wiederum mit der engen Verbindung zur islamischen Volksreligion zusammen, der die traditionellen muslimischen Gelehrten mit großer Skepsis und Ablehnung gegenüberstehen.

Dennoch spielt diese Medizin, die als prophetische Medizin („al-tibb al-nabawi") bezeichnet wird, in der Lebenswelt der traditionellen muslimischen Gesellschaften eine wichtige Rolle. Die traditionellen Teile der nah-östlichen Gesellschaften finden sich typischerweise in ländlichen Regionen, aber auch in den traditionellen Volksvierteln der großen Städte; auch die modernen Teile dieser Gesellschaften sind nicht frei von den Neigungen zur prophetischen Medizin.

Im folgenden wird ein allgemeiner Überblick über die traditionellen Heiler und die gängigsten Erklärungsmodelle in den nah-östlichen Gesellschaften gegeben, wobei darauf hinzuweisen ist, dass in diesen Gesellschaften auch nicht-islamische Minderheiten leben, die durchaus vergleichbare volkstümliche Überzeugungen haben. Es geht im Weiteren aber lediglich um Beispiele aus dem islamischen Kontext.

Traditionelle Heilkundige

Was die traditionellen Heiler angeht, kann man verschiedene Typen unterscheiden. Zu nennen sind die Knochenheiler, religiösen Heiler, die als Magier oder Zauberer tätig sind, die arabischen Ärzte, die in der Tradition der „Vier-Säfte-Lehre" stehen, Pflanzenheiler und die heilkundigen Frauen, die besonders bei gynäkologischen und geburtshilflichen Problemen zu Rate gezogen werden. Bezüglich aller Heilertypen gibt es aber fließende Übergänge.

Knochenheiler

Die Knochenrichter sind in vielen Gesellschaften allgemein akzeptiert; auch westlich ausgebildete Ärzte erkennen teilweise ihre Kompetenz an. Knochenheiler werden zur Behandlung von Verspannungen, Verrenkungen, vermeintlichen oder tatsächlichen Knochenbrüchen aufgesucht. Dabei kommen manuelle Verfahren, Massagen, Bandagierungen, Salbungen oder Applikationen aus einem Pflanzenextrakt zur Anwendung. In einigen Familien ist es Tradition, von Generation zu Generation die Kenntnisse eines Knochenspezialisten weiter zu geben (Fleurentin 1986; Koen 1986).

Ihre Tätigkeit wird als ‚einfach‘ beschrieben. Sie kennen die Knochenstruktur des menschlichen Körpers und die Funktionen der Gelenke und wissen, wie diese arbeiten. Häufig haben sie vor der Aufnahme dieser Tätigkeit lange Jahre als Metzger gearbeitet. Sie benötigen danach aber eine besondere Art von Courage, weil sie ohne Betäubungsmittel vorgehen. Bei Knochenbrüchen setzt der Heiler die Knochenteile wieder zusammen, wobei es sich um eine für den Patienten sehr schmerzhafte, aber effektive Form der Therapie handelt. Nach einigen Beschreibungen stellt der Heiler eine Mixtur zum Beispiel aus Eiweiß, Seife oder Olivenöl her. Diese Mischung wird dann um die gebrochene Stelle herum aufgetragen sowie mit Gaze und dünnen Holzstäben umwickelt und befestigt. Es wird mit einer Heilungsdauer von ein bis zwei Monaten gerechnet (Khalil 1979).

Im arabischen Sprachraum ist der Knochenheiler oder ‚bone-setter‘ auch als „mjabbr arabi" bekannt und über den arabischen Raum hinaus auch in afrikanischen Ländern anzutreffen (Freeman et al. 1999; Raum 1986). Aus dem Libanon wird berichtet, dass Knochenheiler im allgemeinen nicht für Geld arbeiten, sondern meist lediglich Naturalien annehmen (Schwalm 1995).

Religiöse Heiler

Unter den religiösen Heilern gibt es facettenreiche Unterschiede. Üblicherweise sind dies Korankundige, Koranlehrer oder islamische Religionsvertreter, die Kenntnisse über die heiligen Schriften haben, meist in einer islamischen Gemeinde tätig sind und sich zusätzlich als nicht-ärztliche Heilkundige betätigen. Im türkischen Kulturraum sind sie als „Hoca" oder „Hodscha" bekannt. Es gibt aber auch Heiler, die mehr oder weniger über den Koran oder die heiligen Schriften informiert sind; sie haben keine besondere Ausbildung und betätigen sich mit vornehmlich magisch-religiösen Praktiken. Zwischen den ‚Magier-Heilern‘ und den Schriftgelehrten sind die Übergänge fließend (Assion 2002; Röder u. Opalic 1987; Volkan 1975).

Strenggläubige und modern orientierte Religionsvertreter grenzen sich in Übereinstimmung mit ihrer orthodoxen Religionsauffassung von den ‚magischen Praktiken‘ ab. Zu diesen rechtgläubigen Vertretern gehören höhergestellte Personen, wie der „Imam" (Vorbeter) oder der „Mufti" (Schriftgelehrter, geistliches Oberhaupt).

Religiöse Heiler werden als befähigt angesehen, magische Einflüsse, wie den „bösen Blick", „böse Geister" oder „schwarze Magie" als Ursache für eine Erkrankung erkennen zu können, wobei einige als hohe Autoritäten angesehen und ihnen übernatürliche (Heil-)Kräfte zugesprochen werden. So wird bekannten Heilern nachgesagt, dass ihnen „Armeen von Djinnen" zur Seite stünden, die gegen die „bösen Geister" vorgehen würden (Khoury et al. 1991; Suzuki 1981).

Religiöse Heiler werden wegen eines breiten Spektrums unterschiedlicher Probleme aufgesucht, die von psychischen, neurologischen und psychosomatischen Erkrankungen, wie z.B. Depressionen, Epilepsie oder chronischen Beschwerden bis hin zu familiären, ökonomischen oder beruflichen Schwierigkeiten reichen (Assion 2004; Röder u. Opalic 1987; Ruhkopf et al. 1993; Sachs 1983).

Derwisch und Sufi

Zu den religiösen Heilern zählen im eigentlichen Sinn auch „Derwische" und „Sufis".

Mit dem persischen Wort „Derwisch" (Bettler) wird ein Mitglied einer islamischen Bruderschaft (arab.: tariqa – Weg, Weg zur Erkenntnis) bezeichnet. Islamische Bruderschaften beruhen auf islamischer Mystik (tasawwuf) und ein Derwisch sieht sich als Mystiker (sufi) auf dem Pfad der Erkenntnis Gottes. Bekannt ist das zu mystischen Zwecken ausgeübte Trance-Ritual der „whirling dervishes" oder „tanzenden Derwische". Während eines monotonen Tanzes und beständigem Anrufen Allahs versetzen sich die Derwische mittels bestimmter Atemtechnik in einen ekstatischen Trance-Zustand. Die tanzenden Derwische des Mewlewi-Ordens sind in der Stadt Konya beheimatet, dem Begräbnisort des berühmten, aus Persien stammenden Dichters und Sufis Dschalal ad-Din Rumi (1207–1273). Die mit den Derwischen in der europäischen Vorstellung verbundene Exaltiertheit entspricht nicht zwingend den Tatsachen der islamischen Kultur (Abdullah 1981; Schimmel 1995).

Die Bezeichnung „Sufi" ist von deren ehemaligen Bekleidung abgeleitet. Die früheren Mystiker trugen als Ausdruck des Verzichts und der Askese ein Kleid aus grober Wolle, das als „suf" (arab.: Wolle) bezeichnet wurde. Ein Sufi ist somit ein „Wollbekleideter". Der Begriff ist erst (spät) zur Zeit der Abbasiden im 9. Jh. belegt. Die Sufi-Bewegung wurde als solche im frühen 10. Jh. im heutigen Irak begründet. Bis heute gibt es Bruderschaften im arabischen Nordafrika, bei den Marabuten und Senussi, in der Türkei, dem Iran und in Zentralasien, wie z.B. Nimatullahi Bektashya oder Naqshbandis. (Khoury 1991, Schimmel 1995).

Sufis erkennen ihren Meister als Autorität an und gehen davon aus, dass es einen vollkommenen Menschen gibt. Sie widmen sich der Meditation, den asketischen Übungen und dem Gedenken Gottes und ihr Rat wird bei Krankheit, familiären oder persönlichen Problemen eingeholt, womit sie dann die Rolle eines Heilkundigen einnehmen. Damit unterscheiden sie sich nicht explizit von den religiösen Heilern.

Sheik

Die Anrede „Sheik" (arab.: der Alte, der Greis) ist mit unterschiedlichen Bedeutungen besonders in den arabischen Ländern belegt. Zum einen gilt sie dem Oberhaupt eines arabischen Stammesverbandes oder dem geistlichen und weltlichen Oberhaupt einer religiösen Bruderschaft; zum anderen wird der Begriff als Ehrentitel für islamische Geistliche oder Personen mit theologischer Bildung verwendet. Auch Dorfälteste werden ehrenhalber als ‚Scheich' angeredet.

Einige dieser Sheiks sind zugleich als Heiler tätig. Im Unterschied zum Schamanismus ist dem Sheik die rituelle Besessenheit, Trance oder Jenseitsreise fremd, sondern er bedient sich vielmehr magisch-religiöser Mittel, um gegen Geister und schwarze Magie zu wirken und macht sich den Amulettglauben zu nutze.

Unter den Scheiks gibt es selbsternannte, die keine eigentliche Tradition haben und mehr am Profit orientiert sind. Sie werben auch in vielfältigen Zeitungsannoncen um Kundschaft, bieten ihre magisch-religiösen Heilkünste an und gehen dabei durchaus mit Schlitzohrigkeit vor (Schwalm 1995).

Arabischer Arzt, ‚hakim arabi'

Der Begriff ‚hakim' kommt aus dem Arabischen (‚hakama': entscheiden, richten, beherrschen, stark sein; ‚hikmatun': Weisheit). ‚Hakim' hat mehrere Bedeutungen, am ehesten zu übersetzen mit weiser Mann, Philosoph, Arzt oder Doktor. Dieser Typus des Heilkundigen ist in den arabischen Ländern anzutreffen, besonders in Ägypten, Libyen oder im Jemen mit dem Ruf, über ein Repertoire vielfältiger Heilmittel und -methoden zu verfügen. Die Kenntnisse und Praktiken eines arabischen Heilkundigen beruhen auf den Überlieferungen der mittelalterlichen arabischen Medizin, modifiziert durch die eigenen Erfahrungen. (Pfleiderer-Lutze 1984; Schwalm 1995)

Von der Vielzahl der bereits seit dem Mittelalter praktizierten Behandlungsmethoden werden bis heute das Aufsetzen von gläsernen Saugnäpfen auf die Haut, das Ausbrennen mit Glüheisen oder Kohle und der Aderlass praktiziert (Schipperges 1990; Schott 1993).

Schwalm (1995) berichtete über ‚hakim arabi' aus dem Libanon: „…zu selten ist heute ein arabischer Arzt, der sein Handwerk versteht, zu zahlreich dagegen die Scharlatane, denen man auf dem mühseligen Weg begegnet" (Schwalm 1995).

Gelbsuchtheiler

Dieser unter der Bezeichnung ‚Ocakli' (türk. ocak: Herd, Familie) in der Türkei anzutreffende Heilertyp wendet ebenfalls meist magisch-rituelle Praktiken an und ist als Gelbsuchtheiler oder Malaria-Heiler bekannt. Die besondere Aufgabe ist die Behandlung von Infektionen (Malaria, Erysipel, etc.) und Erkrankungen, die mit einer Gelbsucht einhergehen (Assion 2004; Öztürk 1964).

Pflanzenheiler und Herbalisten

Die Pflanzenheiler und Herbalisten versuchen Krankheiten durch die äußerliche und innerliche Anwendung von Pflanzen, Kräutern, deren Extrakten und Mixturen zu lindern und zu heilen. Diese Form der Behandlung ist im arabischen Sprachraum besonders verbreitet (Schipperges 1990; Schott 1993). Erwähnenswert sind die auf Märkten tätigen Gewürz- oder Pflanzenverkäufer mit ihren besonderen Empfehlungen für die Zubereitung heilender Teemischungen. Im Libanon bieten Pflanzenheiler heilende Kräuter, Anti-Magie-Paste (faisuch) oder Amulette gegen Magie und den bösen Blick in kleinen Geschäften (dabbous) an (Schwalm 1995).

Barbier

Barbiere werden in der traditionellen arabischen Medizin – wie auch früher in Europa – nicht nur zur Pflege der Haare aufgesucht, sondern auch zur Behandlung von gesundheitlichen Problemen. Bis heute versorgen Barbiere in den arabischen Ländern Hautkrankheiten und führen – wenn auch zunehmend seltener – Beschneidungen durch. Zudem bieten sie Kuren und Salben gegen Ekzeme, Haarausfall und Allergien an (Schwalm 1995).

Zu früheren Zeiten waren sie sogar für die Versorgung von Wunden oder die Durchführung chirurgischer Eingriffe zuständig. Schon im Mittelalter fiel der Zunft der „Scherer", „Scherknechte" und „Rasores" dieses Aufgabenspektrum zu. In den mittelalterlichen Badestuben und Badehäusern wurden solche medizinischen Maßnahmen vorgenommen (Schott 1993).

Traditionelle Hebammen, weise Frauen und Spritzenfrauen

Die meist in ländlichen Gebieten tätigen Hebammen helfen bei Schwangerschaft und Geburt, bieten aber auch bei anderen gynäkologischen Erkrankungen ihre Hilfe an. Dabei setzen sie Pflanzenextrakte oder physikalisch-therapeutische Methoden, wie Kälte oder Wärme-Applikationen ein. Sie werden auch bei Kinderkrankheiten, anderen Krankheiten oder familiären Belangen um Rat gebeten.

Der Ausbildungsstand der traditionellen Hebammen ist meist gering. Oft sind es ältere Frauen, die in der Gemeinde respektiert werden, über Lebenserfahrung verfügen, gut erreichbar sind und als ‚rein' im religiös-welt-anschaulichen Sinne gelten; denn nur Frauen vor dem ersten Geschlechtsakt oder im nicht mehr gebärfähigen Alter gelten nach islamischer Vorstellung als ‚rein'.

Die mit den traditionellen Heilmethoden vertrauten „weisen Frauen" sind keine gesonderte Gruppe; sie werden als traditionelle Hebammen tätig oder üben magisch-rituelle Praktiken aus.

Die in vielen ländlichen Regionen arabischer Länder tätigen Spritzenfrauen stellen Diagnosen, erstellen Therapiepläne und verschreiben Medikamente und Injektionen. Ihre Ausbildung ist ebenfalls meist gering, beruht auf tradiertem Wissen und unterliegt kaum einer, allenfalls einer zweifelhaften Schulung. (Fleurentin et al. 1986; Koen 1986; Schwalm 1995)

Heilvorstellungen

Böser Blick

Seit Jahrtausenden ist der Glaube an den „bösen Blick" in vielen verschiedenen Kulturen bedeutsam. Dem liegt die Vorstellung zugrunde, dass eine Person durch neidvolles Anschauen (Anblicken) bei einem anderen Unheil auslösen kann; auch die bloße Anwesenheit einer Person mit einer solchen Fähigkeit soll dazu führen. Diese Vorstellung hat eine ganze Reihe von Verhaltensnormen zur Folge. So darf man seine Bewunderung für Gegenstände oder Personen nicht ausdrücken. Das geht so weit, dass man über ein Kind sagt: ‚Nein, wie hässlich ist es', um es aber dann mit einem Lächeln aufzunehmen. Würde dem Kind nach einer positiven Bemerkung etwas geschehen, könnten die Eltern dies als eine Folge des Bösen Blicks interpretieren. Kleine Jungen werden in schmutzige Mädchenkleider gesteckt, um keinen Neid bei unfruchtbaren Frauen aufkommen zu lassen, oder es werden Kinder mit einem fremden Namen gerufen, um Menschen mit der Fähigkeit des bösen Blicks irrezuführen (Hauschild 1982).

Die mit dem bösen Blick zusammenhängenden (abergläubischen) Vorstellungen sind geschichtlich sehr weit zurückzuverfolgen. Anhand archäologischer Funde in Kleinasien geht Elworthy (1985) davon aus, dass dieser Glaube bereits vor 6000 Jahren bestanden hat (Elworthy 1985); historische Dokumente liegen auch aus dem siebten vorchristlichen Jahrhundert vor. Aus dem klassischen Altertum gibt es zahlreiche Literaturstellen, die auf die Verbreitung dieses Glaubens weisen, ebenso reichliche Dokumente aus der mittelalterlichen Literatur. Die detaillierteste historische und volksgeschichtliche Zusammenfassung über den bösen Blick legte Seligmann (1910) vor (Seligmann 1910).

Die aktuelle Bedeutung der magischen Vorstellung des bösen Blicks wird anhand einer von Madianos (1999) durchgeführten Befragung deutlich, bei der dieses traditionelle Konzept bis heute in Vororten von Athen erstaunlich verbreitet ist und zur Erklärung für verschiedene Erkrankungen angeführt wird (Madianos 1999). Über den vorderasiatischen und südeuropäischen Kulturraum hinaus belegen auch jüngst zahlreiche Untersuchungen aus Afrika, Asien und Amerika die aktuelle Präsenz dieser volkstümlichen Vorstellung (Assion 2004; Burleigh et al. 1990; Campion u. Bhugra 1997; Freeman et al. 1999; Gadit 1998; Patel et al. 1998; Razali et al 1996).

Entsprechend der weitreichenden historischen und kulturellen Bedeutung dieser Vorstellung erinnern Begrifflichkeiten aus zahlreichen Sprachen an das magische Konzept des bösen Blicks.

In der deutschen Sprache lassen Begriffe, wie ‚böses Auge', ‚Augenzauber', ‚Zauberblick', ‚Wunderblick' oder ‚Basiliskenblick' die ehemals weite Verbreitung des Konzepts erahnen, ebenso wie die Redewendungen ‚jemanden mit giftigem Blick ansehen' oder ‚wenn Blicke töten könnten'. Im Englischen erinnern die Ausdrücke ‚evil eye', ‚bad eye' oder ‚ill eye' an den Zauberglauben des ‚Augenblicks' und in Südeuropa ist der Glaube an den „Bösen Blick" bis heute noch präsent, der in Süditalien und Sizilien als ‚malocchio' oder ‚occhio cattivo' bekannt ist. Die Personen mit der Fähigkeit des ‚malocchio' werden als ‚jettatori' bezeichnet (Foulks et al 1977; Risso u. Böker 1968; Risso et al. 1972; Zimmermann 1984).

So schrieb der französische Schriftsteller Alexandre Dumas (1802–1870) nach einem Aufenthalt auf Sizilien 1865: „Ein Fremder, der nach Neapel kommt, lacht anfangs über den ‚bösen Blick'; aber dann fängt er an, darüber nachzudenken, und nach 3 Monaten behängt er sich selbst mit Amuletten aller Art." (Seligmann 1910)

Im Arabischen und Türkischen ist die Bezeichnung ‚nazar' verbreitet, was sowohl lediglich ‚Blick' als auch in magischem Verständnis ‚böser Blick' bedeuten kann (Hauschild 1982; Seligmann 1910).

Grundlegende Bedeutung hat kulturübergreifend die Annahme, dass der Neid eines Mitmenschen zu den magischen Wirkungen des bösen Blicks führt. Neid und Böswilligkeit sind die Grundmotive für diese Vorstellung bei vielen Völkern; so sollen durch neidische Personen Krankheit und Unheil ausgelöst und verbreitet werden. Erfolgreiche, intelligente, gesunde und attraktive Menschen stehen somit eher in der Gefahr, Eifersucht und Neid auf sich zu ziehen. Demgegenüber existiert auch die Vorstellung, dass übermäßige Bewunderung und bewundernde Blicke vergleichbare schädigende Wirkung haben können (Hauschild 1982; Öztürk 1971).

In islamischen Kulturen ist der Glaube an den bösen Blick regional und in verschiedenen Bevölkerungsschichten bis in die heutige Zeit weit verbreitet. Niedriger Bildungsstand und geringe Urbanisation sind wesentliche Faktoren für die Verbreitung dieser volkstümlichen Vorstellung. In ländlichen Regionen oder sozial schlechter gestellten Schichten ist der Glaube an den bösen Blick besonders häufig anzutreffen (Öztürk 1964; Volkan 1975).

In der islamischen Geschichte lässt sich das traditionelle Konzept negativer Einflüsse durch einen neidvollen oder bewundernden Blick bis zu den Heiligen Schriften des Koran zurück verfolgen, in dem in der 113. Koransure auf den bösen Blick bezogen steht: „Ich suche Zuflucht beim Herrn ... vor dem Unheil eines Neiders, wenn er neidisch ist." (Khoury et al. 1991)

Besonders Personen mit blauen oder grünen Augen und hellen Haaren wird im türkischen Volksglauben die Fähigkeit des bösen Blicks zugesprochen. In dem Komplex von Neid, Bewunderung und Feindschaft existiert dabei erstaunlicherweise auch die Vorstellung, dass gerade durch engste Bezugspersonen ein bewunderndes Anblicken (zum Beispiel des eigenen Kindes) zu Schaden und Nachteilen führt und Schlechtes auslösen soll. So gibt es Leute, die dem Glauben anhängen, dass eine Mutter das eigene Kind nicht bewundern, voller Stolz anschauen oder loben soll, um es vor Gefahren zu bewahren. Schädigende Einflüsse sollen nicht nur visuell, sondern auch verbal vermittelt werden können (Öztürk 1964).

Kriss (1962) berichtete von einem Gespräch mit einer Türkin aus Istanbul, die erklärte: „Euch in Europa geht es eben zu gut, es gibt bei Euch keine ganz armen Leute und daher ist die Kraft des Neides geringer, als bei uns, wo die armen Teufel nur mit neiderfülltem Auge alles betrachten können, was sie bei jenen, welchen es besser geht, erblicken."

Der Glaube an den bösen Blick geht davon aus, dass er Auswirkungen auf soziale Beziehungen hat und z.B. die Trennung eines Ehe- oder Liebespaars bewirken kann. Er wird besonders als Erklärung für verschiedene Erkrankungen angesehen, ohne aber spezifische Störungen auszulösen. So werden Kopfschmerzen, Erkältungen, Übelkeit, Müdigkeit, Schwindel, Störungen der Konzentration, Ruhelosigkeit, Verwirrtheitszustände, unerwartete Kinderkrankheiten und auch Auffälligkeiten der Persönlichkeit, Unfälle und schließlich sogar schwere Krankheit und Tod darauf zurückgeführt (Assion 2003; Ostermann 1990; Öztürk 1971; Volkan 1975). Bei dem sudanesischen Volk der Uduk soll sogar die Geburt von Zwillingen unheilvoll sein und im Zusammenhang mit dem bösen Blick stehen (Baasher 1963). Der böse Blick wird auch für die Unfruchtbarkeit von Äckerböden angeschuldigt (Portera 1986).

Um von einem neidvollen Blick oder bewundernden Worten abzulenken, wird (mehrfach) das Wort ‚Mashallah' ausgesprochen, was ‚Gottes Wille' oder ‚Gott soll es schützen' bedeutet. Auch (dreimaliges) Ausspucken, das Herausstrecken der Zunge oder Abschirmen des Blicks mit der erhobenen rechten Hand wird in ritualisierter Weise zur Abwehr böser Einflüsse praktiziert. Zum Schutz vor neidvollen Blicken werden in dörflichen Regionen Babys oder Kleinkinder vor fremden Personen ferngehalten, Gegenstände mit blauer Farbe bemalt, weil diese Farbe eine schützende Wirkung haben soll (Kiev 1964; Ostermann 1990).

Die typischerweise und am häufigsten praktizierte Möglichkeit zur Abwehr schädlicher Einflüsse ist das Tragen eines Amuletts, was in der Volksmedizin am verbreitetsten ist. Verschiedenste Motive, Darstellungen und Materialien aus Stoff, Papier, Stein, Metall, etc. werden als Amulette in Form von Götterbildern, Halbmonden, offenen Augen in Schmuckform, Abbildungen des männlichen Glieds, Händen mit gespreizten Fingern, geballten Fäusten mit zwischen Zeige- und Mittelfinger durchgesteckten Daumen oder Abbildungen herausgestreckter Zungen getragen (Hansmann u. Kriss-Rettenbeck 1999).

Weiße und Schwarze Magie

Seit Jahrtausenden sind im Volksglauben zahlreicher Völker zum einen die positive (heilige oder weiße Magie) und zum anderen die negative oder schwarze Magie bekannt (Lehmann 1925; Zimmermann 1988).

Durch weiße Magie wird mittels magischer Handlungen Schutz vor den Einflüssen von bösen Geistern oder Mächten gesucht. Sie wird eingesetzt, um die Familie, Beziehung oder Ehe vor Unheil zu bewahren. Im Gegensatz zur weißen Magie steht die schwarze Magie, die – anders als der böse Blick – zum Ziel hat, jemandem mit bewusster und geplanter Absicht zu schaden oder durch Zauber Unheil zu bringen. Doch gibt es auch Berichte über Heilungen durch schwarze Magie (McDonald 1998; Risso u. Böker 1968).

In islamischen Ländern sind verschiedene magische Handlungen unter bestimmten arabischen Begriffen bekannt. So gibt es Anrufungen von Geistern (da' wa) mit exorzistischen Vorgehensweisen, Beschwörungen (azima), Weissagungen (kahana) und Zaubersprüche (Ruhqya) (Hughes 1995).

Zahlreiche Praktiken sind bekannt, um schwarze Magie anzuwenden. Es werden Amulette im Haus des Opfers angebracht, magische Knoten geknüpft, Schweinefett im Haus des zu Schädigen verstrichen oder magische Texte gelesen. Einige vermuten, dass der ‚böse Zauber' von einem Zauberer ausgeht. Schwarze Magie gilt als Erklärungsmodell für Missernten, Beziehungskonflikte, Unfälle und verschiedene Erkrankungen; auch psychische und neurologische Krankheiten werden darauf zurückgeführt (Lehmann 1925; Ostermann 1990; Sachs 1986).

Zum Schutz und als Gegenmagie werden wiederum magische Rituale durch Heiler durchgeführt oder Amulette getragen (Koen 1986; Ostermann 1990; Öztürk 1964).

Geister, Djinnen

Es ist davon auszugehen, dass der Prophet Mohammed (569–632) seiner Zeit gemäß selbstverständlich an die Existenz von Geistern und Dämonen und auch an Magie und Zauberei geglaubt hat. So soll er nach Berichten selbst einen Djinn zum Islam bekehrt haben. Geister werden auch in mehreren Koranversen erwähnt und haben in einigen Suren Bedeutung (Khoury et al. 1991). In der 72. Sure, Vers 6, die auch die Sure von den Geistern (Suratu' l Djinn) genannt wird, steht demgemäss geschrieben:

„Und einige Männer unter den Menschen suchten Zuflucht bei einigen Männern unter den Djinn und mehrten somit bei ihnen ihre Gewalttätigkeit."

Nach einer auf den Propheten zurückgehenden Tradition werden fünf verschiedene Formen von Dämonen unterschieden (Djanns, Djinnen, Schaitane, Ifrits und Marids). Djanns sind demnach verwandelte Djinnen, Schaitane (Iblis, Teufel, Satan) allgemein böse Dämonen mit angeblich längerer Existenz als Djinnen und Ifrits sowie Marids sollen mächtige böse Dämonen sein (Hughes 1995).

Djinnen sollen nach islamischer Auffassung „intelligente", aber für die menschlichen Sinne nicht wahrnehmbare „Wesen aus Dampf oder Feuer" sein, die verschiedene körperliche Gestalten annehmen können. Angeblich sind sie befähigt, sich sowohl in menschen- als auch tierähnlicher Form zu zeigen, z.B. als Adler, schwarze Katze, Schlange, Skorpion, Schakal oder auch als Wind (Hughes 1995, (Khoury et al. 1991; Ostermann 1990).

Es gibt im Volksglauben ‚gute Djinnen' und ‚böse Djinnen'. Sie können sowohl männlichen als auch weiblichen Geschlechts sein, sind unsichtbar und halten sich als schnell bewegliche Wesen während des Tags im Dunkeln, in Abfall, in Wäldern, Höhlen, schmutzigen Gewässer, verlassenen Häusern oder Kaminen auf und des Nachts auf Friedhöfen, im öffentlichen Bad (hammam) oder unter großen Bäumen, etc. Daraus leitet sich zum Beispiel das Gebot ab, nicht in Müllhaufen zu stochern oder in Wasserpfützen zu urinieren, um nicht die (aggressiven) Djinnen aufzuschrecken. Flüche, Vergehen bei den rituellen Waschungen (insbesondere nach dem Geschlechtsverkehr oder autoerotischen Handlungen), Zurückweisungen der Eltern oder Verstöße gegen göttliches Gebot können den Unmut und Zorn von Djinnen wecken. Auch bei alltäglichen Aktivitäten, beim Ausschütten von Schmutzwasser oder beim Urinieren werden ritualisierte Entschuldigungen ausgesprochen, um sich vor ihrem Einfluss zu schützen (Ostermann 1990; Öztürk 1964).

Die fünf Söhne des Teufels (Iblis, Satan) sollen zu den ‚bösen Djinnen' gehören. ‚Tir', der für Verluste, Verletzungen und Schwierigkeiten aller Art verantwortlich ist; ‚Al-A' war', der zu Ausschweifungen verführt; ‚Sut', der Lügen einflüstert; ‚Dasim', der Zwietracht zwischen Mann und Frau sät, und ‚Zalambur', der an verkehrsreichen Orten Unheil anrichtet (Hughes 1995).

In der traditionellen Überlieferung wird den Djinnen nachgesagt, dass sie essen, trinken und sich fortpflanzen. Sie sollen sogar sexuelle Beziehungen untereinander haben, Kinder bekommen und in der Lage sein, Menschen zu einer sexuellen Beziehung zu verführen. Heine (1991) erläutert diesbezüglich:

> „Vom offiziellen Islam wurde (...) ihre Existenz als gesichert angesehen und die islamische Jurisprudenz stellte zahlreiche Überlegungen zur rechtlichen Position der Djinnen in den verschiedensten Zusammenhängen an. Im Zentrum dieser Betrachtungen stehen die möglichen Beziehungen zwischen Djinnen und Menschen, die Frage von Liebesbeziehungen zwischen ihnen, Heiraten und der Stellung von Kindern aus derartigen Verbindungen."

Djinnen sollen als auch als ‚rote', ‚alte' oder ‚hässliche Frau' (alkarisi) für Erkrankungen von Müttern oder Kindern und Erkrankungen im Wochenbett verantwortlich sein. Die von einer Befallenen werden ohnmächtig, bewusstlos, delirieren oder halluzinieren. Djinnen sollen auch die Fähigkeit haben, schweres Leid zufügen, den Lebensgeist nehmen oder das Sprechen und die Sprache stören zu können. Auch einige neurologische Erkrankungen werden auf deren Wirken zurückgeführt. So gibt es die Vorstellung, dass Schlaganfälle, Aphasien oder epileptische Anfälle Folge von Besessenheit mit einem Geist sind (Ostermann 1990; Öztürk 1964).

Demgegenüber stehen Aussagen zahlreicher muslimischer Gelehrter, die Dämonen und Geister als Aberglaube, deren Austreibung als Scharlatanerie und Angaben darüber in den Rechtsbüchern als Fehlentwicklung ansehen. Moderne Koran-Interpretationen betrachten Djinnen als medizinische Phänomene und versuchen Parallelen zu Mikroben oder Bakterien herzustellen, um dadurch einen realen, nachvollziehbaren Bezug zu wissenschaftlich gesichertem Wissen herzustellen (Khoury et al. 1991).

Die derzeitige Auffassung des orthodoxen Islam erkennt den Glauben an „Geister" nicht an und verbietet solche Vorstellungen von offizieller Seite. Trotzdem ist in der muslimischen Bevölkerung der Glaube an Djinnen weit verbreitet und Erklärungsmodell für Krankheit, Unglück, Leiden, Unheil und zwischenmenschliche Beziehungen (Öztürk 1964).

Ist die Identität des Geistes festgestellt, kann mit einer Behandlung begonnen werden, weil man weiß, wie die einzelnen Geister auf spezielle Anwendungen reagieren. Einige schätzen bestimmte Rhythmen oder Lieder, andere spezielle Gerü-

che wie Parfüm und andere schließlich Farben etc. Werden diese Mittel ange-
wandt, reduzieren sich in den meisten Fällen die Verhaltensauffälligkeiten. In einigen Gesellschaften sind die Besessenheitsphänomene mit speziellen Kulten verbunden, in denen die Patienten sozial und emotional aufgefangen werden. Solche
Kulte können auch mit Prostitution verbunden sein. In anderen Fällen handelt es
sich um individuelle Lebenssituationen. In der Regel ist Besessenheit ein von den
traditionellen Gesellschaften weitgehend akzeptiertes Phänomen, das oft mit einem gewissen geradezu heiligen Respekt verbunden ist.

Besessenheit, Zar-Bori-Kult

Abschließend soll in Bezug auf Besessenheitszustände noch auf den Bori-Kult
hingewiesen werden, wie er in der Sahelzone (Besmer 1983, Abdalla 1991, Last
1991, Echard 1991), Nordafrika, (Crapanzano 1981, Ferchiou 1991) sowie in Ä-
gypten und dem Sudan, beschrieben wird.[4] Ausführliche Untersuchungen finden
sich auch für Nordost- und Ostafrika (Lewis 1986) und Pakistan. Dies bedeutet
aber nicht, dass in anderen Teilen der islamischen Welt diese Phänomene nicht
vorhanden sind. Es gibt offenbar auch eine Verbreitung der Besessenheit in Regionen, in denen sie zuvor nicht bekannt war, die im Zusammenhang mit Migrationsbewegungen steht (Ashkanani 1991). Ferner sei darauf hingewiesen, dass sich
die Besessenheit nicht nur bei Muslimen findet, sondern auch bei den verschiedenen religiösen Minderheiten. Besessenheit kommt in verschiedenen körperlichen
Zuständen der Patienten zum Ausdruck. Entsprechende Listen von pathologischen
Phänomenen enthalten folgende Eintragungen:
Kataleptische Starre, Schocklähmung, -taubheit, -blindheit, Schüttelfrost, Ersti-
ckungsanfälle, Ohnmacht, heftiges Nasenbluten, heftige Regelblutungen, frühe
Kindersterblichkeit, Kinderlosigkeit, Juckreiz, plötzlicher Verhaltenswechsel,
Weigerung zu reden, Verweigerung von Nahrung, Verweigerung von Arbeit, Me-
galomanie, Rollenwechsel des Geschlechts, Rollenwechsel der Religion, sich wie
ein Tier benehmen, seltsames Essverhalten, wie Gier nach rohem Fleisch, Be-
schränkung auf Milch und Brot, Verwahrlosung, Sucht in allen Formen, in fremden Zungen reden, grundloses Lachen, Weinen, Schreien, zwanghaftes Spiel mit
Feuer und anderem, etc. (Welte 1990).
Folgt man den westlichen Darstellungen, sind es vor allem Frauen, die von Be-
sessenheitsphänomenen betroffen sind. Häufig handelt es sich um Frauen, die sich
in schwierigen oder Konfliktsituationen befinden. Männer, die unter Besessenheit
leiden, gehören häufig zu den in islamischen Gesellschaften marginalisierten Per-
sonengruppen, wie Transvestiten oder Homosexuelle. Die autochthonen oder emischen Begründungen sind für die Besessenheit unterschiedlich. Häufig wird aus
emischer Sicht verwiesen, dass ein Geist durch die besessene Person verärgert

---

[4] aus der Vielzahl der Publikationen seien hier nur genannt: Hurreiz 1991: 147–155; Kahle
1912: 1–41; Littmann 1952; Sellers 1991: 156–164; Winkler 1931, 1936; Tubiana 1991:
19–34

oder geschädigt wurde.[5] Dies soll leicht geschehen können, weil die Geister in der Regel unsichtbar sind. Daher bemühen sich Menschen in Dörfern oder traditionellen Stadtvierteln, solche Konflikte mit den Geistern zu vermeiden, meiden Orte, wo Geister vermutet werden, wie kühle oder feuchte Plätze, übel beleumundete oder einsame Gegenden. Nach einigen traditionellen Vorstellungen gibt es keine Heilung von der Besessenheit, nach anderen verlässt der Geist den Patienten unter bestimmten Umständen sozusagen freiwillig, um von einer anderen Person Besitz zu ergreifen. Das heißt, dass es keine Möglichkeit des Exorzismus gibt.

Die Besessenen müssen einen status vivendi mit ihrem Geist finden. Dazu ist es zunächst notwendig, die Identität des Geistes zu identifizieren. Dies kann durch Spezialisten geschehen, bei denen es sich u.U. ebenfalls um Besessene handelt. Geister werden von den traditionellen muslimischen Gesellschaften unterschiedlich eingeschätzt (Goldziher 1968; Kriss u. Kriss-Heinrich 1962). In einigen Fällen ist man von der Existenz von Geisterhierarchien überzeugt. Häufig werden die Geister mit den auch im Koran angesprochenen Djinnen (Encyclopaedia of Islam 1957), Wesen aus Feuer, unter denen sich auch Muslime befinden, in Verbindung gebracht.

1.3.3 Abschluss

Die Urbanisierung der islamischen Gesellschaften in den vergangenen fünf Jahrzehnten hat nicht zu einer Abnahme der Bedeutung volksmedizinischer Vorstellungen geführt. Die Landflucht hat eher zu einer Ruralisierung der städtischen Gesellschaften in der islamischen Welt geführt, womit sich die traditionellen Tendenzen auch im urbanen Kontext eher noch verstärkt haben. Zu diesem Ergebnis kommt auch eine aktuelle Erhebung über die Präsenz von traditionellen Heilvorstellungen bei in Deutschland lebenden türkischen Migranten. Bei schwerem oder längerem Krankheitsverlauf wird auf die traditionellen Erklärungsmuster und Heilmethoden zurückgegriffen (Assion 2004).

Literatur

Abdalla I (1991) Neither Fried nor Foe: The Malam Practitioner – Yan Bori Relationship in Hausaland. In: Lewis IM et al (eds) Women's Medicine. The Zar-Bori Cult in Africa and Beyond. Edinburgh University Press, Edinburgh, pp 37–48
Abdullah MS (1981) Geschichte des Islam in Deutschland. Styria, Graz-Wien-Köln
Achté K (1997) Die alte finnische Mythologie von der Psychiatrie aus betrachtet. Nervenheilkunde 16: 291–293

---

[5] Solche Vorstellungen haben eine alte Tradition und finden sich z.B. schon in den Märchensammlungen von 1001 Nacht, s. 1001 Nacht Bd. 1 (1953) :

Ashkanani Z (1991) Zar in a Changing World: Kuwait. In: Lewis IM et al (eds) Women's Medicin. The Zar-Bori Cult in Africa and Beyond. Edinburgh University Press, Edinburgh, pp 219–229

Assion HJ (2002) Ethnic Belief and Psychiatry – Patients of Turkish Origin. In: Gottschalk-Batschkus CE, Green JC (eds) Handbook of Ethnotherapies. Ethnomed, München, S 281–289

Assion HJ (2003) Traditionelle Heilvorstellungen bis heute weit verbreitet. Kerbe 4: 15–17

Assion HJ (2004) Traditionelle Heilpraktiken türkischer Migranten. VWB, Berlin

Baasher TA (1963) The influence of culture on psychiatric manifestations. Transcult Psychiat Res Rev 15: 51–52

Besmer F (1983) Horses, Musicians and Gods. The Hausa Cult of Possession-Trance. Bergin and Gurvey, South Hadley

Burleigh E, Dardano C, Cruz JR (1990) Colors, humors and evil eye: Indigenous classification and treatment of childhood diarrhea in highland, Guatemala. Med Antropol 12: 419–441

Campion J, Bhugra D (1997) Experience of religious healing in psychiatric patients in South India. Soc Psychiat Psychiatr Epidemiol 32,4: 215–221

Crapanzano V (1981) Die Hamdsa. Eine ethno-psychiatrische Untersuchung in Marokko. Klett-Cotta, Stuttgart

Donaldson B (1938) The Wild Rue. A Study of Muhammadan Magic and Folklore in Iran. Arno-Press, London

Encyclopaedia of Islam Bd. 2 s.v. Djinn Leiden. 1957, pp 546–550

Echard N (1991) The Hausa Bori Possession Cult in the Ader Region of Niger. In: Lewis IM et al (eds) Women's Medicine. The Zar Bori Cult in Africa and Beyond. Edinburgh University Press, Edinburgh, pp 64–79

Elworthy F (1985) The Evil Eye: An account of this ancient and widespread superstition. Citadel Press, New Jersey

Ferchiou S (1991) The Possession Cult of Tunisia: a Religious System Functioning as a System of Reference and a Social Field of Performing Actions. In: Lewis IM et al. (eds) Women's Medicine the Zar-Bori Cult in Africa and Beyond. Edinburgh University Press, Edinburgh, pp 189–208

Fleurentin J, Myntti C, Pelt JM (1986) Traditional medicine and traditional healers in North Yemen. Curare Sonderband 5: 133–144

Foulks E, Freeman D, Kaslow F, Madow L (1977) The Italian Evil Eye: Mal Occhio. J Operational Psychiat 8, 2: 28–34

Freeman M, Lee T, Vivian W (1999) Evaluation of mental health services in the Free State. Part III. Social outcome and patient perceptions. S Afr Med J 89: 311–315

Gadit A (1998) Shamanic concepts and treatment of mental illness in Pakistan. J Coll Phys Surg Pak 8: 33–35

Goldziher I (1968) Gesammelte Schriften II. Olms, Hildesheim, S 400–405

Hansmann L, Kriss-Rettenbeck L (1999) Amulett – Magie – Talisman. Nikol Verlagsgesellschaft mbH & Co KG, Hamburg

Hauschild T (1982) Der Böse Blick. Verlag Mensch und Leben, Berlin

Heine P (1985) Die Akademie für islamisches Recht (Fiqh). Rechtstheorie 16: 499–502

Heine P (1993) Konsens als Methode der Rechtsschöpfung im Islam. Anmerkungen aus Anlass einer Tagung der Akademie für islamisches Recht. In: Rechtstheorie 24: 381–384

Heine P (1996) Das Verbreitungsgebiet der islamischen Religion. In: Ende W, Steinbach U (Hrsg) Der Islam in der Gegenwart. Beck, 4. Aufl. München, S 129–148

Hughes TP (1995) Lexikon des Islam. Fourier, Wiesbaden

Hurreis S (1991) Zar as a Ritual Psychodrama: From Cult to Club. In: Lewis IM (eds) Women's Medicine. The Zar-Bori Cult in Africa and Beyond. Edinburgh University Press, Edinburgh, pp 147–155

Kahle P (1912) Zar-Beschwörungen in Egypten. Der Islam 3, S 1–41

Khalil S (1979) Western Style and Traditional Style Doctors on the West Bank: Concepts of Practice and Perception of Patient, (Microfilm) Diss. Norman, Oklahoma

Khoury AT, Hagemann L, Heine P et al. (1991) Islam-Lexikon. Geschichte-Ideen-Gestalten. Herder, Freiburg Basel Wien

Kiev A (1964) Magic, faith and healing. Free Press of Glencoe, New York/Collier-Macmillian London

Koen E (1986) Krankheitskonzepte und Krankheitsverhalten in der Türkei und bei Migrantinnen in Deutschland: ein Vergleich. Curare 9: 129–136

Krawietz B (1991) Die Hurma. Schariatsrechtlicher Schutz vor Eingriffen in die körperliche Unversehrtheit nach arabischen Fatwas des 20. Jahrhunderts. Duncker und Humblot, Berlin

Krawietz B (2002) Hierarchie der Rechtsquellen im tradierten sunnitischen Islam. Duncker und Humblot, Berlin

Kriss R, Kriss-Heinrich H (1962) Volksglaube im Bereich des Islam, Bd. II – Amulette, Zauberformeln und Beschwörungen. Otto Harrassowitz, Wiesbaden

Last M (1991) Spirit Possession as Therapy: Bori among nun-Muslims in Nigeria In: Lewis IM et al. (eds) Women's Medicine. The Zar-Bori Cult in Africa and Beyond. Edinburgh University Press, Edinburgh, pp 49–63

Lehmann A (1925) Aberglaube und Zauberei. Von den ältesten Zeiten an bis in die Gegenwart. Ferdinand Enke, Stuttgart 1925

Lewis IM (1987) Religion in Context. Cults and Charisma. Cambridge University Press New York

Littmann E (1952) Arabische Geisterbeschwörungen aus Ägypten. Harrassowitz, Leipzig

Löffler R (1988) Islam in practice. Religious beliefs in a Persian village. State University of New York Press, New York

Madianos M (1999) The diachronic beliefs in the Evil Eye in Athens: Some quantitative evidence. Eur J Psychiat 13: 176–182

McDonald SW (1998) The witch doctors of Scotland. Scot Med J 43: 119–122

Öztürk OM (1964) Folk treatment of mental illness in Turkey. In: Kiev A (ed) Magic, faith & healing. Free Press Glencoe, London, pp 343–363

Ostermann B (1990) Wer versteht mich? Der Krankheitsbegriff zwischen Volksmedizin und High Tech. Verlag für Interkulturelle Kommunikation, Frankfurt

Patel V, Todd C et al. (1998) Outcome of common mental disorders in Harare, Zimbabwe. Br J Psychiat 172: 53–57

Pfleiderer-Lutze B (1984) Der Hakim in Europa. Brauchen ausländische Arbeitnehmer ihren eigenen Heiler. In: Pfeiffer WM (Hrsg) Asiatische Medizin in Europa. Heidelberg, S 71–81

Portera A (1986) Psychotherapeutische und beraterische Interventionsmöglichkeiten bei italienischen Klienten mit magischen Vorstellungen. In: Jaede W, Portera, A (Hrsg) Ausländerberatung: Kulturspezifische Zugänge in Diagnostik und Therapie. Lambertus, Freiburg

Raum OF (1986) Die Heiler bei den südafrikanischen Xhosa. Curare S5: 145–165

Razali SM, Kahn UA, Hasanah CI (1996) Belief in supernatural causes of mental illness among Malay patients: Impact on treatment. Acta Psychiat Scand 94: 229–233

Risso M, Böker LW (1968) Delusions of witchcraft: A cross cultural study. Br J Psychiat 114: 963

Risso M, Rossi A, Satriani L (1972) Magische Welt, Besessenheit und Konsumgesellschaft in Süditalien. In: Zutt J (Hrsg) Ergriffenheit und Besessenheit. Francke, Bern München 1972

Röder F, Opalic P (1987) Der Einfluss des Hodschas (magischer Heiler) auf türkische psychiatrische Patienten in der Bundesrepublik – Eine Auswertung klinischer Fallbeispiele. Psychiat Prax 14: 157–162

Ruhkopf H, Zimmermann E, Bartels S (1993) Das Krankheits- und Therapieverständnis türkischer Migranten in der Bundesrepublik Deutschland. In: Nestmann F, Niepel T, (Hrsg) Beratung von Migranten. Neue Wege der Psychosozialen Versorgung. VWB, Berlin

Sachs L (1986) Traditional Illness Concepts as a Reason for a Delayed Utilization of Modern Health Care Servies by Turkish Families in Stockholm. Curare 9: 119–128

Sachs L (1983) Evil Eye or Bacteria. Turkish Migrant Women and Swedish Health Care. Stockholm Studies in Social Anthropology. Stockholm

Schimmel A (1995) Mystische Dimensionen des Islam. Diederichs, München

Schipperges H (1990) Geschichte der Medizin in Schlaglichtern. Meyers Lexikonverlag, Mannheim Wien Zürich

Schott H (1993) Die Chronik der Medizin. Chronik Verlag, Dortmund

Schwalm D (1995) Volksmedizin im Libanon: Eine Vorstellung der aktuellen Heilerszene. Curare 18–2: 541–556

Sellers B (1991) The Zar: Women's Thetre in the Southern Sudan. In: Lewis IM et al. (eds) Women's Medicine. The Zar-Bori Cult in Africa and Beyond. Edinburgh University Press, Edinburgh, pp 156–163

Suzuki P (1981) Psychological Problems of Turkish Migrants in West Germany. Am J Psychotherapy 35: 187–194

Tubiana J (1991) Zar and Buda in Northern Ethiopia. In: Lewis IM et al. (eds) Women's Medicine. The Zar-Bori Cult in Africa and Beyond. Edinburgh University Press, Edinburgh, pp 19–34

Volkan VD (1975) Turkey. In: Howells JG (ed) World History of Psychiatry. Brunner Mazel, New York

Welte FM (1990) Der Gnawa-Kult. Trancespiele, Geisterbeschwörung und Besessenheit in Marokko. Peter Lang, Frankfurt

Winkler HA (1931) Salomo und die Karina. Brockhaus, Stuttgart

Winkler HA (1936) Reitende Geister der Toten. Brockhaus, Stuttgart

Zimmermann E (1984) Krankheit und Kranksein aus soziokultureller Sicht. Ein Beitrag zur Medizin der Migration. Curare Sonderband S2: 87–96

Zimmermann E (1988) Kulturspezifische Probleme des psychiatrischen Krankheitsverständnisses. In: Morten A (Hrsg) Vom heimatlosen Seelenleben. Psychiatrie-Verlag, Bonn

1.4 Entwicklungsgeschichte der transkulturellen Psychiatrie

Thomas Heise

1.4.1 Zur Entstehungsgeschichte

Die Wurzeln der transkulturellen Psychiatrie liegen in der Beschäftigung der mitteleuropäischen Psychiatrie mit psychischen Erkrankungen in fernen und „exotischen" Ländern. Hier fanden als erste van Brero und dann kurz darauf im Jahre 1904 auch Emil Kraepelin bekannte und unbekannte Ausprägungen der bei uns geläufigen „Geisteskrankheiten" in Indonesien. Mit ihren vergleichenden psychiatrischen Arbeiten waren sie die wissenschaftlichen Begründer dieser neuen Spezialisierung, die zeitgemäß noch völlig vom kolonialen Denken geprägt war.

Malinowski´s Studie „Mutterrechtliche Familie und Ödipuskomplex" widerlegte 1924 an Hand seiner Feldbeobachtungen bei den Trobriandern im Pazifik Freud´s Hypothese der allgemeinen Gültigkeit des Ödipuskonfliktes. Er wies auf die jeweils besonderen Familienkernkomplexe gemäß der sozialen Struktur des Stammes oder Volkes hin. Dabei blieb jedoch die Bedeutung, die Freud den frühen Kindheitsjahren beimaß, bestehen. Erik H. Erikson schloss hier 1957 mit seiner Untersuchung zu „Kindheit und Gesellschaft", betreffend den Vergleich mit den nordamerikanischen Indianerstämmen der Yurok und der Sioux, an.

Paul Parin, G. Parin-Matthèy und Fritz Morgenthaler untersuchten fremde Kulturen nach psychoanalytischen Kriterien. Georges Devereux hatte um 1950 dafür den Ausdruck „Ethnopsychiatrie" geschaffen und 1972 sein Buch „Ethnopsychoanalyse" veröffentlicht. Ausgehend von seinen völkerkundlichen Studien beschrieb er Stress als dann traumatisierend, wenn die betreffende Kultur dafür keine Abwehrmechanismen entwickelt hat. Somit sah er Kultur im analytischen Sinne als ein System von Abwehrmechanismen. Das führte ihn soweit, dass er Schamanen als psychisch krank bezeichnete. Die Tatsache, dass 1996 beim 1. Weltkongress des „World Council for Psychotherapy" in Wien asiatische Schamanen und afrikanische Medizinmänner als Lehrende eingeladen waren, zeigt dass diese Situation heute allgemein anders gesehen wird. Devereuxs Ziel war 1970 „die Einführung der Lehre und Praxis einer kulturell neutralen Psychotherapie". Diese sollte – obwohl in der Kultur des Autors unter den Prämissen derselbigen entstanden und durch die Systemimmanenz somit ein Widerspruch in sich selbst – nicht auf dem Inhalt einer besonderen Kultur beruhen, sondern der nach seiner Meinung „affektiv neutralen psychoanalytischen Therapie vergleichbar" sein.

Die neueren Ethnopsychoanalytiker wie Mario Erdheim und Evelyn Heinemann sehen dies differenzierter.

Die Aufgabe der transkulturellen Psychiatrie beschrieb Wittkower mit der „Identifizierung quantitativer und qualitativer Unterschiede beim Vergleich der

Geisteskrankheiten in den verschiedenen Kulturen, (der) Untersuchung der Gründe für die festgestellten Unterschiede und (der) Anwendung des so erworbenen Wissens für die Behandlung und Verhütung von Geisteskrankheiten." Er beschäftigte sich 1980 auch mit kulturellen und transkulturellen Aspekten der Psychotherapie und ihrer Verwendung in kulturfremder Umgebung in beide Richtungen.

1.4.2. Methodik

Jeanne Favret-Saada, wie Devereux ebenfalls Psychoanalytikerin und Ethnologin, setzte in ihrer Feldforschung epochemachende Maßstäbe, als sie es wagte, die „heiligen Kühe" der Ethnologie zu schlachten und an der Rede der Einheimischen zu partizipieren. Sie wich auch der Subjektivierung nicht aus, sondern benutzte sie sogar als Forschungsmittel. Damit fügte sie 1977 dem „etischen" Vorgehen, das mittels allgemein wissenschaftlicher Studien untersucht (outsider), und dem später entstandenen „emischen" Vorgehen, das die kulturellen Aspekte vom einheimischen Standpunkt aus zu verstehen versucht (insider) eine weitere, darüber in seiner Konsequenz noch hinausführende Methode hinzu. Es gelang ihr dadurch, dass sie selbst im Geschehen keine Außenseiterin blieb, zu Erkenntnissen zu gelangen, die sie dann in die Lage versetzten, diese von innen und außen dialektisch zu reflektieren. Diese Vorgehensweise war die Basis für z.B. Christian Scharfetter – nach langjährigen eigenen Erfahrungen mit Meditationen aus dem Theravada-Buddhismus und „veränderten Wachbewusstseinszuständen" (VWB) oder „außergewöhnlichen Bewusstseinszustände" (ABZ) –, um Psychopathologie und Psychophysiologie besser zu verstehen und voneinander abzugrenzen.

Auch der Autor dieses Beitrags vollzog die eigene Entwicklung in diesem Rahmen, der ihn nach einem Studium der traditionellen chinesischen Medizin (TCM) im China der 80er Jahre und einer Ausbildung in den auch psychotherapeutisch einsetzbaren qigong- und taiji quan-Übungen zum Einsatz dieser auch leiborientierten Therapien bei Patienten in Deutschland motivierte. Diese Erfahrungen wurden in „Chinas Medizin bei uns" (1996), welches auf die „psychiatrisch-psychotherapeutischen" Vorstellungen der TCM eingeht, sowie in einer 1999 erschienenen Arbeit (qigong in der VR China) vorgestellt (www.tradehinmed.de). Auch die moderne Migrationsforschung kann auf teilnehmende Erfahrung – als sprach- und kulturkompetenter Westler im Ausland oder umgekehrt als aktiver Migrant im Inland (z.B. Leyer, Riquelme, Salman) – nicht verzichten.

1.4.3 Migrationsforschung

Wolfgang Pfeiffer schrieb nach mehreren Jahren in Indonesien sein zuerst 1971 und in revidierter Form 1994 erschienenes Werk „Transkulturelle Psychiatrie" als eine phänomenologisch ausgerichtete Sammlung kulturgeprägter Ausdrucksformen zu den verschiedenen psychiatrischen Diagnosegruppen. Aufgrund seiner Erfahrungen in Vietnam betonte Erich Wulff bei seinen Untersuchungen zu Methodenfragen der vergleichenden Psychiatrie besonders die gesellschaftlichen Voraussetzungen für diese Methoden und damit dann auch ihre eigene Geschichtlichkeit und Subjektivität.

Alexander Boroffka, der von 1961–1973 mit Unterbrechungen in Nigeria als Nervenarzt tätig war, stellte 1973 zur ersten ethnomedizinischen Fachkonferenz in München seinen in Nigeria entstandenen Film „Management of Madness. Past and Present" vor. Dies trug mit dazu bei, dass die transkulturelle Psychiatrie ein wesentliches Arbeitsfeld der Arbeitsgemeinschaft Ethnomedizin (AGEM) (www.agem-ethnomedizin.de) wurde und im Untertitel der ethnomedizinischen Zeitschrift „curare" (gegründet 1978) ihren Platz fand. 1990 gründete er das „Referat Psychiatrie in der Dritten Welt" im Rahmen der „Deutschen Gesellschaft für Psychiatrie, Psychotherapie und Nervenheilkunde" (DGPPN). 1994 wurde es in „Referat transkulturelle Psychiatrie" umbenannt und die Beiträge eines Symposiums wurden 1997 von Klaus Hoffmann und Wielant Machleidt unter dem Titel „Psychiatrie im Kulturvergleich" veröffentlicht.

1.4.4 Die Situation im Ausland

In den USA, England, Holland etc. gibt es seit Jahren zahlreiche Veröffentlichungen zum „Transcultural Counseling" oder pragmatische Hilfen zur Dolmetscherarbeit auf diesem Gebiet. So wurde schon vor rund 25 Jahren von Paul B. Pedersen, Juris G. Draguns, Walter J. Lonner und Joseph E. Trimble in den USA das Werk „Counseling across Cultures" veröffentlicht, welches schon seine vierte, überarbeitete Auflage erlebte. Hier geht es nicht nur um die spezifischen ethnischen Gruppen in Nordamerika, sondern auch um internationale Studenten und Flüchtlinge, Geschlechterfragen, Ethik, kulturelle Empathie etc. 1989 erschien zu praktischen Aspekten der transkulturellen Therapeut-Patient-Beziehung „Transcultural Counselling in Action" von Patricia d´Ardenne und Aruna Mahtani. Im gleichen Jahr gab Colleen Ward den Sammelband „Altered States of Consciousness and Mental Health: a Cross-cultural Perspective" heraus. Das „Handbook of Multicultural Counseling" von Joseph G. Ponteretto u.a. beschäftigt sich mit theoretischen und praktischen Fragestellungen. Eine Reihe zum Multicultural Counseling beinhaltet Themen wie „Increasing Multicultural Understanding" von D. Locke, „Preventing Prejudice" von J. Ponteretto, „Improving Intercultural Interaction" von R. Brislin und T. Yoshida, „Assessing and Treating Culturally Diverse Clients" von F. Paniagua, „Overcoming Unintentional Racism in Counseling and Therapy" von Ch. Ridley und „Multicultural Counseling with Teenage Fathers" von M. Kiselica. C. Lago und J. Thompson schrieben das Buch „Race, Culture and Counseling" und Suman Fernando „Mental Health in a Multi-Ethnic Society". Die letzten beiden Bücher beschäftigen sich besonders auch mit Problemen des biologischen und kulturellen Rassismus sowie den verschiedenen, oft multiprofessionell besetzten ambulanten und stationären Institutionen zur Versorgung psychisch kranker Mitbürger anderer kultureller Zugehörigkeit.

Diese Buchauswahl sollte die breitgefächerte Vielfalt an englischsprachiger Literatur zu dieser Thematik darstellen. Dies ist durch die Tatsache, dass die USA ein multiethnisches Einwanderungsland sind und Großbritannien das Erbe seines Commonwealth zu verwalten hat, zu erklären, sollte aber von ähnlichen jetzt notwendigen Aufarbeitungen bei uns nicht abhalten. Aus der französischsprachigen Literatur fällt besonders Tobie Nathan mit seinen zahlreichen Veröffentlichungen wie „La folie des autres; Traité d´Ethnopsychiatrie clinique." (1986) und „L´influence qui guérit" (1994) ins Gewicht. Während ursprünglich sein ethnopsychoanalytischer Hintergrund mehr im Vordergrund stand, so veränderten sich seine therapeutischen Vorstellungen schließlich dahingehend, dass er zu der Meinung gelangte, dass Patienten auch mit den therapeutischen Mitteln ihrer jeweiligen Kultur geheilt werden sollten.

1.4.5 Neuere Entwicklung der Transkulturellen Psychotherapie und Psychiatrie in Deutschland

1990 erfolgte die Gründung des „Ethnomedizinischen Zentrums Hannover" (EMZ) durch Jürgen Collatz mit dem Soziologen Ramazan Salman als Geschäftsführer. Die zunehmende Notwendigkeit von muttersprachlicher Versorgung direkt oder über Dolmetscher-Service ließ weitere Einrichtungen entstehen, u.a. das „Bayerische Zentrum für Transkulturelle Medizin" durch Hegemann in München 1997. Politischerseits wird dieses Thema in Deutschland trotzdem noch völlig unterschätzt.

Weitere (teils ethnisch) spezialisierte Versorgungszentren, Ambulanzen, Schwerpunktpraxen und übergreifende Institutionen entstanden (s. Heise, 2000). Dazu gehören die meist Anfang der 90er Jahre gegründeten Behandlungszentren für Flüchtlinge und Folteropfer (Berlin 1992, München 1994), wobei Frankfurt mit seiner Gründung 1979 aufgrund des Äthiopien/Eritrea-Konfliktes eine Vorreiterposition hatte. Weitere Zentren wurden in Hamburg, Bremen, Düsseldorf etc. gegründet, wobei erstaunlicherweise nicht alle Ballungszentren (z.B. Hannover) diesbezüglich gleich gut versorgt sind. Parallel dazu entwickelten sich die Behandlungsmethoden, wobei jetzt mit EMDR (Eye Movement Desensitization and Reprocessing, ein von Francine Shapiro entwickeltes Verfahren) und imaginativen Verfahren (inclusive *qigong*-Übungen) neue erfolgversprechende Ansätze in der Trauma-Behandlung (Sack et al 2000) laufen.

Diagnostische und besonders therapeutische Hilfestellung für Ärzte aller Fachrichtungen, die ausländische Mitbürger behandeln und sich in diese trans- und kulturelle Problematik, die immer eine Rolle spielt, eindenken wollen bieten die Bücher von Möhring und Apsel (1995), Heise (1998, 2000), Haasen und Yagdiran (2000) sowie Hegemann und Salman (2001). Ganz besonders richten sie sich aber an Psychiater und Psychotherapeuten aller Richtungen. Besondere Fragestellungen werden bearbeitet in den Büchern zur transkulturellen Begutachtung von Collatz u.a. (1997, 1999), zur Suchtproblematik von Salman u.a. (1999), zu vergleichenden anthropologischen und evolutionären Modellen in der Schizophrenieforschung von Heinz (2002) und zu den Spätaussiedlern von Collatz und Heise (2002).

Dass durch die von Machleidt verfassten Kapitel zur transkulturellen Psychiatrie diese zum ersten Mal in zwei deutschen Lehrbüchern (Machleidt et al 1999; Möller et al 2000) vertreten ist, verdient besondere Erwähnung, ebenso wie weitere Beiträge in psychiatrischen Lehrbüchern (Assion 2004).

Die Transkulturelle Psychotherapie beinhaltet nach meiner Auffassung zwei Aspekte, die in der Vorsilbe „trans" zum Ausdruck kommen. Transzendiert werden soll einerseits der monokulturelle Aspekt der Erkrankung, was die Diagnose betrifft. Die psychische Erkrankung entstand im Aufeinandertreffen von mindestens zwei verschiedenen Kulturen, und dies muss in empathischer und reflektiert wertungsfreier, toleranter Haltung Berücksichtigung finden und nicht in einer affekt- und kulturneutralen Weise mit nur scheinbarer Objektivität, wie sie die klassische Psychoanalyse mit ihrer Abstinenzregel für sich in Anspruch nimmt, zum Ausdruck kommen.

Der zweite „Trans"-Aspekt betrifft die intrakulturelle Zusammenarbeit zwischen dem jeweils indigenen und dem westlichen Medizinsystem oder umgekehrt die interkulturelle Kooperation, wie z.B. in Form der Beeinflussung oder Ergänzung unseres westlichen Medizinsystems durch aus traditionellen Medizinsystemen abgeleitete Aspekte oder Methoden.

1.4.6 Aktuelle Fragestellungen

Im Rahmen der therapeutischen Arbeit mit Migranten haben sich mittlerweile mit der zunehmenden Erfahrung auch eine Vielzahl von detaillierteren Fragestellungen ergeben, von denen einige genannt werden sollen:

* wichtig ist die Selbstreflexion des Therapeuten, dessen Eltern selber aus einer anderen Kultur stammen, über seine Arbeit mit Migranten der gleichen oder anderer Herkunft (Tuna 1998; Bianchi-Schaeffer 1998a; Namyslowski 1998)
* die Wert- und Sinnfrage („Ehre") bezüglich der Bedeutung von Eigenverantwortung und Selbstverwirklichung in anderen Kulturen sowie die Angst vor Fremdenfeindlichkeit (Tuna 1998; Bianchi-Schaeffer 1998a)
* Kriseninterventnion mit z.B. unbegleiteteten minderjährigen Flüchtlingen nach den traumatisierenden Erfahrungen des Verlassens von Eltern und Ursprungskultur (Bianchi-Schaeffer 1998b; Heise 2000b; Perren-Klingler 1998)
* das Schaffen einer individuums- und kulturangepassten Therapie unter Zuhilfenahme eines bio-sozio-psycho-spirituellen Weltbildschemas (Scharfetter 1998; Heise 1998a)

- die Notwendigkeit einer ganzheitlichen Betrachtung mit Verständnis für das kulturelle „Anderssein" des Patienten zur Stärkung seines Selbstwertgefühls (Papakirillou-Papaterpou 1998)
- die transkulturelle Anwendung systemischer Einzel- und Familientherapie (mono- und bikulturell) mit Ressourcen- und Lösungsorientierung bei wertschätzender, engagierter Neutralität, verbunden mit respektvoller Neugier, dabei wird ergänzend zum routinemäßigen Einsetzen von Dolmetschern der Patient als Experte seiner jeweiligen Kultur befragt, was einen Paradigmenwechsel bedeutet (Oestereich 1998; Skutta 1998)
- die ärztliche Rolle gegenüber den (Ausländer-)Behörden muss definiert sein (Heise 1998b)
- die verschiedenen Dolmetschersituationen sollten fachgerecht gewichtet werden (Salman 1998; Heise 1998c)
- die Forderung nach einer transkulturellen Sensibilisierung und Ausbildung im medizinischen und psychotherapeutischen Bereich wird immer selbstverständlicher (Collatz 1998; Heise 2000a)
- die Verknüpfung der Therapie mit der Sinnfindung in der eigenen bzw. in der fremden Kultur ist zu überdenken (Peseschkian 1998)
- die traditionellen Vorstellungen und Praktiken einer jeden Kultur gilt es zu beachten (Assion 2004).

Bei all den genannten therapeutischen Aspekten geht es darum, dass der Mensch, wie jedes Wesen, mit seiner Umwelt in eine Beziehung tritt. Dies ist – wie bekannt – durch den jeweiligen kulturellen Hintergrund spezifisch geprägt und ausgestaltet. Das betrifft all seine Modi der Wahrnehmung und Empfindung, d.h. all seine Sinne, seien sie nach außen oder innen gerichtet. Bezüglich der Kultur bedeutet dies, dass all ihre Inhalte, von den grob materiellen kulturellen Relikten, den täglichen Gewohnheiten über die Sprache mit dem jeweils „Formulierbaren", „Ansprechbaren" und „Denkbaren" bis hin zu den spezifisch trainier- und konditionierbaren, sogenannten feinsensiblen, an parapsychologische Phänomene grenzenden Sinneswahrnehmungen und Fähigkeiten (besonders auffällig bei Yogis und Meistern des harten *qigong*) sowie den metaphysischen Erlebnissen, sagbaren und unsagbaren Vorstellungen und konstruierten Modellen, die alle mehr oder weniger „culture-bound" sind. Von außen betrachtet findet man sehr ähnliche „Kulturen", von der Teilhabe innerhalb einer „Familienkultur" bis hin zur „Volkskultur". Andererseits gibt es auch sehr große Varianzen beim Vergleich von bisher üblicherweise sehr weit auseinander lebenden Bewohnern verschiedener klimatischer Regionen (z.B. zentralanatolisches Landklima mit Steppe, afrikanischer Regenwald, deutsches großstädtisches bürokratisches Klima) oder sich geographisch näher befindlichen, aber dennoch so verschiedenen Menschen, wie den baskischen Separatisten und den dem spanischen Königshaus nahestehenden. Daneben gibt es vertikal Verbindendes, wie gleiche Generation, Geschlecht, Religion, Arbeitslosigkeit etc.

All dies muss und wird in dem Gesamtkontext der Therapie – bewusst oder unbewusst – Berücksichtigung finden. Aber es ist einfacher, wenn dies nicht ganz unbewusst und damit unkontrolliert passiert. Dass in der abendländischen Kultur im Rahmen der letzten 2000 Jahre das rationalisierende, verbalisierende und kognitive Element so stark überhand nahm, ist von der historischen Entwicklung her gesehen verständlich, muss aber nicht weiterhin in dieser Ausschließlichkeit akzeptiert werden (Kleinhenz 2003; Heise 2003).

Therapeutisch geht es besonders darum, das andere in sich zu entdecken, das bisher nicht oder zu wenig gesehen oder verstärkt wurde. Dafür muss über die Sinne ein Erstaunen ausgelöst werden, das ein Umdenken ermöglicht und damit neue Aspekte und Wirklichkeiten in den Blickwinkel rückt. Dies kann nicht nur auf verbalem Wege erfolgen. Die Maltherapie, das Katathyme Bilderleben, andere imaginative Verfahren, die Dramatherapie nach Moreno, die Musiktherapie, das Autogene Training nach J. H. Schultz, die Relaxationstherapie nach Jacobsen, die Konzentrative Bewegungstherapie und das *qigong*, um nur einige zu nennen, nutzen weitere Sinne, um diese „Sinneswandlung" zu erreichen. Durch diesen „Sinneswandel" kann es wieder zu einer „Sinngebung" und damit Heilung kommen, die sich im System des Menschen und seiner kulturell geprägten Beziehungen von den Mitmenschen bis zum gesamten Kosmos hin intrapersonal, interpersonal und transpersonal auswirken kann. Dabei ist der Therapeut der Katalysator eines Prozesses, der die Selbstheilungskräfte des Patienten vermittelt. Es ist eine interessante Frage, welche Auswirkungen dies auf seine persönliche und professionelle Entwicklung besonders auch hinsichtlich seiner heimatlichen bzw. eigenen Kulturbezogenheit hat, wenn er sich ständig mit Patienten und ihren fremden Kulturen identifizieren und sich dann professionell davon distanzieren muss, um wieder Katalysator sein zu können.

Viele psychotherapeutische Verfahren anderer Traditionen und Kulturen haben hier Erfahrungen, die langsam wieder ins Blickfeld des Interesses geraten. Diese probieren seit Jahrtausenden ihre „leibhaftig" gemachten Erfahrungen in einer energie-bezogenen Sprache und Erklärungsweise (nicht misszuverstehen als rein symbolische Interpretation) darzustellen. Das heißt, Verfahren, die nach dem Selbstverständnis anderer Kulturen die Psyche beeinflussen, bekommen in einer zunehmend globalisierten und multikulturellen Gesellschaft immer mehr Gewicht. Die Frage ist nur, ob wir die Beschäftigung damit in unsere Ausbildung einbeziehen und somit Steuerungsmöglichkeiten an die Hand bekommen und damit Hilfe anbieten können oder nicht. Dass diese Hilfe immer wieder nötig ist, zeigen die in China bekannten psychotischen Dekompensationen beim Einsatz mancher Formen von *qigong*-Übungen in nicht indizierten Fällen. Auch bei den verbreiteten Meditationen, wie sie z.B. aus dem indischen Kulturkreis oder der Ostkirche zu uns gelangen, gibt es Gefahren. Scharfetter (1991) machte wiederholt darauf aufmerksam.

In einer Gesellschaft, in der immer mehr Bürger sich in ihrer Religiosität und Spiritualität nicht durch die christlichen Kirchen eingeengt erleben wollen, suchen die Menschen nach den Absagen an den Atheismus (man denke z.B. an die katholische Kirche Polens, an das Wiedererstarken der orthodoxen Kirche Russlands, an das Beharren auf den Lamaismus trotz Folter und Unterdrückung in Tibet und seinen abgeschnittenen Provinzteilen) und den verordneten Kollektivismus nach anderen Wegen, die auch den bisherigen Kapitalismus amerikanischer Prägung weltweit in Frage stellen. Daher sind auch solche Aspekte berücksichtigenswert.

1.4.7 Ausblick

Die Zukunft der Psychotherapie wird also voraussichtlich durch kulturelle Wechselwirkungen geprägt werden, die nicht nur die diagnostischen Kriterien und allgemeinen Lebenseinstellungen betreffen, sondern auch die Erwartungen an die Psychotherapie. So zeigt sich z.B. bei Gesprächen in China, dass dort zwar langsam zunehmend westliche Psychotherapieverfahren bekannt werden und angewendet werden können, aber viele Chinesen dabei betonen, dass sie daraus ihren eigenen chinesischen psychotherapeutischen Weg formen wollen. Dies beschrieben Cheng u.a. (1993) in Hongkong, was auch in der VR China gilt (Zhao Xudong 2002), und wohl auch in anderen Regionen wie Russland (Peseschkian 2002; Collatz u. Heise 2002). Madu et al (1996) sowie Peltzer (1994) stellten dies für Afrika dar, und auch der allgemeinere Sammelband „Ethnotherapien –Therapeutische Konzepte im Kulturvergleich" von Gottschalk-Batschkus und Rätsch (1998) gibt davon Zeugnis. Andererseits ist in vielen Ländern nicht nur der Umgang mit den verschiedenen Arten von Migranten von Bedeutung, sondern der Umgang mit den innerstaatlichen Minderheiten von entscheidender Wichtigkeit. Dies zeigt sich besonders dann, wenn die Regierung ganz überwiegend von der kulturellen Mehrheit oder in ihrem Sinne assimilierten Minoritäten gebildet wird. So wie in der Zukunft die einen Länder an der Behandlung ihrer Migranten beurteilt werden, so werden sich andere Staaten an ihrem Umgang mit den eigenen Minderheiten messen lassen müssen. Eine ausreichende Kenntnis und klare Definition der eigenen Kultur im Sinne einer gesunden Identifikation ist hierfür wichtig. Dies beinhaltet eine ehrliche Beurteilung und Stellungnahme zu historischen Vorgängen in der eigenen Kultur. Das Eingeständnis von Fehlern aus der Vergangenheit hat in der individuellen Psychotherapie noch nie geschadet – weshalb sollte es dies auf nationaler kulturhistorischer Ebene tun? Es wäre die Voraussetzung, um danach weder in oberflächlichen Aktionismus noch in endlose Selbstkasteiung zu verfallen, sondern in ein reiferes Miteinander in gegenseitiger Akzeptanz der kulturellen Andersartigkeit ohne eine kolonialistische oder imperialistische Attitüde oder gar Dominanz. Fast alle der wenigen Großflächenstaaten haben damit ebenso ernste Probleme wie mit ihrem Umweltbewusstsein.

Indirekt besteht hier ein klarer Zusammenhang. Die meisten der kleineren Kulturen bemühen sich in altem oder modernen Gewand um einen Erhalt ihrer Traditionen, die wiederum in engerer Naturverbundenheit und -verständnis stehen. Häufig bewohnen sie Landschaften, die mit zunehmender Rohstoffsuche der regierenden Kulturen, als leichte Beute erscheinen: also materielle Bereicherung, statt multikulturelle Bereicherung. Das Versprechen der modernen Wirtschaft, Wachstum, Wohlstand und definierten Fortschritt zu garantieren, verbietet eine Rücksichtnahme auf die kulturellen Minderheiten, die dem mit ihrem Natur- und Lebensverständnis entgegenstehen – vorausgesetzt man folgt dieser einseitigen Interpretation von Fortschritt und Lebensglück im „Hier und Jetzt" ohne Berücksichtigung langfristiger seelischer und körperlicher Gesundheit oder gar weiterer Folgegenerationen. Diese Fronten, die sich hier im großen in Australien, Brasilien, China, Kanada, Russland, USA etc. zeigen, betreffen auf übertragener Ebene und wesentlich subtiler auch die Konfrontationen in der Migranten-Diskussion vieler Länder. Nicht nur, dass hier quasi durch die Hintertür Probleme Eingang finden, die aus den Herkunftsländern der Migranten stammen und so eigene und allgemeine internationale Stellungnahmen nötig werden lassen. Es zeigen sich jedoch außerdem noch Probleme und Fragestellungen, die erst durch den kulturellen Kontrast deutlich werden. Jeder der einige Zeit im Ausland lebte und dort mit einer fremden Sprache und Kultur ernsthaft klar kommen musste, hat die dabei auftretende veränderte Wahrnehmung der eigenen Kultur spätestens nach seiner Rückkehr in heimische Gefilde erfahren. Existierende Probleme werden durch die Migranten vielleicht eher sichtbar, als dies sonst der Fall gewesen wäre und jeder kann sich überlegen, ob er darüber böse ist oder es begrüßt, Probleme der Gegenwart frühzeitiger angehen zu können.

Zusammenfassend könnte man sagen: Es finden sich in Mitteleuropa immer mehr multikulturell bedingte Probleme, für die lokale und globale politische als auch fachliche Lösungen gefunden werden müssen.

Ausgehend von einem bio-sozio-psycho-spirituellen Menschenbild, finden sich für die „transkulturelle Psychiatrie und Psychotherapie" vor allem zwei große Aufgabenbereiche.

Dies betrifft einerseits die adäquate, d.h. menschen- und somit auch kulturgerechte Versorgung von psychisch erkrankten Migranten und ihren Angehörigen mit einer notwendigen und trainierbaren Sensibilisierung der Therapeuten in diesen Bereichen – bei Bedarf unter Einsatz von Dolmetschern.

Andererseits bietet sich das riesige Gebiet der transkulturell vergleichenden Therapieforschung an, um unter Vernachlässigung von Eurozentrismus und Schulenstreit nach den besten Lösungsmöglichkeiten für die Probleme unserer Patienten zu suchen. Die notwendige Erforschung vom Selbstverständnis psychischer Erkrankungen in anderen Kulturen ergibt sich daraus zwangsläufig.

Literatur

Apsel R, Baumgart M et al. (1990) Ethnopsychoanalyse, Bd 1–4. Brandes & Apsel, Frankfurt /M

Assion HJ (2004) Psychisch kranke Migranten. In: Rössler W (Hrsg) Psychiatrische Rehabilitation. Springer, Berlin New York

Assion HJ (2004) Traditionelle Heilpraktiken türkischer Migranten. VWB Berlin

van Brero PCJ (1894) Jets over Latah, Gemeesk. T. Ned.- Ind. 34: 602–616

Bianchi-Schaeffer M (1998) Erinnerung: Ein Ariadnefaden aus dem Labyrinth. Zur Auseinandersetzung ausländischer Therapeutinnen mit Fremdenfeindlichkeit und der eigenen Nationalität. In: Heise T (Hrsg) Transkulturelle Psychotherapie. VWB, Berlin, S 57–65

Bianchi-Schaeffer M (1998) „In Deutschland bin ich Türke, in der Türkei bin ich Kurde". Krisenintervention mit kurdischen Jugendlichen. In: Heise T (Hrsg) Transkulturelle Psychotherapie. VWB, Berlin, S 67–76

Cheng LY, Cheung F, Chen CN (Hrsg) Psychotherapy for the Chinese. Dep Psychiat, Chinese University of Hongkong, 1993

Collatz J (1996) Die Welt im Umbruch. Zu Lebenssituation, Gesundheitszustand und Krankheitsversorgung von Migrantinnen und Migranten in Deutschland. Pro Familia 22,1: 2–6

Collatz J, Koch E, Salman R, Machleidt W (1997) Transkulturelle Begutachtung. Qualitätssicherung sozialgerichtlicher und sozialmedizinischer Begutachtung für Arbeitsmigranten in Deutschland. VWB, Berlin

Collatz J (1998) Transkulturelle Herausforderungen und Ansätze zu strukturellen Lösungen psychotherapeutischer Versorgung in einer globalen Weltkultur. In: Heise T (Hrsg) Transkulturelle Psychotherapie. VWB, Berlin, S 19–36

Collatz J, Hackhausen W, Salman R (1999) Begutachtung im interkulturellen Feld. VWB, Berlin

Collatz J, Heise T (2002) Psychosoziale Betreuung und psychiatrische Behandlung von Spätaussiedlern. VWB, Berlin

Devereux G (1978) Ethnopsychoanalyse. Die komplementaristische Methode in den Wissenschaften vom Menschen. Suhrkamp, Frankfurt/M

Devereux G (1982) Normal und anormal. Aufsätze zur allgemeinen Ethnopsychiatrie. Suhrkamp, Frankfurt/M

Erikson EH (1957) Kindheit und Gesellschaft. Pan, Zürich Stuttgart

Favret-Saada J (1979) Die Wörter, der Zauber, der Tod. Der Hexenglaube im Hainland von Westfrankreich. Suhrkamp, Frankfurt/M

Gottschalk-Batschkus C, Rätsch C (1998) Ethnotherapien – Therapeutische Konzepte im Kulturvergleich. VWB, Berlin

Hegemann T, Salman R (2001) Transkulturelle Psychiatrie. Konzepte für die Arbeit mit Menschen aus anderen Kulturen. Psychiatrie-Verlag, Bonn

Heinz A (2002) Anthropologische und evolutionäre Modelle in der Schizophrenieforschung. VWB, Berlin

Heise T (1996) Chinas Medizin bei uns. Einführendes Lehrbuch zur traditionellen chinesischen Medizin. VWB, Berlin

Heise T (1998) Transkulturelle Psychotherapie. Hilfen im ärztlichen und therapeutischen Umgang mit ausländischen Mitbürgern. VWB, Berlin

Heise T (1998a) Besessenheitswahn einer koreanischen Patientin: Hintergründe, Therapie und Folgerungen für ein transkulturelles-transpersonales Weltbild. In: Heise T (Hrsg) Transkulturelle Psychotherapie. VWB, Berlin, S 113–120

Heise T (1998b) Pathogenetische und therapeutische Unterschiede bei zwei kurdischen Asylanten mit akuter depressiver Dekompensation. In: Heise T (Hrsg) Transkulturelle Psychotherapie. VWB, Berlin, S 169–176

Heise T (1998c) Katathymes Bilderleben als Wendepunkt in der Therapie einer russischen Migrantin mit chronifizierender reaktiver Depression. In: Heise T (Hrsg) Transkulturelle Psychotherapie. VWB, Berlin, S 177–194

Heise T (1999) Qigong in der VR China: Entwicklung, Theorie und Praxis. VWB, Berlin

Heise T (2000): Transkulturelle Beratung, Psychotherapie und Psychiatrie in Deutschland. VWB, Berlin

Heise T (2000a) Spezialisierung und Globalisierung – gegenläufige Trends im therapeutischen Aktionsfeld? In: Heise T (Hrsg) Transkulturelle Beratung, Psychotherapie und Psychiatrie in Deutschland. VWB, Berlin

Heise T (2000b) Multidimensionales institutionelles Management psychischer Probleme unbegleiteter minderjähriger Flüchtlinge. In: Heise T (Hrsg) Transkulturelle Beratung, Psychotherapie und Psychiatrie in Deutschland. VWB, Berlin

Heise T (2002) Transcultural Psychotherapy. In: Hersen M, Sledge WH (Hrsg) Encyclopedia of Psychotherapy. Acad Press, New York 2: 841–850

Heise T (2003) Qigong – Studie zur komplementären körper- und psychotherapeutischen Behandlung Psychosekranker. In: Machleidt W, Garlipp P, Haltenhof H (Hrsg) Schizophrenie. Schattauer, Stuttgart

Hoffmann K, Machleidt W (1997) Psychiatrie im Kulturvergleich. VWB, Berlin

Kentenich H, Reeg P, Wehkamp K (1990) Zwischen zwei Kulturen: Was macht Ausländer krank? Mabuse, Frankfurt/M

Kleinhenz J (2003) Chinesische Diätetik. VWB, Berlin

Koch E, Özek M, Pfeiffer W (1994) Psychologie und Pathologie der Migration. Deutschtürkische Perspektiven. Lambertus, Freiburg

Kraepelin E: Psychiatrisches aus Java. Cbl Nervenheilk Psychiat 27: 468–9

Leyer EM (1991) Migration, Kulturkonflikt und Krankheit. Westdeutscher Verlag, Opladen

Madu SN, Baguma PK, Fritz A (1996) Psychotherapy in Africa. First Investigations. World Council for Psychotherapy, Wien

Malinowski B (1924) Die mutterrechtliche Familie und der Ödipus-Komplex. In: Imago Bd. 10

Mead M (1959) Geschlecht und Temperament in primitiven Gesellschaften. Rowohlt, Hamburg

Möhring P, Apsel R (1995) Interkulturelle psychoanalytische Therapie. Brandes & Apsel, Frankfurt/M

Namyslowski J (1998) Problematik der muttersprachlichen Psychotherapie bei den aus Polen stammenden Patienten in stationärem (Reha-Klinik für Alkohol- und Medikamentenabhängige) und ambulantem Setting (eigene psychotherapeutische Praxis) aus 10-jähriger Perspektive. In: Heise T (Hrsg) Transkulturelle Psychotherapie. VWB, Berlin, S 95–103

Nestmann F, Niepel T (1993) Beratung von Migranten. Neue Wege der psychosozialen Versorgung. VWB, Berlin

Oestereich C (1990) Systemische Therapie an den Grenzen unterschiedlicher kultureller Wirklichkeiten. In: Heise T (Hrsg) Transkulturelle Psychotherapie. VWB, Berlin, S 143–158

Ostermann B (1990) „Wer versteht mich?" Der Krankheitsbegriff zwischen Volksmedizin und High Tech. Zur Benachteiligung von AusländerInnen in deutschen Arztpraxen. Verlag für Interkulturelle Kommunikation, Frankfurt/M

Papakirillou-Papaterpou H (1998) Transkulturelle Verhaltenstherapie: Chancen und Grenzen. In: Heise T (Hrsg) Transkulturelle Psychotherapie. VWB, Berlin, S 121–126

Peltzer K (1994) Psychology and Health in African Cultures: Examples of Ethnopsychotherapeutic Practice. Habilitationsschrift, Klagenfurt

Perren-Klingler G (1998) Integration traumatischer Erfahrungen im kulturellen Kontext. In: Heise T (Hrsg) Transkulturelle Psychotherapie. VWB, Berlin, S 77–93

Peseschkian H (2002) Die russische Seele im Spiegel der Psychotherapie. VWB, Berlin

Peseschkian N (1998) Die Notwendigkeit eines transkulturellen Austausches. Dargestellt am transkulturellen Aspekt der positiven Psychotherapie. In: Heise T (Hrsg) Transkulturelle Psychotherapie. VWB, Berlin, S 195–210

Pfeiffer WM, Schoene W (1980) Psychopathologie im Kulturvergleich. Enke, Stuttgart

Pfeiffer WM (1994) Transkulturelle Psychiatrie. Thieme, Stuttgart New York

Riquelme H (1992) Andere Wirklichkeiten – andere Zugänge. Vervuert, Frankfurt

Sack M, Lempa W, Lamprecht F (2001) Metaanalyse der Studien zur EMDR-Behandlung von Patienten mit posttraumatischen Belastungsstörungen. Psychother Psychosom Med Psychol 51: 350–355

Salman R (1998) Plädoyer für die Einrichtung von Dolmetscherdiensten im Sozial- und Gesundheitswesen. In: Heise T (Hrsg) Transkulturelle Psychotherapie. VWB, Berlin, S 37–48

Salman R, Tuna S, Lessing A (1999) Handbuch interkulturelle Suchthilfe. Psychosozial, Gießen

Scharfetter C, Dittrich A (1987) Ethnopsychotherapie. Enke, Stuttgart

Scharfetter C (1991) Der spirituelle Weg und seine Gefahren. Enke, Stuttgart

Scharfetter C (1998) Die schizophrene Ich-Störung in kulturell variabler Gestalt – und die therapeutische Antwort. In: Heise T (Hrsg) Transkulturelle Psychotherapie. VWB, Berlin, S 105-111

Skutta S (1998) Systemische Ansätze in der psychotherapeutischen Arbeit mit türkischen Migrantinnen. In: Heise T (Hrsg) Transkulturelle Psychotherapie. VWB, Berlin, S 159–167

Thom A, Wulff E (1990) Psychiatrie im Wandel. Psychiatrie-Verlag, Bonn

Tuna S (1998) Psychotherapie im interkulturellen Kontext. Beziehungsaufbau und Störung in der Psychotherapie mit Migranten gleicher kultureller Herkunft. In: Heise T (Hrsg) Transkulturelle Psychotherapie. VWB, Berlin, S 49–56

Verwey M (2001) Trauma und Ressourcen. VWB, Berlin

Wittkower ED (1978) Probleme, Aufgaben und Ergebnisse der transkulturellen Psychiatrie. In: Wulff E (Hrsg) Ethnopsychiatrie. Seelische Krankheit – ein Spiegel der Kultur. Akademische Verlagsanstalt, Wiesbaden

Wittkower ED, Warnes H (1980) Kulturelle Aspekte der Psychotherapie. In: Pfeiffer WM, Schoene W (Hrsg) Psychopathologie im Kulturvergleich. Enke, Stuttgart

Wulff E (1978) Ethnopsychiatrie. Seelische Krankheit – ein Spiegel der Kultur. Akademische Verlagsanstalt, Wiesbaden

Wulff E (1990) Was trägt die Ethnopsychiatrie zum Verständnis psychischer Erkrankungen bei? In: Thom A, Wulff E (Hrsg) Psychiatrie im Wandel. Psychiatrie-Verlag, Bonn

Zhao X (2002) Die Einführung systemischer Familientherapie in China als ein kulturelles Projekt. VWB, Berlin

2 Migration und Integration

2.1 Integration der Muslime in Deutschland

Ayyub Axel Köhler

2.1.1 Muslime in Deutschland

Lange Zeit unbemerkt ist Deutschland zu einem Einwanderungsland geworden. Abgesehen von den muslimischen Flüchtlingen, die nach dem Krieg in Deutschland Zuflucht gefunden hatten, waren es vor allen Dingen Studenten aus dem Iran und den arabischen Ländern, die seit Ende der 50er Jahre zunächst zum Studium nach Deutschland kamen. Von ihnen sind viele in Deutschland geblieben. Die Mehrzahl der muslimischen Intellektuellen entstammt dieser Zeit. Seit den 60er Jahren wurden Arbeitskräfte in der Türkei angeworben, von denen man annahm, dass sie nach ein paar Jahren wieder nach Hause in ihre Heimatländer zurückkehren würden. Irgendwann realisierte man dann, dass sie nicht nur Arbeitskräfte sondern auch Menschen mit anderen Sitten und Bedürfnissen sind. Den weitaus größten Anteil der Muslime stellen die Türken. Und sie sind in der Mehrzahl Muslime. In Deutschland leben mehr als 3 Millionen Muslime. Das ist über das Bundesgebiet verteilt also wenig. In den Ballungsgebieten sieht das anders aus. In Köln beträgt der Anteil der Muslime schon 10 Prozent an der Wohnbevölkerung. In den industriellen Ballungsgebieten gibt es Schulen, an denen über die Hälfte der Schüler Ausländer sind, von denen wieder die Muslime den größten Anteil stellen. Diese Muslime leben unterdessen schon in der zweiten und dritten Generation in Deutschland. Fakt ist: Die Muslime sind in Deutschland ansässig geworden. Der Islam ist nach der katholischen und evangelischen die drittgrößte Religionsgemeinschaft in Deutschland.

2.1.2 Muslimisches Verbandswesen

Im Laufe der Zeit haben sich aus Bürgerinitiativen von Muslimen kleine Gemeinden gebildet, die in Hinterhöfen und ehemaligen Werkhallen kleine Gebetsräumlichkeiten, die sog. Hinterhofmoscheen eingerichtet haben. Die kleinen Gemeinden haben sich dann zu größeren und sogar Dachverbänden zusammengeschlossen, die in den 80er Jahren im Islamischen Arbeitskreis vereinigt waren. Als erste verließ 1993 die Milli Görüş die Einheit der Muslime, um den Islamrat wieder zu beleben. Dann trennte sich auch die DITIB vom Arbeitskreis, so dass es heute drei große Dachverbände gibt: die türkisch-staatliche DITIB, deren Vorsitzender immer ein türkischer Diplomat ist, der Islamrat und der aus dem Arbeitskreis der Muslime hervorgegangene multiethnische Zentralrat der Muslime in Deutschland (ZMD).

So zersplittert die islamische Landschaft auch aussehen mag, so sind sie sich
doch in ihrem für sie verbindlichen Minimalkonsens einig – das sind ihre sechs
gemeinsamen Glaubensgrundsätze als "intimer Glaubensbereich" und die fünf
Säulen des Islam als "tätiges Bekenntnis".

2.1.3 Muslimische Ansprechpartner

Das immer wieder und insbesondere von Staat und Verwaltung gegen die Muslime vorgebrachte Argument, es gäbe ja unter den Muslimen keinen Ansprechpartner (Legitimationsargument), sehen die islamischen Verbände unterdessen als
Scheinargument an: Zwar gibt es im Islam keine Taufe, keine Verpflichtung zum
Beitritt in einen religiösen Verein und es gibt kein Lehramt – die Muslime können
daher keine Kirche bilden – aber die seit Jahren eingeführten und eingespielten islamischen Dachverbände, die sich seit mehr als 40 Jahren aus den quasi als Bürgerinitiativen gegründeten Moscheevereinen entwickelt haben, sind, solange den
Muslimen nur das Vereinsrecht als rechtlich eindeutige Organisationsform dienen
kann, ausreichend als Ansprechpartner für Staat und Gesellschaft – wenn da nicht
für die Muslime eine nicht zu überwindende Hürde errichtet wäre: der Vorwurf,
dass der Islam ja keine Religionsgemeinschaft (nach der Definition des deutschen
Staatskirchenrechts) ist. Die Hoffnung, dass sich ein einziger Ansprechpartner
herausbilden wird, teile ich nicht. Es wird meiner Lebenserfahrung nach immer
mehrere islamische Dachverbände geben und der Islam und die Muslime lassen
sich nicht in das Prokrustesbett des deutschen Staatskirchenrechts pressen.

2.1.4 Integrationspolitik und Integrationsklima

Bei dem Thema „Integration der Muslime" sollte beachtet werden, dass der Islam
nicht nur im engen Sinne eine Religion ist, sondern auch eine Lebensweise. Es
kann daher die These aufgestellt werden:
*„Ohne Würdigung der Religion, der religiösen Gefühle und Bedürfnisse der
Muslime gibt es keine gelungene, nachhaltige Integration!"*
Alle Bemühungen, die Muslime zu integrieren, wird oberflächlich bleiben,
wenn sie nur auf den bürokratischen Akt der Einbürgerung oder auf schlichte
Sprachförderung setzt. Die Integration bleibt so auf halbem Wege stecken, weil
Konflikte unter der Oberfläche bleiben. Es bildet sich schlimmstenfalls eine Paral-
lelgesellschaft. Vertrauen und Loyalität, auf die jede Nation angewiesen ist, kann
in Deutschland von beiden Seiten nicht mehr erwartet werden.
Es muss doch erstaunen, dass in der deutschen Integrationspolitik bisher die
Religionen kaum berücksichtigt worden sind. Sie waren irgendwie Nebensache,
weshalb die Integration der Muslime und des Islam in Deutschland zu einem weitreichenden Problemfeld geworden ist. Länder, wie beispielsweise Österreich, die
Niederlande, Großbritannien und Frankreich tun sich da wesentlich leichter, weil

sie auf ihre historischen Erfahrungen zurückgreifen können. Beispielsweise war in der Donaumonarchie das islamische (hanafitische) Familienrecht in das österreichische Recht inkorporiert.

In Deutschland aber tun sich Staat, Justiz, Politiker, Verwaltung und im Allgemeinen die Mehrheitsgesellschaft außerordentlich schwer, mit den Muslimen umzugehen. Es hat den Anschein, als ob eher Emotionen das Denken und Handeln bestimmen. Kulturelle Einwände, verkümmertes Gefühl für das Religiöse und die Spiritualität, das Unverständnis für eine starke Glaubensbindung, mangelnde Vorbildung, was den Islam und die Muslime bei den Verantwortlichen in Staat und Gesellschaft anbetrifft, vielleicht auch die Hoffnung, die Muslime assimilieren oder reformieren zu können und diffuse Überfremdungsängste scheinen eher das politische und gesellschaftliche Handeln zu bestimmen als Pragmatismus.

In Bund und Ländern gibt es meiner Kenntnis nach weder ein Konzept noch eine Strategie für die Integration des Islam und der Muslime in Deutschland, woran sich der Staat, die Politik, die Mehrheitsgesellschaft und die Muslime orientieren könnten.

Eine schwere Belastung für die Integration des Islam und der Muslime ist die Anmaßung eines Definitionsmonopols durch den Staat bzw. seine Administration, aber auch durch andere gesellschaftliche Gruppen – nämlich für die Muslime definieren zu wollen, was sie glauben oder gar zu glauben haben. So wird beispielsweise entschieden, was das Tragen eines Kopftuchs bedeutet, was und wer ein Fundamentalist ist, ob der Koran dem deutschen Tierschutzgesetz entspricht und das Schlachten ohne Betäubung zwingend vorschreibt oder entscheiden über die Glaubwürdigkeit einer Glaubensüberzeugung (Gewissensprüfung). Augenscheinlich interessiert niemanden, was die Muslime selbst glauben und wie sie sich definieren.

Politiker, die eine restriktive Islampolitik verfolgen, können sich der Sympathie weiter Bevölkerungskreise sicher sein. Jüngste Untersuchungen von Wissenschaftlern in Verbindung mit dem Institut für interdisziplinäre Konflikt- und Gewaltforschung an der Universität Bielefeld dokumentieren eine allgemeine Fremdenfeindlichkeit und Islamphobie in der deutschen Mehrheitsgesellschaft. Über siebzig Prozent der Deutschen sind demnach der Ansicht, dass es den Muslimen nicht erlaubt sein sollte, ihre Religion frei auszuüben.

2.1.5 Befindlichkeiten

Von dem Respekt vor einer Glaubensüberzeugung, einer religiös bestimmten Lebensweise und der Religion eines anderen, bekommen die Muslime kaum etwas zu spüren. Die Verantwortlichen sind nicht wirklich gewahr, in welchem Maße ihre Entscheidungen das persönliche Schicksal der Menschen beeinflussen. Unverzeihlich ist, wenn muslimischen Mädchen und Frauen, wegen ihrer Bekleidung (z.B. Kopftuch) Bildungschancen blockiert und von Berufen ausgeschlossen werden. Diskriminierungen von insbesondere Muslimas sind so häufig, dass sich der ZMD dazu durchgerungen hat, sich bei der Entwicklung eines Antidiskrimininierungsgesetzes sogar für das Verbandsklagerecht einzusetzen. Es sieht im Augenblick aber so aus, dass nicht einmal die Religion als Diskriminierungsgrund in das Gesetz Aufnahme finden wird.

Die Muslime erleben in entscheidenden Situationen nur allzu oft das Gegenteil von Integrationsbereitschaft. Ist es da verwunderlich, dass viele Muslime durch den sich schon über Jahrzehnte hinziehenden Kampf um beispielsweise die Einführung eines regulären islamischen Religionsunterrichts und das Ringen um die Erlaubnis zum islamischen Schlachten (Schächten), die kleinlichen Debatten, Ächtungen in der Gesellschaft und faktische Berufsverbote wegen des Kopftuchs frustriert sind. Und man versetze sich in das Lebensgefühl von Menschen, die Fleisch mit Appetit und ohne Gewissensängste nicht genießen können, weil das Fleisch nicht nach den Glaubensüberzeugungen ihrer Religion halal (bei den Juden heißt das koscher) ist. Möchten sich die Muslime unter diesen diskriminierenden Umständen in Deutschland beerdigen lassen? Selbst wenn sie es wollten, stehen diesem Wunsch so viele Widrigkeiten im Wege (keine islamischen Friedhöfe, die Sarg-Beerdigung, Störung der Totenruhe). Die Gebetsstätten der Muslime sind in Hinterhöfen zu finden. Mit ihren Moscheebauten werden sie in Industriegebiete an den Rand der Städte abgedrängt. Anhand dieser Beispiele ist es leicht, sich in die Befindlichkeit der Muslime in Deutschland hineinzuversetzen. Die Verteidigung einer deutschen Leitkultur (was immer man darunter versteht), in der der Islam und die Muslime keinen Platz haben, muss den Eindruck verfestigen, dass sie nicht willkommen sind und als Muslime nicht dazu gehören sollen? Was geht in Menschen vor, die in ihrem Wesen und ihren Überzeugungen abgelehnt werden? Und nun stehen sie seit dem 11. September 2001 auch noch unter dem Generalverdacht, eine Gefahr für die Gesellschaft zu sein. Das Integrationsklima ist also für die Muslime außerordentlich schlecht.

2.1.6 Auswege

Es gilt nun, unter den Bürgern, durch den Staat, die Politik, in Schulen, Kirchen und Bildungseinrichtungen das Klima für die Integration der Muslime in der deutschen Gesellschaft zu verbessern und die Idee vom „Respekt vor der Glaubensüberzeugung des Anderen" in der Praxis einzuüben und politisch sowie gesellschaftlich wirksam zu machen, um das gegenseitige Vertrauensverhältnis zu verbessern. Mittel- und langfristig ist das eine Bildungsaufgabe und gleichermaßen eine Herausforderung für den Staat und die Politiker und die anderen gesellschaftlichen Gruppen unseres Landes. Beispielsweise könnten *Schulen und andere Bildungseinrichtungen als Orte dialogischer Toleranzerziehung* dienen, wenn diese Aufgabe denn auch zielgerichtet angepackt würde. Denn derzeit stehen den Kindern nur allzu oft dem Erlernen der Theorie der Ethik und der Toleranz, Gerechtigkeit oder Menschenrechte im Schulunterricht ganz andere Erfahrungen in der Lebenswirklichkeit gegenüber. Besonders im Schulalltag erleben die Anhänger der verschiedenen Religionen eine andere Wirklichkeit kennen – von der politischen und gesellschaftlichen Realität einmal ganz abgesehen, die schnell das theoretisch Gelernte relativiert und die Schule unglaubwürdig macht. Die Frage ist, ob die Schule selbst nicht auch die multikulturellen bzw. religiösen Lehr- und Lebensinhalte konterkariert. Insbesondere muslimische Kinder und Eltern können da ein Lied singen. Der Dialog nützt im schulischen Unterricht nichts, wenn auch im Schulalltag der Respekt vor der Lebensweise und der Glaubensüberzeugung des Anderen nicht eingeübt wird. Islam und die Muslime müssen in unserem Lande als Normalität bewusst gemacht werden.

Und es gehört ein regulärer islamischer Religionsunterricht unter staatlicher Aufsicht, in deutscher Sprache und von in Deutschland ausgebildeten Lehrern in die öffentlichen Schulen. Er muss Werteerziehung ermöglichen und es müssen zum Dialog befähigte Muslime herangebildet werden. Es geht um die Ausbildung von mündigen Persönlichkeiten, die nicht dem Fanatismus verfallen und politischen Demagogen widerstehen können.

Im Folgenden sollen weitere zu lösende Integrationsaufgaben nur noch aufgezählt werden. Dazu gehören: die Einrichtung islamischer Lehrstühle an deutschen Hochschulen; der Moscheebau auch in Innenstädten, Ermöglichung islamischer Begräbnisse und Begräbnisstätten; Verhinderung von Ächtung und Diskriminierungen von Muslimas; Berücksichtigung islamischer Feiertage; die Ausnahmegenehmigung für das islamische Schlachten (Schächten); Zugang zu den Muslimen in Gefängnissen (Gefangenenbetreuung) und den muslimischen Soldaten bei der Bundeswehr und die Berücksichtigung der Muslime bei der Besetzung von Aufsichtsgremien (beispielsweise im Rundfunkrat) und kommunalpolitische Anstrengungen.

Als eine der wichtigsten Aufgaben gilt die Integration der Muslime und des Islam in die deutsche Staatsordnung, die bis heute nur im Rahmen des deutschen Staatskirchenrechts möglich ist. Das historisch gewachsene deutsche Staatskirchenrecht wird aber der Behandlung nichtchristlicher bzw. nichtkirchlicher Religionsgemeinschaften nicht gerecht. So kennt der Islam kein Lehramt und keine Kirchenstrukturen. Die Schwierigkeit der Lösung der meisten, der hier skizzierten Probleme, liegt darin, dass der Islam und die Muslime nicht als Religionsgemeinschaft im Sinne des deutschen Staatskirchenrechts gelten (können). Es bedarf also der Definition einer außerkirchlichen Religionsgemeinschaft. Deswegen: *außerkirchenrechtliche, dem Islam angemessene staatsrechtliche Lösungen müssen angestrebt* werden. Unsere Verfassung liefert dazu mit dem Kooperationsprinzip von Staat und Religionsgemeinschaften die günstigsten Voraussetzungen.

2.1.7 Ausblick

Zusammenfassend heißt das, dass die Probleme im großen Zusammenhang des Kulturellen, Menschlichen, Gesellschaftlichen, Geistigen, Juristischen, Staatsrechtlichen und Politischen angefasst werden müssen. Natürlich ist Integration immer eine Angelegenheit sowohl der zu Integrierenden als auch der Menschen der Mehrheitsgesellschaft. Und *beide* müssen zur Integration bereit und motiviert sein. Integration ist keine Einbahnstraße.

Wir gehen davon aus, dass die breite Mehrheit der Muslime in unserem Land mit dem Willen und der Motivation zu ihrer Integration in die deutsche Gesellschaft und den Staat bereit sind. Das um so mehr, wenn sie das Gefühl haben, als Bürger dieses Landes ihre Entwicklung und Entfaltung mitgestalten zu können. Die Islamische Charta des Zentralrats der Muslime in Deutschland (ZMD) ist ein Beispiel für das Bemühen islamischer Spitzenverbände, mit einer Verpflichtungserklärung und einem Integrationsangebot auf den Staat und die Gesellschaft zuzugehen.

Den Muslimen sollte man den verfassungsgemäßen Freiraum gewähren, damit sich unabhängig von ausländischen Einflüssen oder Abhängigkeiten der Islam „ein zeitgenössisches Verständnis der islamischen Quellen gefördert wird, welches dem Hintergrund der neuzeitlichen Lebensproblematik und der Herausbildung einer eigenen muslimischen Identität in Europa Rechnung trägt" (Charta des ZMD).

2.2 Integration versus Segregation bei türkischen Migranten

Martina Sauer, Dirk Halm

In der Öffentlichkeit wie auch in der Migrationsforschung (Heitmeyer et al. 1997, 2000) wird mitunter ein Trend zu Abschottung oder Segregation von Zuwanderern von der deutschen Gesellschaft festgestellt. Über die Ursachen für diese vermeintliche Entwicklung herrschen in der Forschung zwar unterschiedliche Meinungen, klar scheint jedoch zu sein, dass kulturelle und gesellschaftliche Marginalisierung sowie Deprivation – das subjektive Gefühl, sich in einer individuell ungerechten Lage zu befinden – wichtige Ursachen sein können (Hämmig 2000; Strobel et al. 2000; Lajios 1991). Dem Zusammenhang von Segregationstendenzen, kultureller und gesellschaftlicher Integration bzw. Marginalisierung und Deprivation soll im Folgenden anhand von Befragungsdaten nachgegangen werden, die innerhalb der mit 2,5 Millionen Menschen größten Zuwanderergruppe in Deutschland, der Türkischstämmigen, erhoben wurden. Wir beziehen uns auf eine standardisierte telefonische Befragung des Zentrums für Türkeistudien unter 1000 volljährigen Türkischstämmigen in Nordrhein-Westfalen im Jahr 2001.

2.2.1 Vorannahmen

Kaum ein Begriff wird so unscharf verwendet wie das Wort „Integration". Versucht man, die Fülle seiner Konnotationen grob zu sortieren, so stößt man auf zwei Bedeutungsdimensionen: Es geht einerseits um Teilhabe, andererseits um Teilhabe*formen* (Strobel 1982; Kaufmann 1982; Auernheimer 1988; Esser 1990; Hoffmann-Nowotny 1990; Heckmann 1992; Nauck 1997).

Entsprechend definiert sich Segregation als Zustand, in dem die Teilhabechancen gering sind und zugleich eine Orientierung auf die tradierten Lebensformen der Herkunftsgesellschaft vorliegt. Teilhabechancen und Lebensformen stehen dabei in einem Interdependenzverhältnis. Ausschlaggebend für diese Interdependenz ist dabei aber nicht in erster Linie die „objektive" soziale Teilhabe, die über Indikatoren wie Bildungsstatus, berufliche Stellung und Einkommen bestimmt wird, sondern die subjektiven Wahrnehmung des Status und der Aufstiegschancen im Sozialgefüge der Gesellschaft als angemessen und gerecht (Hämmig 2000; vgl. auch Heitmeyer 1997). Werden soziale Teilhabechancen als zu niedrig und ungerecht empfunden (Status-Deprivation), oder werden zur Erreichung eines als angemessen verstandenen Status keine adäquaten Mittel oder Wege gesehen (Ziel-Mittel-Diskrepanz), entsteht ein Gefühl der individuellen oder kollektiven Benachteiligung, das sich negativ auf die Bereitschaft zu Integration und zur Orientierung auf die Werte der Aufnahmegesellschaft auswirken kann. Ausschlaggebend für die subjektive Einschätzung der Angemessenheit von Teilhabechancen sind dabei die Vergleichs- oder Referenzgruppen, denn Statusdeprivation entsteht im sozialen Vergleich mit anderen Gruppen.

Reaktionen auf bzw. Strategien zur „Bewältigung" dieser (subjektiven) Benachteiligung können neben den nicht minderheitenspezifischen Reaktionsmustern wie Aggressivität, Depressivität, mangelndes Selbstwertgefühl und Resignation auch migrantenspezifische Strategien wie eben Segregationsbestrebungen sein. Dies trifft insbesondere dann zu, wenn für die Benachteiligung die ethnische oder kulturelle Herkunft verantwortlich gemacht wird (Hämmig 2000; vgl. auch Merton 1964; Bendit 1987).

Für die Situation der türkischstämmigen Migranten in Deutschland sind maßgebliche Unterschiede im Gefühl von Deprivation und Marginalisierung und damit in der Segregationsmotivation sowohl zwischen erster und zweiter Generation, aber auch innerhalb der zweiten Generation zu vermuten, da sich die Referenzgruppen der beiden Generationen und das kulturelle Zugehörigkeitsgefühl innerhalb der zweiten Generation grundlegend unterscheiden können.

Die erste „Gastarbeitergeneration" war und ist durch die Rückkehrperspektive und den vermeintlich zeitlich begrenzten Aufenthalt vorwiegend im Herkunftsland verwurzelt und fühlt sich dieser Kultur sehr viel stärker zugehörig. Weder sie selbst, noch die Aufnahmegesellschaft stellten Ansprüche an eine wie auch immer geartete Integration (Şen 1994). Von daher ist zu erwarten, dass in der ersten Generation, trotz sehr geringer sozialer Teilhabechancen (Sauer 2001) eine geringe Deprivation zu finden ist.

Die „objektive" Situation wie auch die subjektive Befindlichkeit der zweiten und dritten Generation unterscheidet sich von der ersten Generation hingegen deutlich. (Auernheimer 1994; Bendit 1987; Esser 1989, 1990; Öztoprak 1997; Polat 1998; Şen 1996; Unger 2000; Weidacher 2000). Sie entwickelt ein anderes Verständnis von ihrem Platz in der deutschen Gesellschaft und ein anderes, stärkeres Selbstbewusstsein. Da sie ihren dauerhaften Aufenthalt in Deutschland realisieren, stellen sie andere Ansprüche an die Akzeptanz ihrer Kultur und an ihren Status (Hämmig 2000). Durch eine verstärkte Diskriminierungsperzeption kann zusätzlich die Benachteiligung extern attribuiert werden (Hämmig 2000).

Zugleich differenziert sich die zweite Migrantengeneration sehr viel stärker als die erste: Es existieren gut gebildete und ausgebildete Migranten mit guten Berufsperspektiven, denen junge Migranten mit sehr schlechter Ausbildung und minimalen Berufschancen gegenüberstehen; solche, die ausgeprägte interethnische Kontakte unterhalten und solche, die weitgehend auf eigenethnische Peer-Groups konzentriert sind; Gruppen, die weitgehend die Werte der Aufnahmegesellschaft übernommen haben und sich der Aufnahmegesellschaft zugehörig fühlen und solche, die sich explizit an den Werten der Herkunftsgesellschaft orientieren und sich entweder dort, oder aber nirgends, zugehörig fühlen; solche, die sich depriviert fühlen und solche, deren Ansprüche subjektiv erfüllt sind; solche, bei denen eine starke Segregationsmotivation vorhanden ist und solche, die sich nicht abschotten möchten (Şen 2001).

2.2.2 Marginalisierung

Trotz der abnehmenden Absicht zur Remigration und der Einbürgerung ist für viele Migranten die kulturelle und/oder nationale Verortung zwischen Deutschland und der Türkei problematisch, insbesondere bei der zweiten und dritten Generation (Öztoprak 1997; Polat 1998). Zwar kann Bikulturalität einen kulturellen Zugewinn und eine Erweiterung der Lebensgestaltungsoptionen bedeuten, doch sie kann auch zu kultureller Zerrissenheit und Marginalisierung führen.

Zur Untersuchung der kulturellen Marginalisierung wurde den Befragten eine Liste von Aussagen vorgelesen und ihre Zustimmung oder Ablehnung erfragt (Item-Liste). Einige der Items waren positiv in Richtung Zugehörigkeit, einige in Richtung Marginalisierung formuliert.

Der Aussage „Ich fühle mich in Deutschland zuhause" stimmte mit 57% die Mehrheit zu. 21% stimmten zumindest teilweise zu. Das Item, das in die gleiche Richtung weist, nämlich auf ein Zugehörigkeitsgefühl durch eine starke Nähe zu den Deutschen, erhielt jedoch die geringste Zustimmung: Nur 12% stimmten dieser Aussage zu, 71% jedoch lehnten dies für sich selbst ab. Somit fühlen sich die meisten türkischstämmigen Migranten zwar in Deutschland zuhause, aber den Deutschen nicht nahe und somit – so zu vermuten – bezieht sich das Heimatgefühl auf die türkische Community und das engere (türkische) Umfeld.

Tabelle 1. Zustimmung bzw. Ablehnung zu kultureller Zugehörigkeit und Marginalisierung (Prozent)

	Stimme zu	teils/ teils	Stimme nicht zu
Ich fühle mich in Deutschland zuhause	56,9	21,2	21,9
Ich fühle mich manchmal hin- und hergerissen zwischen der Türkei und Deutschland	46,7	19,1	34,1
Manchmal fühle ich mich heimatlos und weiß nicht, wohin ich gehöre	41,1	13,6	45,3
Eigentlich fühle ich mich weder in Deutschland noch in der Türkei richtig zuhause	30,0	17,8	52,3
Ich finde es eigentlich einfach, die deutsche und die türkische Lebensweise zusammenzubringen	27,3	19,5	53,2
Ich fühle mich den Deutschen ziemlich nahe	12,2	17,2	70,6

Um eine bessere Übersicht über den Grad der Marginalisierung zu bekommen und verschiedene soziale Gruppen besser miteinander vergleichen zu können, wurde ein summativer Index der Marginalisierung aus diesen Items gebildet. Dazu wurden zunächst die Items in eine einheitliche Richtung umcodiert.[1] Anschließend wurden die Werte summiert. So entstand eine Skala von 6 (= kulturelle Zugehörigkeit) bis 18 (= kulturelle Marginalisierung).

Insgesamt erreichen die Befragten einen Wert von 12,17 auf dem Index. Die Mitte der Skala liegt bei 12,5. Je höher der Wert ist, um so stärker ist die empfundene Marginalisierung. Damit kann man interpretieren, dass die Migranten insgesamt – gemessen anhand der Summe zu den sechs Aussagen – leicht in Richtung kultureller Zugehörigkeit tendieren.

Frauen erreichen auf dem Index einen etwas höheren Wert als Männer, d.h. sie fühlen sich etwas stärker marginalisiert. Stärker als das Geschlecht wirkt sich das Alter aus, jedoch ist keine lineare Zu- oder Abnahme sichtbar. Zwar fühlen sich die Befragten der jüngsten Altersgruppe – wie zu erwarten war – am stärksten kulturell zugehörig, und die älteste Gruppe stärker marginalisiert, am stärksten marginalisiert sind – subjektiv – jedoch die Befragten aus der Altersgruppe zwischen dreißig und 44 Jahren. Eine Erklärung könnte sich aus der Aufenthaltsdauer und dem Zuwanderungsgrund ergeben. Hier ist – erwartungsgemäß – eine lineare Zunahme der Zugehörigkeit mit steigender Aufenthaltsdauer zu verzeichnen. Die Differenzierung nach Zuwanderungsgrund zeigt zugleich, dass Befragte, die im Rahmen der Familienzusammenführung nach Deutschland kamen, den höchsten Wert und damit die stärkste Marginalisierung zeigen. Diese Gruppe ist aber stark heterogen, in ihr befinden sich sowohl ältere Familienangehörige von ehemaligen Gastarbeitern, die schon lange in Deutschland leben, als auch Jüngere, die vor noch nicht so langer Zeit als Heiratsmigranten nach Deutschland reisten. Die Bildung und die berufliche Stellung zeigen lineare Zusammenhänge zu den Werten des Marginalisierungsindex: Je höher die Schulbildung ist, um so geringer ist das Gefühl der Marginalisierung und um so stärker das der Zugehörigkeit. Arbeiter fühlen sich weniger zugehörig als Facharbeiter, und diese wiederum weniger als Angestellte. Einen deutlichen Zusammenhang ergibt die Differenzierung nach Einkommensgruppen. Je höher das Einkommen, desto stärker ist das Gefühl der kulturellen Zugehörigkeit und desto geringer ist das Gefühl der Marginalisierung.

Kulturelle Identität entwickelt sich somit nicht unabhängig von der sozialen und wirtschaftlichen Situation.

---

[1] Die Codierung der positiv in Richtung Zugehörigkeit formulierten Aussagen „Ich fühle mich in Deutschland zuhause", „Ich finde es eigentlich einfach, die deutsche und die türkische Lebensweise zusammenzubringen" und „Ich fühle mich den Deutschen ziemlich nahe" wurde umgekehrt, d. h. die Zustimmung wurde als Ablehnung gewertet und Ablehnung als Zustimmung codiert.

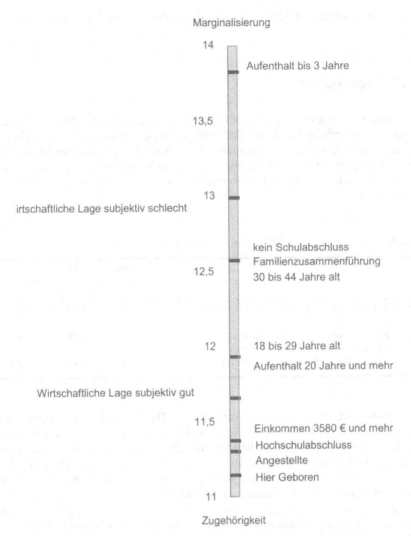

Abb. 1. Verteilung ausgewählter Gruppen nach dem Marginalisierungs-Index (Mittelwert*)

Befragte, die drei Jahre oder kürzer hier leben, fühlen sich vergleichsweise stark kulturell marginalisiert. Ihnen folgen mit Abstand diejenigen, die ihre eigene wirtschaftliche Lage als schlecht einschätzen. Die Marginalisierung nimmt über diejenigen, die keinen Schulabschluss haben, zu denjenigen, die im Zuge der Familienzusammenführung nach Deutschland kamen und denjenigen, die zwischen dreißig und 44 Jahre alt sind, leicht ab. Relativ stark zugehörig fühlen sich Befragte, die zwischen 18 und 29 Jahre alt sind, die länger als zwanzig Jahre hier leben, die ihre wirtschaftliche Lage subjektiv als gut bezeichnen, die ein Einkommen über 3580 € haben, über einen Hochschulabschluss verfügen und Angestellte. In

Deutschland Geborene fühlen sich am stärksten der deutschen Lebensweise zugehörig.

2.2.3 Segregation

In manchen Fällen kann empfundene kulturelle Marginalisierung, das Bewusstsein für die Andersartigkeit oder das Bedürfnis nach Bewahrung der ursprünglichen Kultur, zu einer gewollten Abgrenzung von der Aufnahmegesellschaft führen. Um solche Segregationstendenzen zu untersuchen, wurde den Befragten wiederum eine Liste mit Aussagen (Item-Liste) vorgelesen und die Zustimmung oder Ablehnung erfragt.

Tabelle 2. Zustimmung bzw. Ablehnung zu Segregation (Zeilenprozent)

	Stimme zu	Teils/ teils	Stimme nicht zu
Wir Türken müssen aufpassen, dass wir nicht allmählich zu Deutschen werden	47,3	15,3	37,4
Wir Türken müssen unter uns bleiben, um unsere türkische Lebensweise nicht zu verlieren	15,4	8,9	75,7
Wir Türken sollten möglichst nur unter uns heiraten	17,4	10,1	72,5

Offensichtlich ist die türkische Community in Deutschland stark gespalten zwischen dem Wunsch, einerseits die türkische Identität zu bewahren und sich andererseits in die deutsche Gesellschaft einzugliedern. Fast die Hälfte der Befragten sieht eine Gefahr darin, langsam zu Deutschen zu werden, nur 38% sehen dies nicht so. Andererseits stimmen nur 15% der Aussage zu, man solle sich von der deutschen Gesellschaft abgrenzen, um die türkische Lebensweise nicht zu verlieren; drei Viertel der Befragten lehnen einen Rückzug in die eigene ethnische Gruppe ab. Auch die Mischung der Nationalitäten und Kulturen durch Heirat – ein häufig heikles Problem zwischen unterschiedlichen Kulturen und Nationalitäten – wird nur von einer relativ kleinen Minderheit von 17% abgelehnt. Fast drei Viertel sind dagegen, nur innerhalb der eigenen Ethnie zu heiraten. Somit geraten die Migranten in eine nicht leicht zu lösende Situation: Einerseits möchten sie ihre kulturelle Identität bewahren, andererseits wollen sie sich nicht von der deutschen Gesellschaft abschirmen.

Wie bei der Item-Liste zur Marginalisierung wurde auch hier ein summativer Index der Segregationstendenzen gebildet. So entstand eine Skala, die von 3 (= ausgeprägte Segregationstendenzen) bis 9 (= keine Segregationsbestrebungen) reicht. Je höher der Wert ist, umso *geringer* sind die Segregationstendenzen.

Die Befragten erreichen insgesamt einen Wert von 7,06 auf der „Segregationsskala". Da der Mittelpunkt dieser Skala bei 6 liegt, kann man insgesamt von eher geringen Segregationstendenzen sprechen. Auch hier spielt das Geschlecht nur eine unbedeutende Rolle: Frauen zeigen geringfügig stärkere Segregationstendenzen als Männer. Ein stärkerer und linearer Zusammenhang findet sich beim Alter. Je jünger die Befragten sind, desto weniger neigen sie zur Segregation. Allerdings zeigt sich bei der Aufenthaltsdauer – im Unterschied zur Marginalisierung – kein linearer Zusammenhang. Befragte, die seit bis zu drei Jahren in Deutschland leben, wollen sich selten abgrenzen, ebenso wie Befragte, die schon zwanzig Jahre und länger in Deutschland sind.

Die beiden mittleren Aufenthaltsgruppen neigen dagegen stärker zur Abgrenzung. Möglicherweise fühlen sich Migranten, die noch nicht lange in Deutschland leben, in ihrer Kultur noch nicht so stark „bedroht", wie solche, die schon länger in Deutschland sind. Segregationstendenzen sind in unterschiedlichem Ausmaß auch bei den verschiedenen Gruppen, die nach dem Grund der Zuwanderung eingeteilt wurden, festzustellen. In Deutschland Geborene sind seltener segregiert als solche, die aus familiären Gründen nach Deutschland gezogen sind. Am ausgeprägtesten ist Segregation bei den ehemaligen Gastarbeitern festzustellen.

Außerdem sind deutliche Bildungseffekte erkennbar. Mit Bildung nimmt das Bedürfnis nach Abgrenzung stark ab. Möglicherweise führt höhere Bildung zu einer stärker westlich orientierten Lebensweise, die die Bewahrung der türkischen Kultur nicht so erstrebenswert erscheinen lässt.

Die Beurteilung der eigenen wirtschaftlichen Lage zeigt keinen linearen Zusammenhang und nur wenig Differenzen zwischen den Gruppen. Am niedrigsten ist das Bedürfnis, die Herkunftskultur zu bewahren, bei denjenigen ausgeprägt, die ihre Wirtschaftlage weder als gut, noch als schlecht bezeichnen. Überraschenderweise wirken sich also ökonomische Faktoren nur wenig auf Abschottungsbestrebungen aus.

Überdurchschnittlich häufig sind Segregationstendenzen bei Befragten, die sich vier bis neun Jahre in Deutschland aufhalten, älteren Befragten über 60 Jahren, ehemaligen Gastarbeiter und Personen, die im Zuge der Familienzusammenführung nach Deutschland kamen. Geringe Segregationstendenzen finden sich bei Angestellten, bei Befragten mit Abitur, bei in Deutschland Geborenen, bei Befragten mit einem Einkommen zwischen 3.580 und 2.557 € und in der Altersgruppe zwischen 18 bis 29 Jahren.

Untersucht man die Beziehung zwischen Segregationstendenzen und kultureller Marginalisierung, kann man zwar keinen lineare, jedoch eine tendenzielle Abhängigkeit feststellen (Cramers V.: .18). Befragte, die zur Segregation neigen, fühlen sich auch stärker marginalisiert. Bei Befragten, die kaum Segregationstendenzen zeigen, ist das Marginalisierungsgefühl deutlich niedriger. „Objektive" Teilhabechancen und ethnische Abgrenzung stehen für die Türkischstämmigen in Nordrhein-Westfalen mithin in tendenziellem Widerspruch.

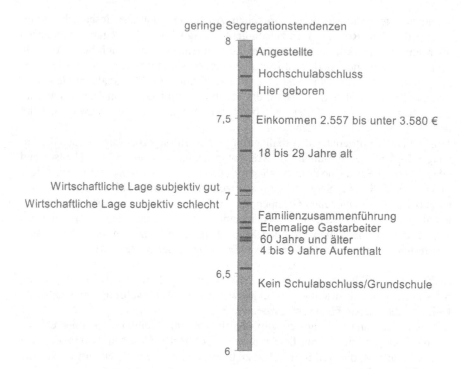

Abb. 2. Verteilung ausgewählter Gruppen nach dem Segregations-Index (Mittelwert*)
* Mittelwert auf einer Skala von 3 = ausgeprägte Segregationstendenzen bis 9 = keine Segregationstendenzen.

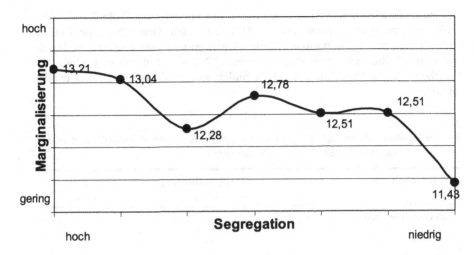

* Mittelwert auf einer Skala von 6 = kulturelle Zugehörigkeit bis 18 = kulturelle Marginalisierung.

**Skala von 3 = ausgeprägte Segregationstendenzen bis 9 = keine Segregationstendenzen

. **Abb. 3.** Kulturelle Marginalisierung nach Segregationstendenzen (Mittelwerte)

2.2.4 Lebenszufriedenheit und Deprivation

In den Vorannahmen wurde bereits dargestellt, dass nicht nur die „objektive" soziale Lage, sondern die subjektive Wahrnehmung des Status und der Aufstiegschancen im Sozialgefüge der Gesellschaft Handlungsorientierungen beeinflussen. Ein Indikator für Deprivation ist der Grad von Unzufriedenheit in verschiedenen Lebensbereichen.

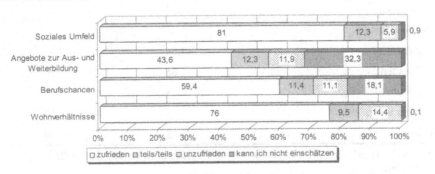

Abb. 4. Zufriedenheit mit der persönlichen Situation in verschiedenen Lebensbereichen (Prozentwerte)

Eine große Mehrheit der Befragten ist mit den persönlichen Wohnverhältnissen (76%) und mit dem sozialen Umfeld (81%) zufrieden. Deutlich geringer ist die Zufriedenheit mit den sozioökonomischen Chancen und Voraussetzungen. Die eigenen Berufschancen bezeichnen immerhin 59% – und damit eine eindeutige Mehrheit – als zufriedenstellend, 11% fühlen sich in Deutschland aber explizit unzufrieden.

Tabelle 3. Marginalisierung* und Segregationstendenzen** nach Zufriedenheit in verschiedenen Lebensbereichen (Mittelwerte)

Zufriedenheit mit	Marginalisierungs-Index	Segregations-Index
Wohnverhältnissen		
Zufrieden	11,91	7,10
Teils/teils	12,64	6,93
Unzufrieden	13,13	6,96
Cramers V.:	.18	.11
Berufschancen		
Zufrieden	11,91	7,23
Teils/teils	12,65	7,40
Unzufrieden	12,72	6,68
Cramers V.:	.14	.14
Angebot zur Aus- und Weiterbildung		
Zufrieden	11,81	7,39
Teils/teils	12,09	7,23
Unzufrieden	12,49	6,68
Cramers V.:	.14	.15
Soziales Umfeld		
Zufrieden	12,04	7,03
Teils/teils	12,65	7,26
Unzufrieden	12,78	7,01
Cramers V.:	.13	.10
Insgesamt	12,25	7,10

* Mittelwert auf einer Skala von 6 = kulturelle Zugehörigkeit bis 18 = kulturelle Marginalisierung

**Mittelwert auf einer Skala von 3 = ausgeprägte Segregationstendenzen bis 9 = keine Segregationstendenzen.

Der Vergleich der Mittelwerte, die die Befragten auf dem Marginalisierungs- und dem Segregationsindex nach ihrer Zufriedenheit in den verschiedenen Lebensbereichen zeigen, macht deutlich, dass in allen Lebensbereichen die Marginalisierung der Unzufriedenen höher ist als die der Zufriedenen. Auch der Segregationsindex zeigt, dass diejenigen, die mit ihren Lebensverhältnissen unzufrieden sind, eher zu Segregation neigen als diejenigen, die zufrieden sind. Auffällig ist in Deutschland, dass die mit ihrem sozialen Umfeld teilweise Zufriedenen und teilweise Unzufriedenen deutlich stärkere Segregationstendenzen aufweisen als die gänzlich Zufriedenen und die Unzufriedenen, die sich ihrerseits kaum unterscheiden. Das gleiche gilt für die Berufschancen. Hier vertreten diejenigen, die keine entschiedene Position einnehmen, am deutlichsten Segregationstendenzen. Die „harten" Faktoren, wie Aus- und Weiterbildung sowie Berufschancen, weisen zudem deutlich stärkere Zusammenhänge zu Segregation und Marginalisierung auf als die „weichen" Faktoren, wie das Lebensumfeld. Dennoch lassen sich insgesamt Zusammenhänge zwischen der subjektiven Zufriedenheit in verschiedenen Lebensbereichen und dem empfundenen Grad an kultureller Marginalisierung sowie zum Bedürfnis nach Abschottung feststellen: Je weniger zufrieden die Migranten sind, desto eher empfinden sie sich am Rande stehend und möchten sich von der deutschen Gesellschaft abschotten.

Weitere Hinweise auf Deprivation gibt die Frage nach der Unzufriedenheit aufgrund nicht erreichter Ziele. Am häufigsten sind die Migranten aufgrund ihres niedrigen Bildungsabschlusses und ihrer beruflichen Stellung unzufrieden. Gut zwei Drittel der Befragten geben an, mit dem Bildungsabschluss unzufrieden zu sein, 64% hätten lieber eine bessere berufliche Position, mit großem Abstand folgt das zu geringe Einkommen. Mehrheitlich ist das Einkommen für die Migranten nicht die Ursache von Unzufriedenheit; „nur" 39% sind deshalb unzufrieden. Auch der Umstand, sich viele Dinge nicht leisten zu können, verursacht bei den meisten Befragten keine Unzufriedenheit. Dennoch gaben 38% dies als Grund für ihre Unzufriedenheit an. Zu wenig „soziale Anerkennung" und „uninteressante Tätigkeit" wurden nur von 25% bzw. 22% der Befragten als Grund für Unzufriedenheit genannt. In Bezug zu den anderen Bereichen sind dies deshalb eher nachgeordnete Gründe für Frustration.

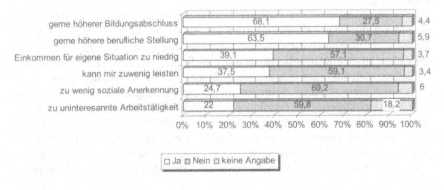

Abb. 5. Ziel-Deprivation (Prozentwerte)

Erwartungsgemäß ist die Unzufriedenheit aufgrund eines nicht erreichten höheren Bildungsabschlusses bei Befragten mit geringer Schul- und Ausbildung und in der Folge niedriger beruflicher Stellung und geringem Einkommen besonders groß. Auch die Unzufriedenheit aufgrund einer nicht erreichten beruflichen Stellung korrespondiert mit der Schul- und Berufsbildung sowie mit der tatsächlichen beruflichen Stellung und dem Einkommen. Die Zusammenhänge sind deutlich und linear. Das Alter spielt hierbei keine zentrale Rolle. Die mittleren Altersgruppen sind unzufriedener mit dem Erreichten als die jüngste und die älteste Gruppe. Möglicherweise ist die relativ geringe Unzufriedenheit der ältesten Gruppe auf geringe Ansprüche zurückzuführen. Die Unzufriedenheit mit dem Einkommen und dem Problem, sich viele Dinge nicht leisten zu können, variiert zwar ebenfalls nach Schulbildung, Ausbildung und beruflicher Stellung – je höher die Bildung und die berufliche Stellung ist, desto geringer die Unzufriedenheit – doch in geringerem Ausmaß und nicht immer so linear, wie dies beim Nichterreichen höherer Bildung und besserer berufliche Stellung der Fall ist. Das tatsächliche Einkommen wirkt sich hingegen deutlich und linear auf die Unzufriedenheit aus. Auch die auf geringe soziale Anerkennung zurückgehende Unzufriedenheit zeigt Zusammenhänge mit der Bildung, beruflichen Stellung sowie dem Einkommen. Doch auch hier sind die Unterschiede der verschiedenen Gruppen weniger stark ausgeprägt. Am stärksten leiden hierunter Arbeitslose und Befragte mit einem Einkommen unter 2.557 €. Das Alter macht sich in allen drei Bereichen wenig und nur bedingt linear bemerkbar. So ist die älteste Gruppe am unzufriedensten mit dem, was sie sich leisten kann, gefolgt von der jüngsten Gruppe. Ziel-Deprivation aufgrund uninteressanter Arbeitstätigkeit korrespondiert ebenso mit der Bildung, beruflichen Stellung und dem Einkommen, doch selten linear. So leiden Personen, die älter als 60 Jahre sind, sowie solche mit Hauptschulabschluss und ohne Berufsausbildung, die als an- oder ungelernte Arbeiter tätig sind, am stärksten unter uninteressanten Tätigkeiten. Aber auch die Altersgruppe der 30- bis 44-Jährigen, Befragte mit Realschulabschluss sowie solche mit Universitätsausbildung, Selbständige und Migranten mit einem mittleren Einkommen weisen eine überproportional hohe Unzufriedenheit mit ihrer Arbeitstätigkeit auf. Auch hier kann der Anspruch an die Tätigkeit wichtig sein und sich stark nach Bildungsgruppen unterscheiden.

Ziel-Deprivation wirkt sich indessen eindeutig auf das Gefühl der Marginalisierung und auf die Segregationstendenzen aus. Befragte, die eine Unzufriedenheit aufgrund nicht erreichter Ziele angaben, sind kulturell stärker marginalisiert und neigen eher zu Segregationstendenzen als Befragte, die diese Ziel-Deprivation nicht äußern. Am stärksten marginalisiert fühlen sich Migranten, die zu wenig soziale Anerkennung erfahren. Dagegen fühlen sich Befragte, die im Bildungsbereich keine Ziel-Deprivation empfinden, am stärksten kulturell zugehörig. Dieses Ziel zeigt auch den stärksten Zusammenhang mit einer Marginalisierung (Cramers V.: .25), aber auch Deprivation aufgrund nicht erreichter finanzieller Leistungsfähigkeit wirkt sich deutlich aus (Cramers V.: .24). Die schwächsten Zusammenhänge bestehen zwischen einer uninteressanten Arbeitstätigkeit und der Marginalisierung.

Tabelle 4. Marginalisierung* und Segregationstendenzen** nach Ziel-Deprivation (Mittelwerte)

Unzufriedenheit wegen		Marginalisierungs-Index	Segregations-Index
nichterreichter Bildung			
	Ja	12,57	6,85
	Nein	11,28	7,63
Cramers V.:		.25	.17
nichterreichter beruflicher Stellung			
	Ja	12,59	6,91
	Nein	11,41	7,41
Cramers V.:		.22	.13
Zu geringem Einkommen			
	Ja	12,61	7,04
	Nein	11,88	7,09
Cramers V.:		.20	.08
Zu geringer finanzieller Leistungsfähigkeit			
	Ja	12,63	6,97
	Nein	11,91	7,11
Cramers V.:		.24	.07
Zu wenig sozialer Anerkennung			
	Ja	13,18	6,87
	Nein	11,79	7,16
Cramers V.:		.20	.09
uninteressanter Arbeitstätigkeit			
	Ja	12,42	6,99
	Nein	11,97	7,22
Cramers V.:		.15	.13
Insgesamt		12,25	7,10

* Mittelwert auf einer Skala von 6 = kulturelle Zugehörigkeit bis 18 = kulturelle Marginalisierung

**Mittelwert auf einer Skala von 3 = ausgeprägte Segregationstendenzen bis 9 = keine Segregationstendenzen

Auf Segregationsabsichten wirkt sich Deprivation, die die Befragten auf nicht erreichte Bildungsabschlüsse zurückführen, ebenfalls am stärksten aus. Diejenigen, die diese Ziel-Deprivation nicht verspüren, haben die geringsten Abschottungsbedürfnisse. Deutliche Unterschiede zeigen sich auch bei vorhandener Unzufriedenheit mit der beruflichen Stellung und uninteressanter Tätigkeit. Nur wenig Einfluss auf die Segregation haben hingegen Einkommen und Unzufriedenheit aufgrund mangelnder finanzieller Leistungsfähigkeit.

Hier wird erneut bestätigt, dass neben objektiv bestehenden mangelhaften sozialen Teilhabechancen subjektiv empfundene Deprivation insbesondere im Bereich der Bildung und beruflichen Stellung deutliche Auswirkungen auf die Handlungsorientierungen – Zugehörigkeit und Integrationsbereitschaft – der Migranten haben, wobei objektive Gegebenheiten und subjektive Wahrnehmung relativ, jedoch nicht absolut und in allen Fällen, korrespondieren.

2.2.5 Fazit: Integration, Marginalisierung, Deprivation, Segregation

Als Faktoren, die die Segregationstendenzen beeinflussen, lassen sich zunächst die Generationszugehörigkeit, die Bildung und die soziale Lage, aber auch kulturelle Marginalisierung herausarbeiten. Stärkere Segregationstendenzen zeigen Heiratsmigranten der zweiten Generation und ehemalige Gastarbeiter. Neben der Generationszugehörigkeit wirken sich hier vor allem Bildungseffekte deutlich aus. Migranten mit hoher Schulbildung und einer höheren beruflichen Stellung und entsprechendem Einkommen weisen deutlich geringere Segregationstendenzen auf als Befragte mit geringer Bildung, einer untergeordneten beruflichen Stellung und geringem Einkommen.

Das Gefühl, kulturell marginalisiert zu sein, steht mit den Abschottungstendenzen tendenziell im Zusammenhang. Je geringer die Segregationsbestrebungen, desto seltener wird kulturelle Marginalisierung empfunden.

„Gefährdete Gruppen", also solche, die besonders deutliche Segregationstendenzen aufweisen und sich zugleich besonders stark marginalisiert fühlen, sind Migranten ohne Schulabschluss, ehemalige Gastarbeitern und Heiratsmigranten der zweiten Generation. In Deutschland Geborene, Angestellte, Hochschulabsolventen und Befragte zwischen 18 und 29 Jahren sehen sich dagegen seltener kulturell marginalisiert und vertreten seltener Segregationstendenzen.

Für die Integrationsbereitschaft von Migranten spielt das Gefühl der Deprivation bzw. die Zufriedenheit mit der bestehenden Situation eine wichtige Rolle. Rund ein Drittel der Migranten empfinden eine Ziel-Deprivation, sind also unzufrieden, weil bestimmte Ziele nicht erreicht wurden. Diese Ziel-Deprivation bezieht sich in erster Linie auf Chancen und Voraussetzungen, die zur wirtschaftlichen Integration führen (wie Bildung und berufliche Stellung), weniger auf finanzielle Möglichkeiten und soziale Anerkennung. Auch hier äußern Migranten mit schlechten Bildungs- und Berufsvoraussetzungen eine besonders starke Unzufriedenheit.

Deprivation steht im Zusammenhang insbesondere mit der kulturellen Marginalisierung, aber auch mit den Segregationstendenzen. Je unzufriedener Migranten sind, desto eher fühlen sie sich kulturell zerrissen oder am Rande stehend und desto deutlicher sind die Segregationstendenzen. Dies ist insofern ein interessanter Befund, als die eingangs etablierte, theoretisch-abstrakte Trennung von Teilhabe*form* und Teilhabe*umfang* aus der empirischen Perspektive bedeutungslos wird. Zumindest aus individueller Sicht scheint Assimilation der beste Garant für die Verbesserung der Teilhabechancen – unter den gegebenen gesellschaftlichen Rahmenbedingungen.

Mit Blick auf die Verbesserung des Integrationspotentials ergeben sich somit zwei Bereiche, in denen dringender Handlungsbedarf besteht. Dies ist zum einen die zusätzliche Förderung der Schul- und Ausbildung einschließlich des Sprachunterrichts. Zum anderen sollte sich die Aufmerksamkeit denjenigen Migranten zuwenden, die erst im Erwachsenenalter nach Deutschland kamen, aber noch jung genug sind, um aktiv am Arbeitsleben teilzunehmen, sowie den noch neu zuwandernden Heiratsmigranten. Für diese Zielgruppen sollten Weiterbildungsangebote und (Wieder-)Eingliederungskurse in das Berufsleben einschließlich Sprachförderung verstärkt initiiert werden.

Literatur

Auernheimer G (1988) Der sogenannte Kulturkonflikt. Orientierungsprobleme ausländischer Jugendlicher. Campus-Verlag, Frankfurt/Main

Auernheimer G (1994) Struktur und Kultur. Über verschiedene Zugänge zu Orientierungsproblemen und -strategien von Migranten. Zeitschrift für Pädagogik 1: 29–42

Bendit R (1987) Zweite-Generations-Forschung: Lebenslagen und Sozialisation ausländischer Jugendlicher. In: Deutsches Jugendinstitut (Hrsg) Ausländerarbeit und Integrationsforschung – Bilanz und Perspektiven. Juventa-Verlag, Weinheim München

Esser H (1989) Die Eingliederung der zweiten Generation. Zur Erklärung „kultureller" Differenzen. Zeitschrift für Soziologie: 426–443

Esser H, Friedrichs J (1990) Generation und Identität. Theoretische und empirische Beiträge zur Migrationssoziologie. Westdeutscher Verlag, Opladen

Hämmig O (2000) Zwischen zwei Kulturen. Spannungen, Konflikte und ihre Bewältigung bei der zweiten Ausländergeneration. Leske und Budrich, Opladen, S 67–74

Heckmann F (1992) Ethnische Minderheiten, Volk und Nation: Soziologie interethnischer Beziehungen. Enke, Stuttgart

Heitmeyer W, Schröder H, Müller J (1997) Desintegration und islamischer Fundamentalismus. Über Lebenssituation, Alltagserfahrungen und ihre Verarbeitungsformen bei türkischen Jugendlichen in Deutschland. Aus Politik und Zeitgeschichte 8: 17–31

Heitmeyer W, Müller J, Schröder H (1997) Verlockender Fundamentalismus. Türkische Jugendliche in Deutschland. Suhrkamp, Frankfurt/Main

Hoffmann-Nowotny HJ (1990) Integration, Assimilation und „plurale Gesellschaft". Konzeptuelle, theoretische und praktische Überlegungen. In: Höhn C, Rein DB (Hrsg) Ausländer in der Bundesrepublik Deutschland. Boldt, Boppart am Rhein, S 15–31

Kaufmann FX (1982) Elemente einer soziologischen Theorie sozialpolitischer Intervention. In: ders: Staatliche Sozialpolitik und Familie. Oldenbourg, München Wien, S 49–86

Kecskes R (2000) Soziale und identifikative Assimilation türkischer Jugendlicher. Berliner Journal für Soziologie 1: 61–78

Lajios K (1991) Familiäre Sozialisations-, soziale Integrations- und Identitätsprobleme ausländischer Kinder und Jugendlicher in der Bundesrepublik Deutschland. In: ders (Hrsg) Die zweite und dritte Ausländergeneration. Ihre Situation und Zukunft in der Bundesrepublik Deutschland. Leske und Budrich, Opladen, S 52

Merton RK (1964) Anomie, Anomia and Social Interaction: Contexts of Deviant Behavior. in: Clinard MB (Hrsg) Anomie and Deviant Behavior. Collier-Macmillan, London, S 213–242

Nauck B, Kohlmann A, Diefenbach H (1997) Familiäre Netzwerke, intergenerative Transmission und Assimilationsprozesse bei türkischen Migrantenfamilien. Kölner Zeitschrift für Soziologie und Sozialpsychologie: 477–499

Öztoprak Ü (1997) Wertorientierungen türkischer Jugendlicher im Generationen- und Kulturvergleich. In: Reulecke J (Hrsg) Spagat mit Kopftuch. Körber-Stiftung, Hamburg, S 418–454

Polat Ü (1998) Soziale und kulturelle Identität türkischer Migranten der 2. Generation in Deutschland. Studien zur Kindheits- und Jugendforschung Bd. 14, Kovac, Hamburg

Sauer M, Goldberg A (2001) Die Lebenssituation und Partizipation türkischer Migranten in Nordrhein-Westfalen. Hrsgg vom ZfT, Lit-Verlag, Münster, S 46

Şen F, Goldberg A (1994) Türken in Deutschland. Leben zwischen zwei Kulturen. Beck, München

Şen F (1996) Die Folgen zunehmender Heterogenität der Minderheiten und der Generationsaufspaltung. Am Beispiel der türkischen Minderheiten in Deutschland. In: Heitmeyer W, Dollase R (Hrsg) Die bedrängte Toleranz. Ethnisch-kulturelle Konflikte, religiöse Differenzen und die Gefahren politisierter Gewalt. Suhrkamp, Frankfurt/Main, S 261–270

Şen F, Sauer M, Halm D (2001) Integration und intergenerativer Wandel von türkischen Zuwanderern. Zeitschrift für Ausländerrecht und Ausländerpolitik 4: 214–220

Strobel R, Kühnel W, Heitmeyer W (2000) Junge Aussiedler zwischen Assimilation und Marginalität. Abschlussbericht (Kurzfassung). Bericht des Ministeriums für Arbeit, Soziales und Stadtentwicklung, Kultur und Sport NRW. Düsseldorf, S 5

Unger N (2000) Alltagswelten und Alltagsbewältigung türkischer Jugendlicher. Leske und Budrich, Opladen

Weidacher A (2000) Soziostrukturelle und politische Orientierungen. Aspekte der Integrationsbereitschaft griechischer, italienischer und türkischer junger Erwachsener in Deutschland. In: Wendt H, Heigl A (Hrsg) Ausländerintegration in Deutschland. Vorträge auf der 2. Tagung des Arbeitskreises „Migration – Integration – Minderheiten" der Deutschen Gesellschaft für Bevölkerungswissenschaft. Materialien zur Bevölkerungswissenschaft 101: 49–74

2.3 Integration von polnischen Migranten in Deutschland

Friedrich Leidinger

Auf gut 2 Millionen wird die Zahl polnisch sprechender Menschen in Deutschland geschätzt, doch sie taucht in keiner Einwohnerstatistik auf. Einen polnischen Familiennamen tragen etwa 12 Millionen Bundesbürger, doch die wenigsten sind sich dessen bewusst, und wenn, so bedeutet es für die Betreffenden kaum mehr, als dass irgendwann einer ihrer Vorfahren aus Polen eingewandert sein muss. Das sind nur zwei von einer Vielzahl Merkwürdigkeiten, die sich um das Problem der Migration von Polen nach Deutschland ergeben. Schon die Definition, wer oder was denn ein polnischer Migrant in Deutschland sei, ist nicht ohne Widersprüche zu leisten. Dabei folgt die Unterscheidung zwischen Deutschen und Polen durchaus nicht ethnisch oder kulturell bestimmbaren Grenzen, ja es gibt Familien, deren einer Teil sich zum Deutschtum und der andere Teil zu Polen bekennt; die einen leben hier als Deutsche, die anderen als Polen oder „Schlesier". Vor allem die jüngste Einwanderungswelle aus Polen – etwa 2,6 Millionen Zuwanderer aus Polen haben sich zwischen 1980 und 2000 in der BRD wenigstens vorübergehend niedergelassen – ist zwar bezüglich ihrer Herkunft, soziokulturellen Merkmale und ihrer Motive relativ homogen, jedoch wurde nur ein Teil von ihnen als „Spätaussiedler" rasch eingebürgert, die anderen hingegen wurden als Ausländer betrachtet und konnten deutlich seltener einen dauerhaften Aufenthalt begründen.

Für die psychiatrische und psychotherapeutische Versorgung von Menschen, die aus Polen zugewandert sind, ist ein Wissen über diese Hintergründe und Zusammenhänge durchaus von Bedeutung, da erst dadurch spezifische Problemlagen, familiäre oder innere Konflikte oder sogar tiefere Traumatisierungen wahrnehmbar und behandelbar werden.

2.3.1 Zur Geschichte der Migration aus Polen nach Deutschland

Zur Erklärung dieser Verhältnisse ist ein historischer Exkurs in die Entstehungszeit des deutschen und des polnischen Nationalstaats notwendig (vgl. Broszat 1972): Polen, seit dem ausgehenden Mittelalter ein Vielvölkerstaat im östlichen Mitteleuropa, wurde Ende des 18. Jahrhunderts von seinen Nachbarn Preußen, Russland und Österreich-Ungarn aufgeteilt. Preußen, das – abgesehen von der Mark Brandenburg im Westen – selber ursprünglich ein Lehen des polnischen Königreichs gewesen und dessen Bevölkerung um 1800 fast zur Hälfte polnischer Muttersprache war, entwickelte sich ab der Mitte des 19. Jahrhunderts zur Führungsmacht eines vereinigten deutschen Nationalstaats. Gegenüber seinen nicht deutsch sprechenden Untertanen im Osten verfolgte das Bismarck'sche Kaiserreich eine zunehmend aggressivere Germanisierungs- bzw. Verdrängungspolitik. Die seit dem Wiener Kongress geltenden Schutzbestimmungen für den Gebrauch der polnischen Sprache in Westpreußen und Posen wurden suspendiert, polnisch sprechende Bewohner durch eine Reihe von Vorschriften diskriminiert, enteignet und vertrieben, und zur Stärkung des deutschen Volkstums Bauernfamilien aus Westfalen und Niedersachsen gezielt angesiedelt. Die der polnischen Volksgruppe im protestantisch-staatskirchlichen Preußen besonders verbundene katholische Kirche und ihr nahe stehende Institutionen wurden im Rahmen des „Kirchenkampfes" niedergehalten. Gleichwohl zählte das Deutsche Reich zu Beginn des 1. Weltkriegs immer noch 4 Millionen polnisch sprechender Einwohner. Etwa jeder fünfte von ihnen hatte seine Heimat im Osten verlassen und war in die Zentren der Industrialisierung in Berlin, ins mitteldeutsche Braunkohlerevier, in das Mündungsgebiet von Elbe und Weser und vor allem an die Ruhr gezogen. Diese „Binnenmigranten" wurden sich eigentlich erst durch den Kirchenkampf ihrer Fremdheit in Westdeutschland bewusst und gründeten Vereinigungen zur Wahrung ihrer religiösen und kulturellen Interessen. Sie galten in der öffentlichen Wahrnehmung und im kollektiven Gedächtnis als Beispiel für polnische Einwanderer schlechthin, auch wenn die überwiegende Mehrheit in den Folgejahren nach Belgien und Frankreich weiter wanderte oder nach der Wiederbegründung eines polnischen Staates dorthin zurück kehrte, so dass am Ende eine vergleichbar kleine Zahl von vielleicht 150.000 Menschen zurückblieb.

Während des 1. Weltkriegs entwickelte der deutsche Generalstab einen Plan für die radikale Vertreibung aller nichtdeutschen Einwohner aus den ostdeutschen Provinzen und einem noch zu annektierenden 200 Kilometer breiten Gebietsstreifen östlich der alten Reichsgrenzen, der nur wegen des Kriegsverlaufs nicht umgesetzt wurde, doch finden sich in diesem Plan bereits die wesentlichen Elemente der deutschen Polenpolitik während der Besatzung von 1939 bis 1945. Der 1918 wiedererstandene polnische Staat zählte fast 5 Millionen Angehörige ethnischer Minderheiten (davon 1,2 Millionen Deutsche, die größte Gruppe nach den Juden) zu seinen Staatsbürgern; seine Grenzen waren vor allem in Schlesien das Ergebnis blutiger Aufstände und von beiden Seiten – Deutschen wie Polen – umstrittener Volksabstimmungen. Mit ziemlichem Erfolg warb die polnische Republik bei den Angehörigen der polnischen Volksgruppe im Ruhrgebiet, die durch die neue Grenze von ihren Herkunftsgebieten getrennt wurden, um Rückkehr. Die Zwischenkriegszeit war von heftigen Spannungen zwischen dem Deutschen Reich und Polen geprägt, die ihren Höhepunkt 1939 mit dem deutschen Überfall auf Polen erreichten. Während des 2. Weltkriegs überzog Deutschland Polen mit einem bis dahin beispiellosen Terror. Die Bevölkerung wurde nach rassischen Kriterien der deutschen, der jüdischen oder der polnischen Volksgruppe zugeordnet. Aus den durch Deutschland annektierten polnischen Westgebieten wurden die polnischen Einwohner überwiegend in das so genannte „Generalgouvernement" vertrieben. Juden wurden ab 1940 in Ghettos konzentriert und später in verschiedenen Aktionen systematisch ermordet. Ähnlich wie Juden galten auch Polen als rassisch minderwertig und sollten nach dem Willen der deutschen Machthaber als Volk eliminiert werden. Ein Fünftel der polnischen Bevölkerung verlor im Krieg durch Verknappung von Nahrung, Haft, Massenhinrichtungen, Zwangsarbeit, medizinische Experimente und andere Terrormaßnahmen das Leben. Die deutschstämmigen Einwohner Polens wurden ins Reich eingebürgert. Ein weiteres Mal trennte der deutsch-polnische Konflikt Familien, deren einer Teil gegenüber Polen loyal blieb, während die anderen in Wehrmacht und SS dem deutschen Terrorregime dienten.

Vor dem Hintergrund dieser historischen Ereignisse sind die verschiedenen Facetten der Migration von Menschen aus Polen nach Deutschland in der zweiten Hälfte des 20. Jahrhunderts zu verstehen.

2.3.2 Zwangsarbeiter und „displaced persons"

Im 2. Weltkrieg wurden insgesamt mindestens 7 Millionen, nach anderen Angaben sogar 12 Millionen Menschen als Zwangsarbeiter aus den von der Wehrmacht besetzten Gebieten ins Reich verschleppt. Mindestens 1,7 Millionen davon waren Polen. Ihre Lebensbedingungen waren in den meisten Fällen kaum besser, als die von KZ-Insassen; oft wurde ihr vorzeitiger Tod durch die Arbeitgeber bewusst einkalkuliert. Nach Kriegsende wurden die Überlebenden von den Besatzungsmächten in Lagern für „displaced persons" untergebracht. Danach gestaltete sich ihr Schicksal unterschiedlich: Manche kehrten – unter Umständen auf Umwegen – in ihre Heimat zurück, andere suchten aus politischen (Polen befand sich nunmehr im sowjetischen Machtbereich) oder aus sozialen Gründen (fehlender Kontakt zur zerstörten oder an die Sowjetunion abgetretenen Heimat, ermordete oder verschollene Angehörige etc.) eine Chance zur Auswanderung nach Übersee oder Großbritannien. Eine nicht präzise bekannte Anzahl, die aber ursprünglich mehrere Hunderttausend umfasst haben dürfte, verblieb oft nach jahrelanger Unterbringung in Lagern und provisorischen Quartieren mit einem „Fremdenpass" in der Bundesrepublik, darunter viele infolge der erlittenen Haft- und Arbeitsbedingungen geschwächte und erkrankte Menschen. Ihr weiteres Schicksal blieb weitgehend unbeachtet, da sich weder ihre Herkunftsländer noch die junge Bundesrepublik oder internationale Lobbygruppen ihrer annahmen. Eine symbolische Entschädigung, die in keinem Verhältnis zu dem erlittenen Schaden steht, wurde erst seit dem Jahr 2000 an die inzwischen stark dezimierten Zahl noch Lebender ausgezahlt. Eine epidemiologische Untersuchung aus den 1970er und 1980er Jahren zeigt, dass ihre Lebenserwartung niedriger, psychosoziale Belastungsfaktoren stärker ausgeprägt und insbesondere psychische Morbidität und Suizidalität erhöht waren und sind (Stepien 1989). Selbst in der Folgegeneration, also bei Nachkommen, die bereits in der BRD geboren sind, lassen sich psychosoziale Auffälligkeiten nachweisen.

2.3.3 „Autochthone" und „Aussiedler"

Nach dem Beschluss der Potsdamer Konferenz von 1945 fielen die Ostprovinzen – Ostpreußen, Pommern und Schlesien – des Deutschen Reiches an Polen; die noch verbliebenen Reste deutscher Bevölkerung sollten ausgesiedelt werden. Bei der Umsetzung dieses Beschlusses gingen die polnischen Behörden nach willkürlichen Kriterien vor, die über Dableiben oder Aussiedlung bzw. Vertreibung aus den nach polnischer Auffassung „wiedergewonnenen Gebieten" entschieden. In den Folgejahren stritten sich die Bundesrepublik Deutschland und die Volksrepublik Polen nicht allein um die Anerkennung der neuen Westgrenze Polens, sondern auch um die Existenz einer deutschen Volksgruppe in diesen Gebieten: Nach deutscher Auffassung handelte es sich um Deutsche, denen der Gebrauch der deutschen Sprache und Kultur untersagt wurde, nach polnischer Meinung um in der Vergangenheit zwangsweise germanisierte „Autochthone". Allerdings waren diese „Autochthonen" in den ersten Nachkriegsjahren in Polen – eher informell – in vieler Hinsicht gegenüber neu angesiedelten polnischen Bürgern aus den an die Sowjetunion abgetretenen polnischen Ostgebieten benachteiligt.

Kamen Angehörige dieser Gruppe nach Westdeutschland („do Reichu – ins Reich"), so erhielten sie ohne förmliches Einbürgerungsverfahren sofort einen deutschen Pass und als „Vertriebene" zahlreiche Vergünstigungen gegenüber anderen Zuwanderern z.B. aus dem Mittelmeerraum. In den ersten Nachkriegsjahrzehnten waren solche „Aussiedler" noch selten, doch ab 1980 stieg ihre Zahl steil an: 800.000 Aussiedler sind zwischen 1980 und 1992 nach Westdeutschland gekommen; mehr als die Hälfte von ihnen allein in den Jahren 1988–90. Erst gesetzliche Restriktionen führten nach 1992 zu einem spürbaren Rückgang des Aussiedlerstroms aus Polen. Nach 1989 haben zahlreiche Bewohner der polnischen Westgebiete die deutsche Staatsangehörigkeit erwerben können, ohne sich in Deutschland dauerhaft nieder zu lassen. Zurzeit leben etwa 250.000 Menschen in Polen, die als polnische Staatsangehörige gleichzeitig einen deutschen Pass besitzen.

2.3.4 Arbeitsmigranten

Die größte Migrantengruppe entfällt auf die so genannten Arbeitsmigranten. Osteuropa war seit dem ausgehenden 19. Jahrhundert ein Auswanderergebiet. Mehrere Hunderttausend landlose Bauern und Tagelöhner befanden sich fast ständig auf Wanderschaft; vor 1914 kamen allein vier Fünftel von den jährlich etwa 400.000 Erntearbeitern im Deutschen Reich aus Polen. Ausländerrechtliche Vorschriften verhinderten, dass sie sich länger als ein paar Monate in Deutschland aufhalten konnten. Manche wanderten dann weiter nach Belgien und Frankreich. Zwischen dem 1. und 2. Weltkrieg verließen über 2 Millionen Menschen die polnische Republik und schifften sich meistens in deutschen Häfen nach Amerika ein. Aber auch westeuropäische Länder nahmen Hunderttausende von ihnen auf.

Arbeitsmigranten mit kurzzeitigem Aufenthaltsstatus kamen auch nach dem 2. Weltkrieg aus Polen, verstärkt nach der wirtschaftlichen Krise Anfang der 1980er Jahre. Zwischen 1980 und 1995 zählten die amtlichen Statistiken ca. 1,8 Millionen Saisonarbeiter; mit durchschnittlich etwa 300.000 gemeldeten Personen sind polnische Staatsangehörige die fünftgrößte Ausländergruppe, davon leben allerdings nur etwa 150.000 dauerhaft als (polnische) Ausländer in Deutschland. Wenn man diese Zahl mit der Zahl der Spätaussiedler aus Polen addiert, so ist von rund 1 Million Einwanderern auszugehen, die in den letzten 25 Jahren dauerhaft in Deutschland aufgenommen wurden.

2.3.5 Pendler und Illegale

Seit den 1990er Jahren ist infolge der Reiseerleichterungen zwischen Polen und Deutschland eine weitere Gruppe von Migranten zu nennen, die in keiner Statistik auftreten und über deren zahlenmäßige Größe nur Vermutungen angestellt werden können. Es handelt sich um so genannte Gastarbeiterpendler, vorwiegend im Dienstleistungsbereich – Putz- und Haushaltshilfen, Pflegehilfen, Bauhilfsarbeiter etc. – die täglich oder wochenweise an ihre Arbeitsstelle reisen und in der Regel keine feste Unterkunft in Deutschland haben. Sie sind meist in grenznahen Orten – vor allem in Berlin – und entlang der Hauptverkehrswege anzutreffen. Ihre Lebensweise, die enormen Distanzen, die sie zu überwinden haben, die – wenn auch temporäre – Trennung von Familie und Bekanntschaften und die mangelhaften Integrationsmöglichkeiten in Deutschland sind als besondere psychosoziale Stressfaktoren anzunehmen. Untersuchungen zum Gesundheitszustand dieses Personenkreises sind jedoch nicht bekannt.

Als letzte Gruppe sind schließlich die polnischen Migranten zu nennen, die ohne gültige Aufenthaltserlaubnis und nicht selten auch ohne Personalpapiere in Deutschland leben. Nach Schätzungen des in Berlin ansässigen Polnischen Sozialrats beläuft sich ihre Zahl allein in Berlin auf mindestens 10.000. Aufgrund ihrer Lage sind sie zahlreichen Diskriminierungen und Übergriffen ausgesetzt. Sie finden oft nur illegale, meist mit besonderen Gefahren und schlechter Bezahlung verbundene Beschäftigung. Eine besondere Gruppe unter ihnen dürften Jugendliche und Frauen sein, die illegal zur Prostitution angehalten werden. Über die psychosozialen Probleme dieser Menschen sind nur Vermutungen anzustellen. Sofern sie krankenversichert sind, tauchen sie vermutlich in Allgemeinpraxen auf. Über psychiatrische Morbidität ist nichts bekannt.

2.3.6 Politische Flüchtlinge

Als eine besondere Gruppe von Migranten aus Polen sind politische Flüchtlinge zu nennen, die nach dem 2. Weltkrieg in mehreren Wellen – während der politischen Krisen der 50er und 60er Jahre und besonders nach Verhängung des Kriegsrechts 198 – in die Bundesrepublik gekommen sind. Ihre Zahl fällt allerdings gegenüber den übrigen Gruppen kaum ins Gewicht und die Integration dieser Zuwanderer bereitete in der Regel keine besonderen Probleme. Seit der Demokratisierung in Polen und dem Ende der politischen Spaltung Europas 1989 spielt die Frage politischer Flüchtlinge aus Polen keine Rolle mehr. Schwierig wurde die Lage nun vor allem für jene Migranten, die mit dem Argument politischer Verfol-

gung den Versuch machten, einen dauerhaften Aufenthalt in Deutschland zu begründen, der ihnen nun als „normale Ausländer" versagt wurde.

2.3.7 Fremdheit und Integration

Für das Verständnis der Migration von Polen nach Deutschland spielen die Zuwanderer aus den westpolnischen, ehemals deutschen Gebieten eine besondere
Rolle, da sich die Begriffe von Fremdheit und Integration an ihrem Beispiel in
vielfacher Hinsicht verschränken: Sie waren je nach historischer oder politischer
Situation Binnenwanderer oder Einwanderer, ohne dass sich an ihrer geographischen oder soziokulturellen Herkunft bzw. Zielbestimmung etwas geändert hätte.
Ihre Fremdheit wurde vielmehr in Folge politischer Grenzziehungen oder völki-
scher Zuschreibungen konstruiert. Selbst in ihrem Herkunftsland sah man sie mitunter als Fremde an, wie das Schicksal der „Autochthonen" nach dem Zweiten
Weltkrieg zeigt. Vor dem Hintergrund der in familiären und gesellschaftlichen
Traditionen fortwirkenden gewaltsamen völkischen Konflikte seit dem 19. Jahrhundert war die Entscheidung für oder gegen die Migration für die jeweiligen anderen immer problematisch und nicht selten mit dem Vorwurf verbunden, sich vor
allem aus wirtschaftlichen Gründen für oder gegen eine bestimmte Nationalität zu
entscheiden. Das Aufnahmeland (Bundesrepublik) Deutschland bot den Aussiedlern schließlich eine rasche formale Integration, da es ihnen unverzüglich nach ihrer Ankunft durch die Ausstellung eines Personalausweises ohne Einbürgerungsverfahren den Status der „Fremden" abnahm, selbst wenn sie – was nicht selten
vorkam – kein oder nur sehr ungenügend Deutsch sprachen. Integration bedeutete
für diese Migranten allerdings die Annahme des „Status von Vertriebenen" – was
sie nicht waren – und die Verleugnung und Verdrängung aller Eigenschaften, die
sie an ihre polnische Herkunft erinnern konnten, was z.B. in der konsequenten
Germanisierung aller Vornamen zum Ausdruck kam. Damit befanden sich diese
Einwanderer nicht allein in einem Kontrast zu ihrem bisherigen Wertesystem,
sondern auch am Rande der postmodernen westdeutschen Gesellschaft. Viele drü-
cken ihre Situation als „zwischen den Stühlen sitzend" aus, nicht genug deutsch,
um hier integriert zu sein, aber auch nicht richtig polnisch. Bei vielen dieser Zuwanderer lässt sich ein lebhaftes Bedürfnis nach Pflege gerade solcher heimatli-
cher Traditionen nachweisen, die sich einer dichotomen nationalen Zuordnung –
entweder deutsch oder polnisch – widersetzen. So existiert mancherorts eine blü-
hende Subkultur mit polnisch- oder gemischtsprachigen Medien, Diskos, Gottes-
diensten etc. Bei einer Volkszählung in Polen im Mai 2003, bei der erstmals eine
dritte Alternative zur ethnischen Selbstbestimmung – polnisch oder deutsch oder
schlesisch – zur Verfügung stand, erklärten sich jedoch (bei etwa 250.000 polnischen Einwohnern mit doppelter – deutsch-polnischer – Staatsangehörigkeit) nur
160.000 der deutschen Minderheit zugehörig, dagegen bezeichneten sich 180.000
als Angehörige einer „schlesischen" Minderheit (Pazurek 2003). Dieses Ergebnis
kann als Ausdruck einer integrativen Identität für diese Gruppe interpretiert wer-

den, und es wäre eine interessante Frage, welches Ergebnis eine ähnliche Volkszählung unter den in Deutschland lebenden Spätaussiedlern zeigen würde.

2.3.8 Der migrationspsychiatrische Diskurs und die polnischen Migranten

In der inzwischen zahlreicher gewordenen Literatur über psychische Morbidität
und Probleme der psychiatrischen und psychotherapeutischen Versorgung von
Migranten ist das Fehlen von Arbeiten über polnische Migranten auffällig. Dabei
sind sie nach den Migranten aus der Türkei die zahlenmäßig zweitgrößte Gruppe
der Zuwanderer. Der Bericht „Gesundheit von Zuwanderern in Nordrhein-
Westfalen" des Ministeriums für Frauen, Jugend, Familie und Gesundheit des
Landes Nordrhein-Westfalen (MFJFG 2002) enthält lediglich den Hinweis, dass
Aussiedler aufgrund ihrer deutschen Staatsangehörigkeit in den meisten Statisti-
ken nicht gesondert ausgewiesen werden. Unter den spärlichen Hinweisen auf
Aussiedler in der psychiatrischen Versorgung, die sich gelegentlich finden lassen,
wird die Gruppe der polnischen Migranten mitunter gemeinsam mit allen anderen
„Aussiedlern" subsumiert, obwohl sie sich im Hinblick auf soziale und kulturelle
Merkmale, Migrations- und Lebensumstände in der Bundesrepublik Deutschland
erheblich von Aussiedlern, z. B. aus den zentralasiatischen GUS-Staaten unterscheiden. Angesichts dieser Datenlage können Aussagen zu Krankheitshäufigkeit
und Krankheitsverhalten der Migranten aus Polen nur mit großer Zurückhaltung
gemacht werden. Es fällt schwer, die fehlenden oder mangelhaften Daten zur Situation polnisch stämmiger Migranten in der psychiatrischen Versorgung allein mit
dem Umstand zu erklären, dass sie mit dem Erhalt der deutschen Staatsangehörigkeit nicht mehr statistisch wahrnehmbar sind. Vielmehr scheinen die Mehrdeutig-
keiten und Widersprüche, die das Verhältnis zwischen Deutschen und ihren
unmittelbar im Osten lebenden Nachbarn kennzeichnen, auch auf Gesundheitsberichterstattung, epidemiologisches Forschungsinteresse und psychiatrische Praxis
einzuwirken.

2.3.9 Psychosoziale Risiken und spezifische Morbidität

Im Allgemeinen wird angenommen, dass Migranten einem erhöhten psychosozialen Stress unterliegen. Dieser resultiert aus der Trennung von erworbener sozialer
und kultureller Sicherheit, aus den Umständen der Migration und der Adaption an
neue Lebensbedingungen am Zielort (Marschalck 2000). Solche Stressfaktoren
lassen sich auch bei polnischen Migranten annehmen. Dabei handelt es sich vorwiegend um subtile, schwer fassbare Situationen. In Gesprächen werden oft Unterschiede bezüglich der Mentalität und Religiosität erwähnt. Viele empfinden die
säkulare, multireligiöse und oft antiklerikale Prägung der deutschen Gesellschaft
als irritierend. Selbst polnische Katholiken fühlen sich in deutschen katholischen

Gemeinden nur selten heimisch. Viele, auch langjährig in Deutschland ansässige Polen berichten von mehr oder weniger versteckten Vorurteilen, denen sie sich ausgesetzt fühlen (Autoschieber, Zigarettenschmuggler, Schwarzarbeiter etc.).

Aussiedler, deren Herkunft trotz Einbürgerung oft aufgrund sprachlicher Eigentümlichkeiten oder Defizite erkennbar bleibt, erfahren nicht selten deswegen Ablehnung und Zurückweisung. Vor allem Jugendliche erleiden hierdurch erhebliche Erschwernisse ihrer sozialen und kulturellen Integration. Widersprüchlich sind die Untersuchungsergebnisse zur Auswirkungen des „Akkulturationsstresses" auf Kinder und Jugendliche: Während einerseits von einer erhöhten Tendenz zu Alkohol- und Drogenmissbrauch sowie Gewaltbereitschaft in verschiedenen Subkulturen berichtet wird (Boos-Nünning et al. 2002), wird andererseits das Risikoverhalten junger Migranten bezüglich suchterzeugender Substanzen generell im Vergleich zu deutschen Gleichaltrigen als zurückhaltend beschrieben (Dill 2002).

Nach Meinung vieler Autoren ist auch für Aussiedler eine Tendenz zur Somatisierung psychischer Konflikte kennzeichnend, insbesondere ein ausschließlich auf körperliches Funktionieren fixiertes Krankheitsverständnis und damit auch eine verstärkte Inanspruchnahme somatisch-medizinischer Leistungen, insbesondere in Form von Medikamenten. In verschiedenen Studien wird auf den Zusammenhang zwischen psychosozialen Faktoren der Migration und die Entwicklung von Suchtmittelmissbrauch oder Konsum illegaler Drogen hingewiesen (MFJFG 2002).

Bei Aussiedlern aus den GUS-Staaten wurde eine gegenüber dem Bevölkerungsdurchschnitt erhöhte Belastung mit alkoholbedingten Störungen beschrieben (Lessmann et al. 2002). Ob dies auch für polnische Migranten zutrifft, ließ sich aus der Literatur nicht feststellen. Allerdings gelten viele polnische Migranten sowohl aufgrund ihrer aktuellen Lebensumstände als auch aufgrund mitgebrachter kultureller Muster in Bezug auf den Alkoholkonsum (Bevorzugung von hochprozentigen Getränken) als besonders alkoholgefährdet. Auf einer speziell für Aussiedler konzipierten Entwöhnungsstation, deren Patienten (N=298) etwa zur Hälfte aus Polen stammten, wurde ein größerer Zeitbedarf zur Herstellung einer haltbaren Therapiemotivation festgestellt. Dies wurde zum einen mit einer passiv konsumierenden Therapieerwartung, zum anderen mit einer geringeren Bereitschaft zur effizienten therapeutischen Auseinandersetzung und Neigung zu unreflektierter Anpassung an die Anforderungen des therapeutischen Personals erklärt. Im Vergleich zu einheimischen Patienten kam es häufiger zu Rückfällen, jedoch deutlich seltener zu Therapieabbrüchen.

2.3.10 Perspektiven für die psychiatrische Versorgung polnischer Migranten

Neben den für alle Migranten mehr oder weniger vergleichbaren kulturellen Stressfaktoren und Barrieren beim Zugang zu einer adäquaten Gesundheitsversorgung gelten für polnisch stämmige Migranten spezifische Probleme, insbesondere in Verbindung mit alltäglicher Diskriminierung und Zurücksetzung, in der historisch tradierte antipolnische Ressentiments bis auf den heutigen Tag fortwirken. Die Frage ihrer kulturellen und ethnischen Identität oszilliert über einer Grenzlinie, die von manchen in Deutschland immer noch als nationale Wunde, die offen zu halten Verpflichtung ist, verstanden wird. Eine Normalisierung der Lage dieser großen Zuwanderergruppe hängt daher in weitem Maße davon ab, wie der Verständigungsprozess zwischen Deutschen und Polen voranschreitet und Brücken über geschichtliche Abgründe geschlagen und befestigt werden können. Die Aufnahme Polens in die europäische Union mag diesen Prozess erleichtern. Den Akteuren in der psychiatrischen Versorgung sei nahe gelegt, aufmerksam für die ungeheuer komplizierten Konflikte, die das Leben als Pole oder Aussiedler in Deutschland begleiten können, zu sein. Eine solche deutsch-polnische interkulturelle Sensibilität zu entwickeln, ist nach Lage der Dinge zwangsläufig mit der Notwendigkeit verbunden, die eigene Haltung zur nationalen Identität zu reflektieren.

Literatur

Boos-Nünning U, Siefen RG, Kirkcaldy B, Otyakmaz BÖ, Surall D (2002) Migration und Sucht. Expertise i.A. des Bundesministeriums für Gesundheit (Hrsg) Schriftenreihe des Bundesministeriums für Gesundheit, Bd 141/II. Nomos-Verlags-Gesellschaft, Baden-Baden

Broszat M (1972) 200 Jahre deutsche Polenpolitik. Suhrkamp, Frankfurt

Dill H et al. (2002) „Risikoverhalten junger Migrantinnen und Migranten". Expertise für das Bundesministerium für Gesundheit, Band 141/I. Schriftenreihe des Bundesministeriums für Gesundheit, Nomos-Verlags-Gesellschaft, Baden-Baden

Gardemann J, Müller W, Remmers A (2000) Migration und Gesundheit: Perspektiven für Gesundheitssysteme und öffentliches Gesundheitswesen, Reihe Berichte und Materialien, Band 17 der Akademie für öffentliches Gesundheitswesen (Dokumentation der vom WHO-Regionalbüro Kopenhagen, dem Bundesministerium für Gesundheit und dem bundesweiten Arbeitskreis Migration und öffentliche Gesundheit veranstalteten gleichnamigen Tagung vom 23.bis 25.3.2000 in Hilden), Düsseldorf

Herrmann M, Schwantes U (2002) Migranten und Sucht – Eine quantitative und qualitative Expertise über Gesundheit, Krankheit und hausärztliche Versorgung von suchtgefährdeten und suchtkranken MigrantInnen. Schriftenreihe des Bundesministeriums für Gesundheit, Bd 141/III. Nomos-Verlags-Gesellschaft, Baden-Baden

Lessmann JJ, Bätz B, Prager-Andresen A (2002) Besondere Aspekte der Suchterkrankungen und -behandlung bei Aussiedlern. In: Heise T, Collatz J (Hrsg) Psychosoziale Betreuung und psychiatrische Behandlung von Spätaussiedlern. Das transkulturelle Psychoforum. Verlag für Wissenschaft und Bildung, Berlin

MFJFG (Hrsg) (2002) Gesundheit von Zuwanderern in Nordrhein-Westfalen, Wissenschaftliches Institut der Ärzte Deutschlands gem. E. V. Autorinnen und Autoren: Weilandt C, Huismann A, Joksimovic L, Klaes L, van den Toorn S, Winkler J, Sonderbericht im Rahmen der Gesundheitsberichterstattung Nordrhein-Westfalen im Auftrag des Ministeriums für Frauen, Jugend, Familie und Gesundheit des Landes Nordrhein-Westfalen, Düsseldorf

Pazurek M (2003) Und Schlesier gibt es doch! „Polen und wir" – Zeitschrift für deutsch-polnische Verständigung 4, S 5–14

Stepien S (1989) Der alteingesessene Fremde: ehemalige Zwangsarbeiter in Westdeutschland. Campus, Frankfurt/Main und New York

2.4 Politischer, sozialer und psychologischer Hintergrund von russischsprachigen Migranten zum Verständnis für eine Integration

Jurij Novikov

Die unübersichtliche Migration ist ein zentrales Element des Alltags der Bundesrepublik Deutschland geworden. Migration ist nicht mehr eine große unbekannte soziale Erscheinung, sondern sie ist ein Ergebnis z.T. sehr rationaler, individueller Entscheidungen von tausenden, abertausenden Menschen.

Die russischsprachigen Zuwanderer kommen aus der Gemeinschaft der Unabhängigen Staaten (GUS), aus den sogenannten Transitionsländern, die sich auf dem Wege zur Demokratie und Marktwirtschaft befinden, wobei der Weg insbesondere zu einer demokratischen Rechtsstaatlichkeit noch weit ist. Die geringe Vorerfahrung im Umgang mit den Grundprinzipien der sozialen Marktwirtschaft und der demokratischen Gesellschaft, auch die naive Vorstellung über die Einzelheiten der marktwirtschaftlichen Ordnung, erschweren die Integration der russischsprachigen Zuwanderer in dem heutigen Deutschland.

Die Definition der Migranten umfasst heute folgende Gruppen der Zugewanderten:

Flüchtlinge, Asylbewerber, vorläufig Aufgenommene, angeworbene Arbeiter, illegale Zuwanderer, Familiennachzügler, ausländische Ehepartner, nicht migrierte, im Gastland geborene Ausländer. Soziologie, Politologie, Ökonomie, Geschichte, Pädagogik, soziale Epidemiologie, Ethnologie, Rechtswissenschaften, Psychiatrie und Psychotherapie und viele andere Wissenschaften beschäftigen sich mit dem Problem der Migration. Angelehnt an die Thesen von Sluzki (2001) werden in diesem Beitrag nur einzelne Aspekte, und zwar Herkunftsgesellschaft, Übergang (Zeiträume, die in verschiedenen Gruppen der Migranten unterschiedliche Örtlichkeiten haben) sowie die Aufnahmegesellschaft berücksichtigt.

Im Jahre 2001 sind nach Deutschland ca. 100.000 Spätaussiedler mit (formal vorhandener) deutscher Herkunft, ca. 17.000 der jüdischen Kontingent-Flüchtlinge und einige Tausend Schutzsuchende aus einzelnen ex-sowjetischen Republiken gekommen. Es leben inzwischen in Deutschland ca. zwei Millionen Spätaussiedler aus der ehemaligen UdSSR.

154.000 jüdische Zuwanderer haben Deutschland in dem Zeitraum von 1991 bis heute als Aufnahmegesellschaft aufgesucht. Flüchtlinge aus den Regionen, in denen immer noch bürgerkriegsähnliche Zustände herrschen (Mittelasien, Kaukasus), sind als Migranten in einer noch geringeren Zahl nach Deutschland gekommen. Diese Migranten zeichnet zwar ihre gemeinsame russische Sprache und viele Ähnlichkeiten aus, dennoch gibt es erhebliche soziokulturelle Unterschiede.

Das Herkunftsland der russischsprachigen Migranten (RSM) ist die frühere hegemoniale Macht des unbestritten totalitären Regimes, und sie ist durch die Wirklichkeitswissenschaften – Politologie und Soziologie – weitgehend ungeschont und ungeschönt in vielen Werken als solche dargestellt worden. Vor allem die politischen und sozialen Gegebenheiten in dem postkommunistischen, geopolitischen Raum der GU-Staaten begründen die Motivation zur Ausreise der RSM. Formell besteht in den GU-Staaten zwar eine demokratische Gesellschaftsordnung, de-facto befinden sich diese Länder aber seit den Perestroika-Reformen in einem postkommunistischen Zustand. Angesichts der stürmischen sozio-ökonomischen Entwicklung der letzten 15 Jahre haben die GU-Staaten und russische Föderation einen enormen Nachholbedarf im Bereich der Rechtssprechung. Solange es keinen ausgebauten Rechtsstaat gibt und allzu vieles noch immer von persönlichen, parteinomenklatur-ähnlichen Beziehungen abhängig ist, müssen die Furcht vor Willkür und damit auch die Verlockung zu kurzfristigen, lukrativen Gesetzesverletzungen fortbestehen. Die Seilschaften mit den politischen Machthabern auf dem Boden der früheren korrupten Verbindungen sind unverändert lebenswichtig. Die systemimmanente, in dem früheren Totalitarismus entstandene und noch nicht beseitigte obrigkeitliche Gunst ist nicht nur ein sehr kostspieliges, sondern auch ein sehr vergängliches Gut. Laut Infopress (2003) wird die russische Föderation heute von einer wie folgt zusammen gesetzten politischen Elite regiert:

Angehörige des Militärs und der speziellen Dienste	2003: 25% (2001: 11%)
Sogenannte Landsleute aus St. Petersburg (frühere Mitstreiter von Präsident Putin)	2003: 22% (2001: 13%)
Oligarchen	2003: 11% (2001: 1,6%)
Akademiker	2003: 20% (2001: > 50%)

In den regionalen Rechtsorganen besteht die Administration fast zu 70% aus den Angehörigen der Militärdienste. In den letzten zehn Jahren wurden in der russischen Föderation neun Parlamentsabgeordnete ermordet, ungefähr 5000 Auftragsmorde pro Jahr bleiben unaufgeklärt und unter den Getöteten befinden sich vorwiegend Bürgermeister, Gouverneure, Abgeordnete regionaler Parlamente und weitere Beamte. Der Grund dafür soll das in die staatlichen Strukturen eingedrungene organisierte Verbrechen und die korrupten Verbindungen bis in die höchsten Ränge der Polizei sein (Wehner 2003).

In Russland gibt es mehr als eine Million Strafgefangene – das sind mehr als die Hälfte aller Häftlinge in ganz Europa (Pristawkin 2003a). Zwischen 1989 und 1999 sind die Straftaten insgesamt um das Zweifache gestiegen, die Tötungsdelikte um das zweieinhalbfache, die Zahl der inhaftierten Jugendlichen hat sich verdreifacht und die gemeingefährlichen Taten von psychisch Erkrankten haben einen Zuwachs um das Zweifache erfahren.

Laut einem aktuellen Bericht (Pristawkin 2003b) leben 35 Millionen Menschen der russischen Föderation in einem Zustand der Armut, wobei der Lebensstandard der russischen Bevölkerung weltweit den 57. Platz einnimmt. Das Bruttosozialprodukt ist um das 30-fache geringer als das der USA. Von Soziologen werden die Strukturen der Gesellschaft wie folgt beschrieben: „Keine repräsentative Demokratie, sondern Paternalismus und autoritäre Strukturen" (Pristawkin 2003b).

Als Folge herrschen soziale Apathie, Konformismus, Initiativelosigkeit und tiefste Verbitterung in der Bevölkerung. Zwischen 1991 und 1999 ist die Zahl der psychisch Erkrankten um 33% gestiegen, darunter um 200% die Zahl der psychogenen Störungen, über 20% die Oligophrenien, um 300% die Zahl der an einer Alkoholpsychose Erkrankten und sogar um fast 550% die Zahl der Drogenabhängigen. In der russischen Föderation wird die Zahl der substanzabhängigen Menschen auf über zwei Millionen geschätzt und bezüglich der Anpassungsstörungen wird von einem sehr hohen Prozentsatz von nämlich 73% der Menschen im Alter zwischen 50 und 75 Jahren ausgegangen.

Die Suizidrate lag in der russischen Föderation im Jahr 2000 durchschnittlich bei 42 auf 100.000 Einwohner und regional sogar – insbesondere in den Ballungszentren – bei 150 auf 100.000 Einwohner. Bei Männer im Alter zwischen 50 und 59 Jahren ist von einer Suizidrate von 120 auf 100.000 Einwohner auszugehen.

Die sozialen, ökonomischen und radikalen Veränderungen haben in den GU-Staaten zu einer Art Amputation des Alten ohne Vorbereitung der Transplantation des Neuen geführt. Die noch nicht soziale und unvollkommene Marktwirtschaft in der jetzigen Zeit wird von einem großen Teil der Bevölkerung nicht angenommen. Die seit Jahrhunderten bestehende sozial-utopische Vorstellung von einem „fernen Land", von „weit entfernten Stätten und Inseln", wo statt feudaler und/oder staatlicher Unterdrückung Freiheit, phantastischer Reichtum und paradiesischer Überfluss herrschen, wird revitalisiert. Die Feststellungen, dass Russland nicht in so ein „fernes Land" verwandelbar ist, militanter Chauvinismus einzelner Ethnien, das Nicht-Erscheinen eines „Befreiers, Erretters und Erlösers" i. S. der sozialutopischen Vorstellung soteriologischer Art, begründen die Bereitschaft zur Emigration.

Drei Millionen Kinder haben in der russischen Föderation keinen festen Wohnsitz, und die Kindersterblichkeit ist inzwischen auf dem ersten Platz in der geopolitisch europäischen Region angekommen. Die russische Gesellschaft ist heute in eine kleine, extrem reiche Oberschicht und ein Volk, das von einem minimalen Lebensstandard noch entfernt ist, geteilt. Das Gesundheitswesen unterliegt in der russischen Föderation ebenso dieser Teilung. Nur wenige können sich eine gute medizinische Versorgung leisten, die anderen bleiben unterversorgt. Die in den Anfängen befindliche Krankenversicherung hat noch keinen Wandel im russischen Gesundheitssystem bewirkt.

Unverändert befindet sich die russischsprachige Bevölkerung in ihrem Ursprungsland in dem Zustand der mentalen und psychologischen Besonderheiten, die folgende Merkmale besitzen:

Intrapsychisch verankertes Familienselbst, beziehungsorientiertes, transpersonales Selbst und mutterdominantes Modell einer archaischen, symbiotischen Osmose zwischen dem Einzelnen und dem Kollektiven.

Es werden zurzeit folgende formalen Migrationsgründe für eine Aufnahme in Deutschland der russischsprachigen Bevölkerung aus der Gemeinschaft unabhängiger Staaten unterschieden:

• nachgewiesene deutsche Abstammung (sogenannte Spätaussiedler)
• jüdische Abstammung (sogenannte Kontingent-Flüchtlinge)
• Kriege bzw. militärische Interventionen.

Die oben skizzierte problematische wirtschaftliche Lage, inklusive der unzureichenden medizinischen Versorgung in Kombination mit den weiteren, erwähnten Voraussetzungen runden die Migrationsgründe für eine Einreise nach Deutschland ab.

Der Charakterisierung der Spätaussiedler sind inzwischen viele Publikationen gewidmet (Jerusalem 1994). Was zeichnet diese Spätaussiedler aus?

Es sind zutiefst – durch staatliche und/oder nichtstaatliche Verfolgung – traumatisierte Migranten der älteren Generation oder ausreisewillige, selbstmotivierte Erwachsene der mittleren Generation sowie die zu einem unbestimmten Teil in die Fremde „mitgenommenen" Jugendlichen. Mehr als die Hälfte der Spätaussiedler sprechen kein Deutsch.

Eine Umfrage unter deutschen Jugendlichen hat ergeben, dass nur 7,5% die aus der GUS kommenden Deutschen „willkommen heißen"; 30% der Befragten halten diese Zuwanderer sogar für „nicht willkommen" (Greiner 2002). Die Beschaffenheit der Aufnahmegesellschaft, also der Bundesrepublik Deutschland, ist für die Integrationsprozesse der Zugewanderten mitentscheidend.

Folgende Datenlage ist zu erwähnen:

24% der Deutschen gaben bei einer Befragung im Jahre 2002 an, dass sie Spannungen durch den Zuzug von Ausländern erwarten. 52,2% der Männer und 48,3% der Frauen waren der Meinung, dass in Deutschland zu viele Ausländer leben; 23,8% der Männer und 31,2% der Frauen äußerten die Meinung, sofern „Arbeitsplätze knapp werden, sollte man die in Deutschland lebenden Ausländer wieder in ihre Heimat zurückschicken" (Die Zeit 2002).

Die Spätaussiedler sogenannter deutscher Herkunft verlassen die GUS mit der Feststellung, dass „hier kein Leben gewünscht" ist und mit der Vorstellung, dass „dort in Deutschland ein Leben möglich" ist. Diese primäre Idealisierung der Aufnahmegesellschaft durch die ältere Generation wird zum größten Teil beibehalten. Die jüngere Generation – so eine Befragung ambulanter Patienten – kommt zum größten Teil mit ihrer primären Negativ-Wertung der Aufnahmegesellschaft, die als Verursachung auch für die des öfteren anzutreffende dissoziale Entwicklung und Suchterkrankung bei den Jugendlichen verantwortlich gemacht wird. Die sekundäre negative Bewertung der vorgefundenen „neuen" Heimat – so die Resultate der Beobachtung im Rahmen der ambulanten Betreuung der Spätaussiedler über Jahre –, entwickeln vorwiegend Erwachsene und nur teilweise die Vertreter der älteren Generation nach Feststellung von enormen Problemen bei der Anpassung an die neue Aufnahmegesellschaft.

Von den jüdischen Kontingent-Flüchtlingen werden an Motiven für die Einreise nach Deutschland folgende Erfahrungen in dem Herkunftsland angegeben:

Angst vor Pogromen, gegen die sie durch eine geschwächte Staatsmacht in den Nachfolge-Ländern der ehemaligen Sowjetunion nicht geschützt werden können. Offizielle staatliche Verfolgung kann bei den jüdischen Flüchtlingen nicht nachgewiesen werden, jedoch ist die nichtstaatliche Verfolgung bekannt. Bei den jüdischen Zuwanderern fiel eine primäre, durchaus reale Wertung der deutschen Gesellschaft mit aber auch verbalisierter sekundärer Idealisierung durch die insbesondere jüngere Generation der Eingewanderten auf. Die jüdischen Kontingent-Flüchtlinge zeichnet aus, dass ihre soziale Kompetenz durchaus einer jüdischen Tradition entspricht, insbesondere durch das Vorhandensein einer hohen Bereitschaft, die inneren Konflikte durch Kompromisse zu lösen, bzw. durch das Vorliegen einer grundsätzlichen Betrachtung, derart, dass keine Konflikte existieren, sondern nur Diskussionsansätze auf dem Weg zur Lösung von Konflikten bestehen. Die sekundäre Negativ-Wertung der Aufnahmegesellschaft entsteht jedoch insbesondere unter den älteren jüdischen Zuwanderern. Auffällig ist eine durchaus verbreitete Unselbständigkeit unter diesen RSM, die nur mühsam erst in Deutschland lernen mussten, sich in der Aufnahmegesellschaft zurechtzufinden, wo niemand sie bevormundet, und der Staat ihnen stattdessen die Initiative überlässt. Es ist jedoch für die über 50 Jahre alten Betroffenen jüdischer Herkunft eine große psychische Belastung, zu wissen, dass sie für den Rest des Lebens auf z.B. die Sozialhilfe angewiesen bleiben.

Immer wieder erwies sich die Sprachbarriere als besonders problematisch. Bemerkenswert war auch die Beobachtung, dass die sogenannten rechtspopulistischen Vorstellungen in der deutschen Gesellschaft von den jüdischen Kontingent-Flüchtlingen kaum wahrgenommen werden. Besonders akademisch ausgebildete jüdische Zuwanderer ertragen nur schwer die Feststellung, dass der Zug nach Westen nicht in einem Land der unbegrenzten Möglichkeiten endet, sondern in einer gewissen Sackgasse des Schicksals, und dass die Chance der zweiten Sozialgeburt verloren ging.

Am Beispiel der Migranten aus der ehemaligen armenischen sowjetischen Republik kann gezeigt werden, dass die Heterogenität der RSM evident ist. Armenische Bürger in Berg-Karabach stellten über Jahrzehnte eine Minderheit in der aserbaidschanischen sowjetischen Republik dar. Sie unterhielten langjährige und dauerhafte Bindungen zu dieser Republik, wiesen aber besondere ethnische, kulturelle, religiöse (christliche versus islamische) und sprachliche Merkmale auf. Nach wie vor ist die Befriedung der Verhältnisse in Berg-Karabach nach einer Zeit der akutesten bürgerkriegsähnlichen Zustände noch nicht entstanden. Bei den armenischen Migranten ist davon auszugehen, dass ein mehrfaches Fernweh vorlag, bevor die armenischen Migranten in den sicheren Gegenden, einschließlich Deutschland ankamen. Das beschlossene „Hier (Berg-Karabach) – kein Leben möglich" und die Vorstellung von „Irgendwo ein Leben möglich" begründeten des öfteren die sogenannten Streifzüge durch die verschiedenen Regionen bzw. führten zu den sogenannten inländischen Fluchtversuchen innerhalb der Gemeinschaft der Unabhängigen Staaten. Die Aufnahmegesellschaft Deutschland wurde vorwiegend von den armenischen Migranten primär idealisiert. Die RSM aus Armenien erwiesen sich als diejenigen, die zu einer sekundären Negativ-Wertung der Aufnahmegesellschaft tendierten, insbesondere aufgrund der Probleme im Bereich der Bestimmungen durch das Ausländerrecht. Als lang aufhältige Migranten sind die armenischen Flüchtlinge auf eine humanitäre Aufenthaltsbewilligung angewiesen, fühlen sich z.T. nach einer längeren Zeit des ungesicherten Aufenthaltes in Deutschland desindividualisiert und betrachten sich als Menschen des „Andersgeworden-seins".

Es ist notwendig, eine vorausgegangene soziale Realität der Migranten insgesamt und besonders der RSM zu berücksichtigen, wenn man die Prozesse der Integration der Zugewanderten in Deutschland bewältigen will. Heute ist in der Bundesrepublik Deutschland die Beständigkeit des Überfremdungsthemas in den politischen Diskussionen bekannt. Andererseits wird die permanente Sorge um die Integration von Ausländern artikuliert. Die Erfahrungen besagen weltweit, dass die politischen Systeme alleine wenig Einfluss auf Integrationsverlaufsmuster haben. Ökonomisches, edukatives und soziales Kapital, das die Migranten vor und nach der transnationalen Wanderung erwerben, definieren ihre gesellschaftliche Positionierung souveräner als die staatsbürgerschaftliche Zugehörigkeit. Die nutzbaren Kriterien für die Messung der Integration sind nicht vorgegeben; sie müssen noch definiert werden. Verschiedene Ansätze – neoliberale, strukturfunktionalistische, holistische, konflikttheoretische – können ihre Anwendung finden. Im Integrationsprozess sollten kulturelle Identitäten und Binnensolidaritäten von Zuwanderergruppen gewahrt werden, da diese das Individuum vor der Gefahr sozialer und psychischer Dekompensation schützen. Integration der Migranten ist die Aufgabe aller zivilgesellschaftlichen Institutionen, darunter ist auch die Anhebung der transkulturellen Kompetenz der Aufnahmegesellschaft zu verstehen. Wichtig ist auch eine Transnationalisierung innerhalb des Prozesses der Integration von Migranten.

Wem es mit der Integration der Migranten in Deutschland ernst ist, der wird an der Arbeit des wechselseitigen Verstehens und Erklärens nicht vorbeikommen.
Integration setzt die Bereitschaft der einheimischen, bevorzugten Gruppen voraus, die benachteiligten Gruppen anzuerkennen. Man nimmt an, dass zwischen der Anerkennung, Integration und Identität der konkreten Bevölkerungsgruppe ein Zusammenhang besteht. Wie erfolgreich kann denn Integration sein, wenn die Identität – vorausgesetzt, man versteht darunter ein Bewusstsein für bestimmte Merkmale, durch die Personen zu Menschen werden – mangelhaft ist?
Die These von Charles Taylor (1993) lautet: „Unsere Identität werde teilweise von der Anerkennung oder Nicht-Anerkennung oft auch von der Verkennung durch die anderen geprägt, so dass ein Mensch oder eine Gruppe von Menschen wirklichen Schaden nehmen, eine wirkliche Deformation erleiden kann, wenn die Umgebung oder die Gesellschaft ein einschränkendes herabwürdigendes oder verächtliches Bild ihrer Selbst zurückspiegelt. Nicht-Anerkennung oder Verkennung kann Leiden verursachen, kann eine Form von Unterdrückung sein, kann den anderen in ein falsches deformiertes Dasein einschließen."
Ein redliches Pflegen von „Diversity-Gesellschaft" führt zu dem Entstehen einer multikulturellen Gesellschaft, in der die verschiedenen Gruppen der Bevölke-

rung – auch in der Bundesrepublik Deutschland – zur gegenseitigen Bereicherung beitragen. Ein „Sensitivity-Training" in Fragen der überall in der Welt stattfindenden Transkulturalität ist eine der Voraussetzungen für eine gelungene Integration der Zuwanderer.

Literatur

„Die Zeit", Wochenzeitung vom 07.11.2002, S 23

Greiner J (2002) Zuwanderung und Integration von Aussiedlern. In: Heise T, Schuler J (Hrsg) Psychosoziale Betreuung und psychiatrische Behandlung von Spätaussiedlern. VWB, Berlin, S 61 ff

Infopress (2003) AS Inforing-Verlag, Jöhvi UUS, Nr. 33 (379), 15.08.–21.08.2003 (russisch)

Jerusalem M (1994) Stress- und Stressbewältigung – Wie Ressourcen das Denken und Handeln verändern. In: Schwarzer R (Hrsg) Gesellschaftlicher Umbruch als kritisches Lebensereignis: psychosoziale Krisenbewältigung von Übersiedlern und Ostdeutschen, Juventa, Weinheim München, S 125–151

Pristawkin A (2003a) Ich flehe um Hinrichtung. Die Begnadigungskommission des russischen Präsidenten. Luchterhand, München

Pristawkin A (2003b) Krieg der Armut. Izvestija, 20.06.2003, S 7 (russisch)

Sluzki CE (2001) Migration und ihre Auswirkung auf Familien In: Hegemann T (Hrsg) Transkulturelle Psychiatrie. Konzepte für die Arbeit mit Menschen aus anderen Kulturen. Psychiatrie-Verlag, Bonn, S 101–105

Taylor C (1993) Multikulturalismus und die Politik der Anerkennung. Fischer, Frankfurt/M, S 13–14

Wehner M (2003) Aufklärung in optimaler Frist. Beitrag in der Tageszeitung FAZ, 20.05.03, Nr. 116, S 6

3 Migration und Politik

3.1 Persönliche und politische Erfahrungen mit Migration

Cem Özdemir

In Sachen Migration habe ich persönliche Erfahrungen gemacht, die so oder ähnlich auch den Migranten der sogenannten zweiten und dritten Generation geläufig sind, wie zum Beispiel folgende Eindrücke.

Als wir in der Kindheit und späteren Jugend unsere Mütter zum Arzt begleiteten, konnten diese nur gebrochenes Deutsch sprechen, während unser Deutsch zumindest mündlich besser war, was sich leider nicht unbedingt über unsere schriftlichen Deutschkenntnisse sagen ließ. Zudem hatten wir nicht den Wortschatz, der für ein Fachgespräch bei einem Arzt benötigt wird. Dennoch wurden wir aufgrund unserer besseren sprachlichen Fähigkeiten zu den Ärzten mitgenommen.

So erzählte mir ein Freund über einen Arztbesuch seiner Mutter bei einem Gynäkologen. Der Freund musste hinter einem Paravent stehen, während der Arzt zur Mutter sprach, damit er – quasi aus dem „Off" – verstand, was der Arzt gerade mitteilte, um es in gebrochenem Türkisch der Mutter zu vermitteln. Das war anstrengend und schweißtreibend. Die Befürchtungen und Fantasien nämlich, den Arzt durch eine schlechte oder falsche Übersetzung zu fehlerhaften Schlüssen und falschem Handeln zu bringen, waren groß und erschreckend. Erst als der Arzt schließlich seine Aufgabe erfüllt hatte, war der Freund alleine schon darüber erleichtert, dass die Mutter die ärztliche Behandlung überhaupt gesund überlebte hatte.

Eine andere Erinnerung geht zurück in die 80er Jahre des vergangenen Jahrhunderts, als es bei einer Heimreise in die Türkei noch üblich war, seltene Medikamente oder Tabletten, die es in der Türkei nicht ohne weiteres gab, in einer Plastiktüte dorthin mit zu nehmen. Nachteilig war nur, dass diese dann Beipackzettel enthielten, die auf Deutsch geschrieben waren. Selbst für Deutsche ist der Beipackzettel mit den vielen verschiedenen Nebenwirkungen ja kaum zu verstehen. Um wie viel schwerer war es nun, diese Fachwörter ins Türkische zu übersetzen, einer Sprache, die den in Deutschland aufgewachsenen Kindern türkischer Herkunft ja auch nicht mehr perfekt geläufig war.

Diese einführenden Beispiele sollen meinen persönlichen Bezug zum Thema „Migration und Gesundheit" nahe bringen. Etwas über die persönliche Identität mitzuteilen, ist mir wichtig, bevor wir auf die politischen Rahmenbedingungen zu sprechen kommen.

Nach dem 9. September 2001 ist in Deutschland eine Tendenz spürbar, Menschen mit muslimischer Herkunft auf ihre Glaubenszugehörigkeit zu reduzieren. So werde ich selbst in den Statistiken als Muslim geführt, weil ich muslimische Eltern habe und somit eine solche religiöse Herkunft.

Betrachten wir diese Situation einmal von der anderen Seite. Wenn die Mehrheitsgesellschaft – wenn die Deutschen – etwas über sich selbst sagen sollten, ist wohl kaum zu erwarten, dass sie zuerst von ihrer religiösen Zugehörigkeit sprächen und sich primär als „Christen" bezeichnen würden, was lediglich die wenigsten als erstes täten. Vielmehr zögen sie zunächst andere Kriterien heran. Manche würden sich über ihre politische Ausrichtung definieren, stellten sich als Sozialdemokrat, Konservativer, Liberaler, Grüner oder Angehöriger einer anderen Partei vor. Für manche wiederum wäre der erlernte Beruf oder die Geschlechtszugehörigkeit ein bestimmendes Merkmal ihrer Selbstdefinition. Nicht ohne Bedeutung ist der Landesteil, aus dem man stammt, mit all den regionalen Besonderheiten. So komme ich aus dem Schwabenland und diese regionale Herkunft ist an meinem Dialekt nicht zu verkennen, doch bin ich dank der „deutschen Leitkultur" mittlerweile der deutschen Hochsprache einigermaßen mächtig.

Wenn in den Medien über Muslime geredet wird, dann entsteht zuweilen der Eindruck, dass es sich um einen monolithischen Block handeln könnte, mit vermeintlich erstaunlich gleichförmiger Wahrnehmung, Reaktion oder Handlungsweise. Vom Gegenteil ist aber auszugehen, denn die Vielfalt an Positionen, unterschiedlichen Traditionen, etc., innerhalb dieser religiösen Gemeinschaft dürfte mindestens genauso groß sein, wie es in den Gesellschaften mit mehrheitlich christlicher Ausrichtung der Fall ist.

Betrachtet man die reale Situation genauer, so sind die meisten Muslime in Deutschland und Europa eher „Teilzeitmuslime" oder „kulturelle Muslime", also Muslime, deren kulturelle Zugehörigkeit zwar im Islam verwurzelt ist, sich aber vor allem dann ihrer Religion erinnern, wenn entsprechende Feiertage anstehen.

Auch wenn ich den Fastenmonat „Ramadan" oder „Ramazan", wie er auf türkisch genannt wird, nicht einhalte: Am Ende des Fastenmonats bin ich einer der Ersten, der seine Eltern, Freunde und Bekannten besucht, um gemeinsam bei einmalig süßen Speisen das „Zuckerfest" zu feiern. Jeder hat seine eigene Art, „seine" Religion zu leben.

Das Reduzieren, das Verallgemeinern und die Klischees über „den" Islam sind bedauerlich und stellen nur eine grobe, allgemeine Vorstellung von der Religionsvielfalt des Islam dar.

Die persönlichen Erfahrungen, die ich mit vielen meiner christlichen Freunde gemacht habe, sind nicht viel anders. In einer sich zunehmend säkularisierenden Welt erinnern sich viele Christen allenfalls gerade an Weihnachten und Ostern an ihre Religion.

Blicken wir auf eine andere Weltreligion: Bei meinen jüdischen Freunden verhält es sich ähnlich. Die sogenannten „Holy-Day-Jews" erinnern sich lediglich bei bestimmten Festen – beispielsweise dem Passah-Fest – an ihr Judentum.

Als Politiker, der acht Jahre im Bundestag tätig war, komme ich nicht umhin, etwas zur politischen Vertretung von Minderheiten in den politischen Gremien zu sagen. Schauen wir dabei zunächst auf die Vereinigten Staaten von Amerika. Zweifellos hat George W. Bush nicht gerade die Liberalität erfunden. Als Republikaner hat er ein Kabinett zusammengestellt, in dem eine Condolezza Rice und ein Collin Powell wichtige politische Ämter übernommen haben. Das geschieht sicherlich nicht ohne Kalkül. Mit dieser personellen Besetzung gelingt es den Republikanern sicherlich nicht, die Stimmen der „Black Americans" zu gewinnen, die er bereits weitgehend an die Demokraten verloren hat, sondern er beabsichtigt damit, die Stimmen der weißen Mittelschichtangehörigen zu gewinnen, denn für die ist es wichtig, dass das Kabinett so „diverse", d.h. vielfältig ist, wie die Gesellschaft, in der sie leben.

Vergleichen wir diese Situation mit den deutschen Verhältnissen, so ist es in Deutschland leider immer noch so, dass mehr Stimmen gewonnen werden, wenn der Wahlkampf gegen Integration und eine gesteuerte Zuwanderung geführt wird.

Ein gutes Beispiel dafür ist der vorletzte Landtagswahlkampf in Hessen, der Herrn Koch an die Macht gebracht hat. Die Kampagne gegen ein europäisches Staatsangehörigkeitsrecht hat Millionen Deutsche in kürzester Zeit an die Unterschriftenstände mobilisiert.

Daran wird der Unterschied zu den USA deutlich. Interessant ist aber, dass gerade die deutschen Konservativen, die sonst gerne auf die USA verweisen, in Sachen Zuwanderung und Integration am liebsten gar nichts davon wissen wollen.

Schaut man sich die gegenwärtig geführten Zukunftsdebatten an, z. B. die zur Reform unseres Sozialstaates, zum Thema Bildung oder Gesundheit, so leisten wir uns den Luxus, diese Themen quasi ausschließlich in der deutschen Mehrheitsgesellschaft zu diskutieren. Es stellt sich dabei nur die Frage, an welcher Stelle der wachsende Teil der Migranten und ihrer zumeist hier geborenen Nachfahren, der auch zu den Steuerzahlern gehört und einen wachsenden Teil der Republik darstellt, mit in die Diskussion einbezogen wird.

Vielfalt und Unterschiedlichkeit – ohne das zu verallgemeinern – sind in unserer Gesellschaft keine positiv besetzten Werte. Wir neigen dazu, uns auf die Defizite und Probleme, die ich keineswegs klein reden möchte, aber die eben nicht das ganze Bild bestimmen, zu konzentrieren und mit den Chancen und Möglichkeiten, die sich durch Menschen fremder Herkunft eröffnen, nicht viel Zeit zu verschwenden.

Kann denn nicht die Vielfalt auch ein Wert für die Gesellschaft sein, sogar ein wirtschaftlich messbarer Wert? Kann sich die Kompetenz der verschiedenen Kulturen nicht positiv auswirken, wie die Fähigkeit, verschiedene Sprachen zu beherrschen und die Kenntnisse durch die Bikulturalität eines Menschen mit Migrationshintergrund?

Solche Personen könnte man gezielt fördern und sie gemäß ihrer besonderen Qualifikationen einsetzen, um dann auch gesellschaftlich von ihnen zu profitieren. Als Beispiel seien die diplomatischen Vertretungen erwähnt, die besonders auf die Erfahrungen von Menschen mit einem Migrationshintergrund zurückgreifen könnten.

So spricht zum Beispiel der Botschafter der USA in Afghanistan fließend eine der dortigen Landessprachen, das „Paschtu". Diese Fähigkeit hat er deshalb, weil seine Vorfahren selbst aus diesem Land stammen. Sollten wir uns daran nicht ein Beispiel nehmen?

So leben in Deutschland über zweieinhalb Millionen Menschen türkischer und kurdischer Herkunft. Wir haben Menschen griechischer oder spanischer Abstammung und aus zahlreichen anderen Ländern in unserem Land, was wir bedauerlicherweise bislang kaum als Wert empfinden. Aber gerade durch diese Menschen könnte unsere Gesellschaft stärker und bedeutender werden, wenn wir uns mehr um diese Menschen kümmern und ihre Fantasie und Kreativität besser nutzen würden. Wieviel schöpferisches Potential geht in dieser Gesellschaft eigentlich verloren, weil Kinder aus Arbeiterfamilien und/oder Migrantenfamilien keine Chance haben, auf eine weiterführende Schule zu gehen. Und dies nicht wegen mangelnder Begabung, sondern nur deshalb, weil unser Schulsystem solche Kinder gezielt „ausfiltert".

Was meinen wir übrigens, wenn wir über die häufig zitierte „Integration" sprechen? Ich habe oftmals den Eindruck, dass es zumeist eher um eine optische Integration geht. Bei der oberflächlichen Wahrnehmung gilt eine Person dann als integriert, wenn sie kein Kopftuch trägt, was offensichtlich als wichtiger Gradmesser gilt. Kleidungsgewohnheiten als Gradmesser für Integration?
Wie sieht es jedoch mit den Werten aus, die eine Gesellschaft zusammenhalten sollten. Eine Gesellschaft und ihr Zusammenhalt sollte nicht auf Kleidung und Tücher reduziert werden. Deutschland und die Europäische Union haben eine Verfassung mit gemeinsamen Werten und Überzeugungen, zu denen die Gleichberechtigung von Mann und Frau genauso gehört, wie der Grundsatz der Chancengleichheit für alle Menschen, egal welcher Herkunft und Orientierung. Dazu gehört in den Nationalstaaten eine oder mehrere offizielle Sprachen, deren Beherrschung die Kommunikation erleichtert, und deshalb Voraussetzung für den Eintritt in die Gesellschaft sein sollte. Wer diese Bedingungen erfüllt, gehört dazu. Unabhängig davon, wie er oder sie sich anziehen, welche Muttersprache sie haben oder woran und ob sie überhaupt glauben.

Abschließend sei – mit Verweis auf den folgenden Beitrag – zur Person von Frau Süssmuth noch gesagt, dass es für mich eine besondere Freude war, unter dieser Frau in ihrer Funktion als Bundestagspräsidentin im Bundestag tätig gewesen zu sein. Die Konservativen wissen nicht, was für einen großen Fehler sie gemacht haben, diese Frau nicht an vorderste Stelle zu setzen. Die Migrations- und Integrationspolitik der CDU hätte manches Problem weniger in dieser Republik, wenn Frau Süssmuth dafür verantwortlich wäre, was ich als Nachfahre von Zugewanderten gewiss sagen kann.

3.2 Zuwanderung und die sozialpolitische Situation in Deutschland

Rita Süssmuth

Der folgende Beitrag setzt sich sowohl mit der gegenwärtigen sozialpolitischen Situation als auch mit einigen besonderen Problemen der gesundheitlichen Versorgung von Migranten im Zusammenhang mit der Zuwanderung in Deutschland auseinander.

Zunächst geht mein Dank an die Klinik für Psychiatrie und Psychotherapie der Ruhr-Universität Bochum, die sich dieser Thematik in dem vorliegenden Buch angenommen hat. Als frühere Gesundheitspolitikerin weiß ich, dass es oft gerade eines Anstoßes der weniger vorurteilsfrei angesehenen Bereiche der medizinischen Wissenschaften bedarf, um sowohl medizinische, als auch gesellschaftliche Impulse zu geben, die uns voran bringen; denn es kommt ja nicht von ungefähr, dass dies gerade von dem Fachgebiet Psychiatrie ausgeht. Es ist eine Disziplin, die mit der sozialen Situation ihrer Patienten intensiv konfrontiert ist, und deshalb konfliktreiche, sozialpolitisch drängende Fragen erkennt und aufgreift, um so zur allgemeinen und wissenschaftlichen Diskussion beizutragen. Die in diesem Fach Tätigen setzen sich täglich mit seelischen Störungen auseinander und wissen um die Welt der Gefühle, die sie als Grundlage ihrer therapeutischen Bemühungen und für wissenschaftliche Erhebungen nutzen und werten. Wer um diese Gefühlskategorien weiß, dem ist es geläufig, dass Krankheiten auf der Matrix von Unterdrückungs- und Ausgrenzungskonflikten und auf dem Boden der vielfältigen Belastungen durch mangelnde Wertschätzung gedeihen können.

Vor dem Hintergrund dieses Wissens lässt sich die tiefergehende Bedeutung erahnen, die zu den kritischen Fragen führt: Wie hält es eigentlich unsere Gesellschaft mit den Nicht-Integrierten? Was kann sie von diesen lernen?

Die Thematik wird bewusst nicht lediglich unter Versorgungsaspekten dargestellt, sondern vielmehr unter dem Gesichtspunkt, mehr über die menschliche Dimension und die besonderen Stärken von Nicht-Integrierten, Migranten oder psychisch Kranken zu erfahren. Diese Sichtweise habe ich selbst durch die bereits viele Jahre zurück liegende Psychiatrie-Enquète lernen können. Erst durch den direkten Zugang zu den Menschen selbst und die Auseinandersetzung mit ihnen werden deren Qualitäten deutlich. Es gilt, sich mit dem Alltag und den täglichen Hürden für Migrantinnen und Migranten auseinander zu setzen, um so sein Blickfeld zu erweitern.

Wenden wir uns zunächst der gesellschaftspolitischen Situation in Deutschland und den derzeitigen Rahmenbedingungen unserer Gesellschaft zu. In unserem Land fehlt es leider nicht nur an einem stringenten Bemühen einer funktionalen Integration, sondern auch an der nötigen Akzeptanz und erforderlichen Wertschätzung der Menschen anderer Herkunft.

So ist der gegenwärtige, teils herbeigeredete und teils durch unser Handeln herbeigeführte Konflikt mit der muslimischen Welt in hohem Maße einer, der Folge dieser mangelnden Wertschätzung anderer Kulturen ist. Eine Parallele lässt sich bei dem Thema Zuwanderung erkennen; auch hier haben wir ein erhebliches Problem mit dem Fremden und Andersartigen. Zuwanderung wird bedauerlicherweise nicht unter dem Gesichtspunkt der Bereicherung, der Erweiterung oder des Gewinns an Kenntnissen gesehen, sondern leider vielmehr unter dem eingeengten Blickwinkel der Belastung, Bedrohung oder Gefährdung.

In anderen Kulturen wird durchaus ein offenerer Zugang zu Menschen anderer Herkunft praktiziert; exemplarisch stehen dafür die verschiedenen Kulturen des lateinamerikanischen Kontinents. Das zeigt sich auch am Beispiel von binationalen Partnerschaften und Ehen. Diese können zwar mitunter konfliktbeladen sein, zugleich liegt in ihnen auch eine besondere Chance. Denn der Umgang mit dem Fremden, Neuen und Noch-nicht-Vertrauten bringt zwar das Potential für Konflikte, eröffnet aber zugleich die Möglichkeit einer Bereicherung. Der Aspekt des vielfältigen Gewinns und der menschlichen, kulturellen, wirtschaftlichen sowie sozialen Bereicherung kommt in der öffentlichen Diskussion leider viel zu kurz.

In unserer Gesellschaft wird nämlich Zuwanderung in alarmierend einseitiger Wahrnehmung als Belastung wahrgenommen. Zudem gibt es im Erleben der unterschiedlichen Hintergründe für Migration hierarchische Bewertungen. Das wohl negativste Bild wird bei den vorurteilsvollen Sichtweisen von der Gruppe der Flüchtlinge gezeichnet. Stigmatisierende Äußerungen sind über diese Menschen zu hören, dass diese der Gesellschaft „nicht so recht etwas bringen". So unterscheidet die politisch-öffentliche Sprache durchaus zwischen Zuwanderern, die zu einem materiell-gesellschaftlichen Nutzen beitragen und Zuwanderern, die keinen direkten volkswirtschaftlichen Gewinn erreichen, vielleicht Kosten verursachen oder sogar Schaden anrichten. Demgemäss sind die Klischees über das positive Bild des gezielt angeworbenen, hochgebildeten, ausländischen Informatiker der IT-Branche gegenüber dem auf eigenes Betreiben zugewanderten, politisch verfolgten Flüchtling mit unzureichender beruflicher Qualifikation konträr. Der letztere ist der Schwache, der ständiger Unterstützung bedarf.

Von deren Stärken hören wir bedauerlicherweise fast nie etwas. Denn jemand, der über mehrere Tausend Kilometer geflohen ist, der vor Naturkatastrophen, politischer Verfolgung, Bürgerkriegen, Armut oder gleich mehreren dieser Gründe seine Heimat verlassen hat, der hat bereits eine immense, beachtenswerte Leistung hinter sich gebracht. Das ist kein Ausdruck von Schwäche und diese Menschen sollten nicht als schwach angesehen werden, auch wenn sie geschwächt ankommen. Sie verdienen eine andere Bewertung. Im Umgang mit diesen Personen schwächelt oftmals unser Staat: Die staatlichen Vorgaben für diese Mitmenschen sind restriktiv, was daran zu erkennen ist, dass Flüchtlinge zum Beispiel einem Arbeitsverbot unterliegen.

Versetzen wir uns doch einmal in die Lage eines weither Geflüchteten, dem es gelungen ist, in Deutschland anzukommen. Bei der Ankunft wird ihm gesagt, er dürfe hier nicht arbeiten, sondern müsse erst einmal drei Jahre auf diese Erlaubnis warten. Danach könne er dann zukünftig arbeiten, vorausgesetzt, dass keinem Deutschen der Arbeitsplatz weggenommen wird. Diese Vorgaben und gesetzlichen Regelungen sind äußerst problematisch und führen zwangsläufig zur Inanspruchnahme von Sozialleistungen.

Noch immer sind sorgenvolle Äußerungen zu hören, dass eine Änderung des rechtlichen Status für Flüchtlinge und Zuwanderer die Pforten unseres Staates unkontrollierbar öffnen und eine Vielzahl von Menschen aus wirtschaftlich ärmeren Regionen magnetisch angezogen würden, um unser Land zu bevölkern. Diese Angst ist aber irrational, wie der Blick auf Länder, die das anders handhaben, deutlich zeigt. In Ländern mit einer anderen Regelung ist nämlich die Zuwanderungsrate keineswegs größer, sondern eher sogar geringer. Wir sollten also selbstkritisch erkennen, dass wir uns in manchen Ansichten über Migranten in Stereotypen und Denkschablonen einbetoniert haben und eine sachliche Überprüfung nicht wirklich zulassen.

Das zeigt auch die jüngste politische Diskussion über Zuwanderung. Zuvor wurden Gutachten und Gegengutachten erstellt. Die Schlussfolgerungen besagten letztlich, dass trotz der belastend hohen Arbeitslosigkeit ein Bedarf an ausländischen Arbeitskräften in bestimmten Bereichen besteht. Dieser Auffassung wurde widersprochen mit dem Argument, dass es volkswirtschaftlich töricht sei, eine modifizierte Zuwanderungspolitik zu verfolgen, weil sie die sozialen Sicherungssysteme belaste.

Es ist zu begrüßen, dass die Bürger inzwischen kritisch nachfragen und bisweilen nachdenklicher sind als manche ihrer Führungskräfte, indem sie nämlich hinterfragen, ob das alles so stimmen kann. So ist Deutschland bereits seit Jahrzehnten ein Einwanderungs-, Zuwanderungs- und Abwanderungsland. Seit Mitte der 60er Jahre konnte durch Zuwanderung die deutlich rückläufige Geburtenrate (zunächst) aufgefangen werden.

Demographische Erhebungen und Betrachtungsweisen mögen nicht populär und deren Ergebnisse unzureichend bekannt sein, Allgemeinwissen ist aber mittlerweile, dass unsere Bevölkerung seit Jahren altert und schrumpft. In diesem Zusammenhang muss mit aller Deutlichkeit darauf hingewiesen werden, dass weder seitens der staatlichen Zuwanderungskommission noch von der Mehrzahl der bekannten Bevölkerungs- oder Migrationsforschern angenommen wird, dass man die problematische Bevölkerungsentwicklung in unserem Land oder in Europa durch Zuwanderung lösen könne. Sie lässt sich aber entschärfen. Deutschland darf die Entwicklung nicht verpassen, während andere Länder ihre Zuwanderungsangebote attraktiv gestalten. Wird die Zuwanderung in Deutschland restriktiv gehandhabt oder sogar abgelehnt, wird es irgendwann kaum mehr möglich sein, das Steuer herumzureißen, um notwendige Zuwanderer für unser Land zu gewinnen.

Die schwindende Bevölkerungszahl mag dabei für sich genommen vielleicht noch kein Problem sein, es resultieren jedoch in einer Übergangszeit daraus problematische Entwicklungen. Sollte in naher Zukunft eine ausgezeichnete Familienpolitik umgesetzt und durch attraktive finanzielle Anreize versucht werden, die

Geburtenzahl zu erhöhen, so muss beachtet werden, dass die Geburtenkohorte aufgrund des Rückgangs der Frauen im gebärfähigen Alter bereits halbiert ist.

Es ist auch ein gesicherter Tatbestand, dass die Bevölkerung des Ruhrgebiets bereits heute stärker abnimmt als in anderen Regionen Deutschland. Wir haben es auch hier – wie in Teilen Ostdeutschlands – mit einem Prozess anhaltender Abwanderung zu tun.

Exemplarisch soll das anhand der ausgezeichneten Datenerhebung der Bevölkerung von Essen verdeutlicht werden. Die Stadt Essen hat allein in den vergangenen 20 Jahren ungefähr 15 Prozent ihrer Bevölkerung verloren.

Solche Entwicklungen dürfen nicht tabuisiert werden, sondern es wäre besser und zukunftsweisender, offen damit umzugehen. Auch bei der angespannten Lage auf dem Arbeitmarkt muss klar benannt werden, wo Arbeitskräfte fehlen, was kurz und mittelfristig auf dem deutschen Arbeitsmarkt zu verbessern ist und wo der Bedarf über begrenzte Zuwanderung kurzfristig zu regeln ist.

Wenden wir uns nun der Gruppe der Aussiedler zu. Gegenwärtig beträgt die Zahl der Aussiedler in Deutschland über 4 Millionen Menschen, 2,5 Millionen kommen aus Osteuropa, die anderen aus Mitteleuropa. Die Aussiedlerpolitik ist ein Feld, das politisch umfassend diskutiert werden muss.

Bisher ist es eine Politik des „Hin und Her" gewesen, bei der mal spezifische Steuerungsmaßnahmen vorgenommen wurden, um mehr Aussiedler aufzunehmen, dann wieder Maßnahmen ergriffen wurden, um weniger Aussiedler nach Deutschland kommen zu lassen. Solche Vorgänge müssen offen kritisiert werden. Durch diese wechselhaften politischen Regelungen werden selbst eine Fülle von Problemen geschaffen, mit denen unsere Gesellschaft aktuell zu kämpfen hat.

Für die Integration von Aussiedlern wurden von staatlicher Seite in der Vergangenheit zunächst große Anstrengungen unternommen, dagegen gab es in den letzten Jahren massive Integrationsschwierigkeiten, für die es im wesentlichen drei Gründe gibt:

Aus den osteuropäischen Ländern kommen immer weniger deutschstämmige und deutschsprachige Migranten, stattdessen gehen inzwischen Dreiviertel der Spätaussiedler aus binationalen Ehen hervor. Diese sind im Sinne des Gesetzes Deutsche. Es ist bisher aber zu wenig darauf geachtet worden, dass sie die deutsche Sprache beherrschen lernen. Die Forderung solcher Kenntnisse ist bislang nur für den Antragsteller bei der Einreise nach Deutschland gestellt worden, nicht für die Familienangehörigen.

Zudem müssen die Kürzungen im Bereich der Spätaussiedler-Maßnahmen seit den 90er Jahren kritisch beurteilt werden, denn sie haben gerade im sprachlichen Bereich deutlich negative Auswirkungen. Ohne solide Sprachkenntnisse wird jedoch eine wirkliche Integration scheitern und Arbeitsmöglichkeiten werden blockiert.

Schließlich kommen gerade aus der früheren „Gemeinschaft unabhängiger Staaten" (GUS) durchaus qualifizierte Fachkräfte. Gerade die Nichtanerkennung ihrer Abschlüsse macht es den Akademikern, den Frauen und Männern, oft so schwer, in unserer Gesellschaft einen Platz zu finden. Die Behauptung, dass dort ausgebildete Personen generell minder qualifiziert seien, zeugt von Unkenntnis.

Bezüglich der Sprachförderung und der Arbeitsmöglichkeiten in Deutschland müssen wir selbstkritisch fragen, ob mit den Integrationskonzeption der jüngsten Zeit eine Integration der Spätaussiedler erreichbar ist.

Ein Umdenken ist in Fragen der Migration und Integration in unserer Gesellschaft überfällig – und das braucht Zeit –, auch wenn sich viele Menschen fragen, warum überhaupt ein Umdenken erfolgen solle.

Angesichts der in den letzten Jahrzehnten entwickelten Möglichkeiten der weltweiten Kommunikation und der im letzten Jahrhundert ermöglichten Mobilität – man denke an die Zunahme des Flugverkehrs, und anderer Verkehrsmittel – sind weltweite Migrationsbewegungen längst eine globale Realität. Wahrscheinlich sind es eher die Anfänge einer weiter zunehmenden Mobilität der Völker.

Es gibt eine Vielzahl von Gründen, die zu Migration veranlassen. Sie resultieren aus den jeweiligen sozialen, gesellschaftlichen und politischen Bedingungen. Betrachten wir das Konfliktpotential des Nord-Süd-Gefälles, das nicht kleiner geworden ist, oder die nicht geringer gewordenen Armutsprobleme. Ebenso wenig haben die mit Waffengewalt ausgetragenen Konflikte und politischen Verfolgungen abgenommen.

Es ist absurd anzunehmen, man könne die Welt globalisieren, die Informations- und Kommunikationsmöglichkeiten internationalisieren und die Transportmöglichkeiten erweitern, und dann erwarten, dass die Menschen sich nicht auf Wanderschaft begeben, um ihre Chancen in einem anderem Umfeld zu nutzen. Auch sollten wir uns vergegenwärtigen und uns darauf einrichten, dass neben der freiwilligen Migration nach wie vor eine unfreiwillige Migration in großem Umfang besteht. Es wachsen die dringlichen Nachfragen an die Aufnahmeländer Europas.

Wechseln wir nun thematisch zum medizinisch-pflegerischen Bereich als Beispiel für eine hohe personelle Bedarfsnachfrage. Nach den Angaben der Bundesärztekammer sind insgesamt fast 45 Prozent der Beschäftigten in diesem Bereich Migranten, was zunächst sehr hoch erscheinen mag, aber der Realität entspricht.

Wird an dieser Stelle eingewandt, dass es ja auch viele ausländische Pflegebedürftige in Deutschland gibt, dann entspricht dies wiederum nicht der Wirklichkeit. Im Gegenteil wird bislang nur ein verschwindend kleiner Anteil der Migranten pflegerisch versorgt. Menschen fremder Herkunft nehmen die professionellen Alten- und Pflegeheime weniger in Anspruch, weil sie durch ihr eigenes soziokulturelles Umfeld – meist die Familie – aufgefangen werden. Einige Migranten kehren zudem im Alter in ihr Heimatland zurück, was sich in Zukunft ändern kann.

Diese Aspekte werden meistens verschwiegen. Faktisch ist es aber so, dass in bestimmten Bundesländern zwar ein „Nein" zum Zuwanderungsgesetz erklärt wird, zugleich aber Pflegekräfte aus anderen Ländern für private Haushalte angeworben werden – wie es in Bayern und Hessen geschieht. Diese Arbeitskräfte werden dann jedoch nicht als Pflegekräfte, sondern vielmehr als „pflegerische Haushaltskräfte" umdefiniert. Das verdeutlicht, dass der Bedarf an Arbeitskräften im eigenen Land nicht mehr gedeckt und eine ausreichende Versorgung durch die einheimische Bevölkerung nicht mehr geleistet werden kann: Wir müssen eingestehen, dass wir es mit den eigenen Ressourcen nicht mehr schaffen.

Damit kommen wir zum nächsten Thema, das die interkulturelle Zusammenarbeit betrifft. Begeben wir uns in eine Kommunalverwaltung eines unserer Nachbarländer, nach Frankreich, den Niederlanden oder nach Belgien, so sind in der öffentlichen Verwaltung Angehörige verschiedener Ethnien, Kulturen und Kontinente beschäftigt. Verglichen dazu ist die Situation der in Deutschland kommunal angestellten Migranten bescheiden. Als wir für den Zuwanderungsbericht in Deutschland nach der Zahl der Beschäftigten nicht-deutscher Herkunft in den Kommunen fragten, ließ die Mehrzahl der Kommunen auf dem Städtetag berichten, es müsse Personal abgebaut werden, weshalb eine Beschäftigung von Migranten nicht verstärkt im kommunalen Bereich erfolgen könne.

Es gibt aber Beispiele aus anderen Ländern, in denen ein integrativer Umgang mit Menschen anderer Herkunft gepflegt wird. Das beginnt mit dem Straßenbild in anderen Ländern, betrifft das Personal der Polizei, den Kindergartenbereich oder die Lehr- und Erziehungsberufe. Viele Probleme lassen sich durch interkulturelle Zusammenarbeit leichter lösen. Selbst der Bedarf an Dolmetschern könnte sich reduzieren, sofern in den verschiedenen Bereichen mehr Fach- und Arbeitskräfte anderer Kulturen zur Verfügung stünden. Das könnte vieles erleichtern und es gäbe nicht nur mehr Sprachkompetenz, sondern zugleich nötiges Know-how für fachliche und inhaltliche Aufgaben.

Auch gilt dies übrigens für die Jugendsozialarbeit. Wir haben in diesem Bereich leider ein ganz erhebliches Defizit.

Trotz fehlender Bundesrahmengesetzgebung scheinen wir zu begreifen, dass wir an Integration nicht mehr vorbei kommen. Die Akzeptanz und Verbreitung dieser Auffassung ist entschieden zu begrüßen. Wenn wir uns weiterhin abschotten – was die Deutschen ja beherrschen –, werden die Probleme wachsen. Es ist an der Zeit, an einer verbesserten Integration zu arbeiten. Das sollte sich nicht nur auf Neuankömmlinge beziehen, sondern auf die schon länger hier Lebenden; es geht um die „nachzuholende Integration".

Wegen der knappen finanziellen Ressourcen steht uns eine schwierige Aufgabe bevor; die anstehenden Notwendigkeiten stehen im krassen Gegensatz zu den finanziellen Möglichkeiten. Die Kommunen sind inzwischen gezwungen, die freiwilligen Leistungen fallen zu lassen und sind mehr denn je auf bürgerschaftliches Engagement angewiesen. Dabei ist ein wichtiger Aspekt hervor zu heben: Ehrenamtliche haben Entscheidendes für die in Deutschland geleistete Integration zustande gebracht. Dem bürgerschaftlichen Engagement ist der aktuelle Stand zu verdanken und zwar im Zusammenspiel von Einheimischen und Zugewanderten, die viele positive Initiativen auf den Weg gebracht haben. Angesichts der politischen Rahmenbedingungen hätten wir sonst wohl mehr Ausgrenzung zu beklagen als Integration erreicht.

Bei der Konstituierung von Gremien ist es aber immer noch so, dass zwar viel von Partizipation als griffig klingendem Slogan geredet wird, leider aber davon vieles trotz der Ausländerbeiräte nicht umgesetzt wird. Dabei führt nur gemeinsames Problemlösen zu Wertschätzung, statt zu Ausgrenzung. Würden wir die Partizipation mehr fördern und beachten, wäre es vielleicht nicht mehr erforderlich, die Richtlinien der Europäischen Union gegen Diskriminierung zu unterzeichnen. Wir sind aber weit davon entfernt und derzeit noch auf solche Richtlinien angewiesen.

Kommen wir auf das neue Zuwanderungsgesetz zu sprechen und auf die eigentlichen, zugrunde liegenden Schwierigkeiten bei diesem Gesetzesentwurf.

Die Grundausrichtung des Gesetzes ist durchaus positiv zu bewerten. Es ist bedauerlich, dass es bislang zu keiner Einigung über die Steuerung der Zuwanderung und Gestaltung der Integration zwischen Regierung und Opposition in den parlamentarischen Gremien gekommen ist. Letztlich will aber durchaus die Mehrheit der Bevölkerung, dass die Zuwanderungsfragen endlich gesetzlich eindeutig geregelt und eine bessere Steuerung und Gestaltung erreicht werden.

Über das Zuwanderungsgesetz wird im Vermittlungsausschuss des Bundesrates verhandelt. Für und wider einer Neuregelung stehen sich politisch konträr gegenüber. Solange die Arbeitslosigkeit nicht abgebaut ist, soll keine Neuzuwanderung in den Arbeitsmarkt erfolgen. Deutschland habe schon heute zu viele Ausländer, die nicht integriert seien. Die meisten Bürger und Bürgerinnen kennen den Inhalt des Gesetzes aber nicht und es herrscht mehr Desinformation als Information. Wichtig wäre eine sachliche Aufklärung und Diskussion, um die Fehlinformationen aus der Welt zu schaffen.

Es stellt sich die Frage, was mit dem Gesetz erreicht werden soll. Es ist kein Gesetz zur Öffnung der Zuwanderung, wie häufig behauptet wird; es gilt nicht das Motto: Öffnet das Zuwanderungstor.

Vielmehr ist es der Versuch, die verschiedenen Aspekte der Zuwanderung in einem ganzheitlichen Gesetz zu regeln. Anstatt einzelne Sondergesetze für Integration, für den Arbeitsmarkt oder für Flüchtlinge zu schaffen, sollten die verschiedenen Teilbereiche zu einem Gesetz gebündelt werden. Ziele sind dabei, weniger komplizierte Regelungen zu schaffen, Transparenz und Verständlichkeit zu vermitteln und eine Einheit von Migration und Integration zu erreichen. Weder ein Einheimischer noch ein Zugewanderter wird nämlich das derzeit geltende Ausländergesetz verstehen, ohne spezialisierte Experten zu Rate ziehen zu müssen.

Dabei haben die Gesetze in einer Demokratie allgemein verständlich zu sein; auch für Zuwanderer sollten sie (– wenn erforderlich durch eine Übersetzung –) nachvollziehbar bleiben. Sogar in der Zuwanderungskommission, der Runde der ausgewiesenen Fachleute, mussten wir – insbesondere bei gesetzlichen Regelungen zum Asylrecht – manches Mal eingestehen, die geltenden Regelungen nicht mehr zu verstehen. Wenn das aber schon versierten Juristen passiert, dann sollte das zur Entschuldigung und zur Psychohygiene für die betroffenen Migranten dienen, die dann auch sagen dürfen: Das haben wir ja überhaupt nicht gewusst!

Deshalb ist der Gesetzesentwurf schon aus Gründen der Klärung und Klarheit ein Schritt in die richtige Richtung. Allein bei dem komplizierten Teil des Aufenthaltsrechts ist es zu deutlichen Vereinfachungen gekommen, nämlich von sieben verschiedenen, zu zwei Regelungen der Aufenthaltsbestimmung: eines befristeten und unbefristeten Aufenthalts.

Versetzen wir uns in die Lage eines Migranten, der seit mehreren Jahren in Deutschland lebt, aber alle drei Monate erneut besorgt sein muss, ob er weiterhin im Land bleiben darf, weil er lediglich ein „Geduldeter" ist. Das führt zu einer erheblichen Verunsicherung und bedeutet eine massive Unsicherheit in der Lebensplanung. Das wirkt sich auch krankheitsfördernd aus, wie von medizinisch-psychologischer Seite bekannt ist.

Es ist doch nachzuvollziehen, dass die Betroffenen, die schon jahrelang bei uns sind, aber alle 3 Monate ihr Aufenthaltsrecht verlängern müssen, sowohl in der Ausbildung als auch bei der Arbeitssuche Nachteile haben, allein aus der Ungewissheit heraus, nach drei Monaten vielleicht das Land wieder verlassen zu müssen. Dabei gibt es elementare Anforderungen – wie in der Genfer Flüchtlingskonvention formuliert – mit einem Recht auf temporären Schutz, damit sich Menschen in ihrem Leben entsprechend sicher fühlen und entfalten können. Ebenso wie wir Erwartungen an das Verhalten von Zugewanderten in diesem Land haben, haben diese Menschen Erwartungen an uns. Werden beide Seiten berücksichtigt, gelingt auch eine wechselseitige Integration.

Von staatlicher Seite fehlt aber letztlich eine definitive Festlegung, wer in diese Integrationsbemühungen einbezogen werden soll. Ein deutlicher Dissens und eine intensive Auseinandersetzung besteht bei der politischen Diskussion in der Frage der Zuwanderung bei nicht-staatlicher und geschlechtsspezifischer Verfolgung.

Mit Blick auf die anstehenden Probleme sind die neuen Aufenthaltsbestimmungen entscheidend. Viele Migranten leben bei uns in Deutschland bereits seit langer Zeit, werden aber dennoch nicht als zugehörig wahrgenommen, selbst wenn sie die deutsche Staatsbürgerschaft erlangt haben. So wird den Menschen nicht-deutscher Herkunft – gerade auch den türkischen Zuwanderern –, die bereits deutsche Staatsbürger sind, allzu oft die Frage gestellt, ob und wann sie wieder in ihr Herkunftsland zurückgehen. Dabei sprechen sie ein gutes Deutsch, einige sogar besser als die Deutschen selbst, weil sie sich als Zuwanderer exzellent ausweisen wollen und müssen.

Im Hinblick auf die Gesetzesnovellierung ist es also wichtig, dass wir endlich dazu stehen, dass Deutschland kein Rotationsland, sondern ein Einwanderungsland ist, in dem Menschen leben, die dauerhaft bleiben, auch wenn sie ursprünglich als Flüchtlinge, Arbeitsmigranten oder aus anderen Motiven gekommen sind.

Wir sprechen häufig und viel über die 25 bis 30 Prozent der Nicht-Integrierten, viel zu wenig aber über die zwei Drittel der gut und umfassend Integrierten, die in unserem Land leben, arbeiten und unsere Verfassung und die Gesetze achten.

Bei den Nicht-Integrierten wiederum hören wir wenig über die historischen und gesellschaftspolitischen Hintergründe. Blicken wir auf die türkischen Migranten, so haben wir mit den staatlichen Anwerbeabkommen zunächst viele Leute aus einfachen Verhältnissen – auch Analphabeten – aus Anatolien ins Land geholt und sie als ungelernte Arbeiter für einfache Tätigkeiten eingesetzt. Als die Arbeitsmöglichkeiten durch die wirtschaftliche Rezession zunehmend wegfielen, unterblieb es auf regionaler, nationaler und auch europäischer Ebene, Möglichkeiten zur Qualifizierung verstärkt anzubieten.

Das ist nun bekanntlich ein mühsamer Prozess, wie von einheimischen Kindern aus sozialbedürftigen Familien bekannt ist. Sofern die Eltern Sozialhilfeempfänger sind, fällt es den Kindern schwer, sozial aufzusteigen, um nicht ihrerseits auch auf soziale Hilfe angewiesen zu sein.

Wenn wir also über die nicht-integrierten Zuwanderer sprechen, sollten wir zugleich die Probleme mit den einheimischen Nicht-Integrierten thematisieren. Das ist politisch wichtig. Die Zahl unserer Jugendlichen, die nach neun bis zehn Jahren die Schule ohne Abschluss verlassen, liegt im Bundesdurchschnitt bei circa 10%. Ist es dann überhaupt verwunderlich, dass es 20% in einer Gruppe sind, die mit sozialen Problemen in einem fremden kulturellen Umfeld zu kämpfen hat? Es sind also nicht kulturspezifische Faktoren oder ein mangelnder Wille zur Integration, sondern es hat auch entscheidend mit unserem Bildungswesen und unseren unzureichenden Fördermaßnahmen zu tun. Andere Voraussetzungen und ein größerer Einsatz von individueller Förderung sind vonnöten.

Das geschieht in anderen Ländern besser und die haben sicherlich nicht die intelligenteren oder befähigteren Zuwanderer. Es ist wichtig darüber nachzudenken, wie Zuwanderer erreicht werden können und welche Angebote für Kinder, Jugendliche und Erwachsene nötig sind.

Versetzen wir uns in die Situation einer Mutter, die erstmals erfährt, ihrem Kind bei den Hausaufgaben helfen zu können, weil sie sich vorher weitergebildet hat. Das ist eine sehr positive Erfahrung. Es besteht ein Nachholbedarf bei den Qualifizierungsmöglichkeiten und das ist durchaus zu leisten.

Die Nachfrage nach Sprach- und Integrationskursen ist seit der Diskussion um das Zuwanderungsgesetz erheblich gestiegen. Es fehlt also nicht an dem Willen und Bemühen zur Integration. Es wäre ein großer Schritt, wenn wir diese Nachfragen Ernst nehmen und darauf eingehen.

Fazit

Als Vorsitzende des Zuwanderungsrates wird es mir und unseren Mitgliedern ein gemeinsames Anliegen sein, die positiven Seiten der Zuwanderung und die Erfolgsgeschichten der Integration aufzuzeigen. Es gilt, der deutschen Bevölkerung deutlich zu machen, dass Integration geleistet werden kann und soweit auch möglich ist. Dabei wissen wir sehr wohl, dass Integration ein länger andauernder Prozess ist und oftmals nur in Stufen gelingt. Die Integrationsbemühungen sollten aber umfassend sein. Es muss erreicht werden, friedlich und in wechselseitiger Wertschätzung miteinander zu leben.

Abschließend sollen einige wichtige Aspekte des Gesetzesentwurfs noch einmal aufgegriffen werden.

Es ist zu vermeiden, Flüchtlinge und Arbeitsmigranten gegeneinander auszuspielen: Flüchtlinge mit einem anerkannten Aufenthaltsstatus brauchen den Zugang zum Arbeitsmarkt.

Es macht ja auch bei der Ausbildung ausländischer Studenten keinen Sinn, an der geltenden Regelung fest zu halten, dass sie zwei Wochen nach dem Examen in ihr Heimatland zurückkehren müssen. Sie sollen zukünftig ein Jahr im Land verbleiben können und auf dem Arbeitsmarkt einen Arbeitsplatz suchen können. Sie brauchen keine Integrationsmaßnahmen.

Genau so wenig macht es in der mittelständischen Wirtschaft Sinn, Bosnier oder Kroaten mit ihren Fachkenntnissen in deren Heimatländer zurück zu schicken, um zu erreichen, dass einige mittelständische Betriebe dann unzureichend funktionsfähig sind oder sogar schließen müssen.

Für bestimmte Gruppen sind Sondermaßnahmen erforderlich, als Zielvorstellung muss aber gelten, eine Integration in Bildung und Beschäftigung mit umfassender Partizipation zu erreichen. Wenn das gelingt, wird auch die physische und seelische Gesundheit unterstützt.

Bereits in den 80er Jahren gab es einen Streit, ob es denn eine angemessene und akzeptierte Kategorie der Weltgesundheitsorganisation sei, die seelische Gesundheit ("mental health") in das Gesundheitsverständnis aufzunehmen. Inzwischen ist dieser Streit beigelegt: Ein ganzheitliches Gesundheitsverständnis hat entscheidend an Akzeptanz und gesundheitspolitischer Bedeutung gewonnen.

Leider fehlt in unseren Berichten zur Zuwanderung, zu den Migrationsprozessen und zur Integration von Migranten der Bereich „mental health". Das Gesundheitsministerium des Bundeslands Nordrhein-Westfalen hat in seinem Gesundheitsbericht durchaus eine Pionierfunktion wahrgenommen, wie dem folgenden Beitrag entnommen werden kann . Bei der Erfassung spezieller gesundheitlicher Problembereiche ist darauf zu achten, dass sie nicht als spezifische Probleme von Ausländern verzerrt wahrgenommen werden, was besonders für den Bereich „Migration und Sucht" gilt. Suchtprobleme sind nämlich ebenso in der einheimischen Bevölkerung verbreitet. So wenig zutreffend, wie das Motto: „Keine Ausländer, keine Gewalt!", trifft das für die Suchtprobleme zu. Ohne Ausländer wären diese Probleme nicht geringer.

Bei den Kostenrechnungen ist Vorsicht geboten, wenn diese als Argument angeführt werden, Menschen aus anderen Ländern nicht nach Deutschland zu lassen. Vielmehr wäre es sinnvoll, die präventiven und integrativen Maßnahmen zu verstärken. Denn das Wissen ist ja aus Psychiatrie und Psychologie bekannt, dass psychische und psychosomatische Erkrankungen mit dem Grad der Ausgrenzung oder Perspektivlosigkeit zunehmen.

Die Kosten für die dann folgende gesundheitliche Versorgung werden für die Gesellschaft zwangsläufig sehr viel höher. Mehr Sinn macht es, Geld für vorbeugende Maßnahmen, also eine frühe Integration auszugeben. Wir reagieren leider erst, wenn die Probleme zu gravierenden Störungen geführt haben.

Die Aufgabe der Integration ist im neuen Gesetzesentwurf verankert, wenn auch zu knapp finanziert. Doch kann mit der Novellierung des Gesetzes nicht gewartet werden, bis ausreichend Geld zur Verfügung steht. Wir sollten mit dem beginnen, was jetzt vorhanden ist.

Es gilt, alle zu beteiligen, zu informieren und für mehr Mitarbeit an der Integration zu gewinnen. Nur so werden wir denjenigen erfolgreich begegnen, die auf polemische Art und Weise behaupten, dass Zuwanderung nur zum Niedergang der Bundesrepublik Deutschland führt. Unsere Gesellschaft hat von der Migration der vergangenen Jahrzehnte vielmehr erheblich profitiert: Migrantinnen und Migranten haben zu unserem Wohlstand beigetragen. Sie tragen zur Innovation, wirtschaftlichen Leistungsfähigkeit und Absicherung der sozialen Sicherungssysteme bei.

Auch unsere humanitäre Verpflichtung gegenüber politisch, rassisch und religiös Verfolgten muss Bestand haben.

Ich wünsche mir eine Bundesrepublik, in der jedem Menschen – gerade auch politisch verfolgten Menschen oder jenen, die im Zuge geschlechtsspezifischer Verfolgung geschädigt sind (oft für ein Leben lang) – Schutz gewährt wird und nicht darüber gestritten wird, ob das in unserem Land noch geleistet werden kann. Ihre Zahl ist klein – die wenigsten kommen in Deutschland an –, aber ihr Schicksal ist bedrängend.

3.3 Gesundheitspolitische Maßnahmen für die Integration und Versorgung von Migranten in Nordrhein-Westfalen

Birgit Fischer

Die Integration und Versorgung von Migrantinnen und Migranten haben in Nordrhein-Westfalen (NRW) einen hohen Stellenwert und gewinnen in der sozial- als auch gesundheitspolitischen Diskussion an Bedeutung. Die Integrationspolitik wird in Nordrhein-Westfalen als Querschnittsaufgabe verstanden, die in den unterschiedlichen Handlungsfeldern kontinuierlich weiterentwickelt wird.

Derzeit leben in Nordrhein-Westfalen etwa zwei Millionen Menschen ohne deutschen Pass, das sind rund 11% der Bevölkerung. Hinzu kommt eine wachsende Zahl von Deutschen mit Migrationshintergrund. Allein in den letzten fünf Jahren sind mehr als 250.000 Frauen, Männer und Kinder eingebürgert worden. Seit 1989 sind etwa 700.000 Spätaussiedler – in erster Linie aus den Staaten der ehemaligen Sowjetunion – nach Nordrhein-Westfalen gekommen. Das bedeutet, dass jeder sechste in Nordrhein-Westfalen lebende Mensch Ausländer ist oder einen Migrationshintergrund hat, also aus einem anderen Land mit anderen kulturellen Traditionen und anderer Sprache zu uns gekommen ist. Es sind Menschen mit unterschiedlichen persönlichen und sozialen Voraussetzungen und Lebensschicksalen – Arbeitsmigranten und ihre Familien, Flüchtlinge und Spätaussiedler.

Zuwanderung entwickelte sich in Deutschland lange Zeit ohne grundlegendes Konzept und ohne wirkliche Steuerung. Auf allen Seiten des politischen Spektrums kann man feststellen, dass die Wirklichkeit oft falsch eingeschätzt oder sogar ignoriert wurde. Der Öffentlichkeit wurde der Eindruck vermittelt, Deutschland sei kein Einwanderungsland.
Integrationsthemen wurden verdrängt, auch als längst klar war, dass ein großer Teil der Zuwanderer auf Dauer hier leben würde. Mit dem Zuwanderungsgesetz sollte eine neue Zeit eingeleitet werden. Lange war vom Perspektivenwechsel die Rede, doch lässt der Stand der Diskussion befürchten, dass dies noch nicht gelungen ist. Zuwanderung und Integration brauchen eine Steuerung und Planung, um die Chancen der Integration zu nutzen und Problemlösungen gezielt anzugehen.

Bezogen auf die Integrationspolitik hat sich in Nordrhein-Westfalen schon seit längerem ein Perspektivenwechsel vollzogen. Die Landesregierung hat mit ihrem 2. Zuwanderungsbericht aufgezeigt, dass gute Integrationserfolge erzielt worden sind und sehr viele, die einen ausländischen Pass haben oder als Spätaussiedler in Deutschland leben, ihre soziale, kulturelle und wirtschaftliche Integration ohne größere Schwierigkeiten bewältigen. Sie werden in unserem Land durch eine differenzierte und leistungsfähige Infrastruktur von Integrationseinrichtungen und Maßnahmen unterstützt.

Dabei arbeiten das Land, die Kommunen, die Spitzenverbände der Freien Wohlfahrtspflege und zahlreiche Organisationen gut zusammen.

Doch müssen wir auch feststellen, dass die Teilnahme und Teilhabe der Zugewanderten an dem, was unsere Gesellschaft an sozialen, schulischen, wirtschaftlichen und kulturellen Möglichkeiten bietet, nur zum Teil gewährleistet sind. Dies trifft auch für die Inanspruchnahme von Leistungen und Angeboten in unserem Gesundheitswesen zu. Vor diesem Hintergrund hat das Kabinett im Jahr 2000 eine Integrationsinitiative entwickelt. Beinahe zeitgleich hat der Landtag eine Integrationsoffensive verabschiedet, die fraktionsübergreifend zu ähnlichen Ergebnissen kommt. Diese Integrationsoffensive beschreibt die Integration als einen zweiseitigen Prozess, bei dem die Gesellschaft die besonderen Probleme, aber auch die Stärken von Zuwanderern berücksichtigen muss. Sowohl die aufnehmende Gesellschaft als auch die Zuwanderinnen und Zuwanderer müssen sich öffnen, um eine ernst gemeinte Integrationspolitik umzusetzen.

Bei der Umsetzung der Integrationsoffensive haben wir seitens des Ministeriums mit der Zweiseitigkeit ernst gemacht. Dabei werden die Migranten nicht aus der Pflicht entlassen, ihre Chancen in der Gesellschaft zu nutzen. Aber wir verpflichten alle Ressorts, in ihren Zuständigkeitsbereichen dafür zu sorgen, dass Migranten mit ihren besonderen Bedingungen angemessen berücksichtigt werden. Die Gesellschaft muss die Veränderungen und ihren Status realisieren. Migranten sind ein Bestandteil unserer Gesellschaft und diese Menschen – mit anderer Geschichte, anderer Sprache und anderem kulturellem Hintergrund – leben auf Dauer mit uns zusammen.

Insbesondere zwei Bedingungen sind entscheidend für eine gelingende Integration: Partizipation und Qualifikation.

Partizipation bedeutet natürlich insbesondere, dass wir Migranten in unsere Planungen und Entscheidungsprozesse einbeziehen und ihnen die Chance geben, an den gesellschaftlichen Entwicklungen teilzuhaben. Wir beziehen die Landesarbeitsgemeinschaft der kommunalen Migrantenvertretungen bei Anhörungen von Verbänden mit ein, fördern und beraten Migrantenselbstorganisationen und entwickeln neue Formen der Partizipation in den Kommunen.

Eine wesentliche Voraussetzung für die Förderung und den Erhalt von Qualifikation besteht darin, entsprechende Bildung und Ausbildung zu vermitteln. Nicht erst seit der PISA-Studie wissen wir, dass wir für die schulische Chancengleichheit von Zugewanderten noch viel tun müssen. Zwar haben sich – mit Blick auf längere Zeiträume – die Schulabschlüsse deutlich verbessert, aber wir haben noch keine Chancengleichheit erreicht. Deshalb wurden im Vorschulbereich neue Angebote der Sprachförderung eingerichtet. Doch tun wir uns immer noch schwer, die Chance der Zweisprachigkeit von Migrantenkindern für ihre Entwicklung zu nutzen und zu fördern. Solange die deutsche Bevölkerung der „Maßstab aller Dinge" ist, verpassen wir es, die originären Chancen der Migranten zu nutzen und zu fördern.

Noch immer gibt es auch auf dem Arbeitsmarkt keine Chancengleichheit für zugewanderte Jugendliche. Auch hier wollen wir weitere Aufklärungsarbeit leisten. Denn die Zahl der Jugendlichen aus Zuwandererfamilien, die eine Ausbildungsstelle haben, ist noch immer zu gering und zu viele sind arbeitslos. Deshalb hat die Landesregierung die Informationskampagne „Zugewanderte: Chance für Wirtschaft und Verwaltung" gestartet. Dabei stehen die Aufklärung und Werbung bei potentiellen Arbeitgebern, den Jugendlichen und ihren Eltern im Vordergrund. Mit dieser Kampagne soll der Zugang zugewanderter Jugendlicher zur Ausbildung, zum Arbeitsmarkt und zur Weiterbildung unterstützt werden. Ziel ist es, auf die besonderen Kompetenzen und Fähigkeiten junger Zugewanderter, wie Mehrsprachigkeit und interkulturelle Kompetenz, aufmerksam zu machen, bei potentiellen Arbeitgebern für sie zu werben und die Angebote von Ausbildung, Qualifizierung und Beschäftigung besser aufeinander abzustimmen. Zugleich sollen die Zugewanderten selbst auf die umfangreichen integrationspolitischen Angebote hingewiesen und gezielt informiert werden.

Die Kampagne wurde im Mai 2002 gemeinsam mit zahlreichen Partnern gestartet. Die Ziele der Kampagne werden von vielen Organisationen unterstützt. In einem gemeinsam unterzeichneten Aufruf erklären sie ihren Willen, die Integration junger Zugewanderter besonders zu unterstützen. Dazu zählen Kammern, deutsche und ausländische Arbeitgeberverbände, Gewerkschaften, Kommunen, die Arbeitsverwaltung, die Kirchen, Volkshochschulen und Migrantenvertretungen. Begleitet wird die Kampagne durch Informationsangebote, die sich besonders an potentielle Arbeitgeber, Jugendliche und ihre Eltern und an weitere Interessierte wenden. Zu diesen Angeboten zählen:

- die Info-Hotline zur Kampagne (C@ll NRW);
- im Internet gibt es weitere Informationen (www.chance.nrw.de);
- auf regionalen Veranstaltungen werden vor Ort potenzielle Multiplikatoren, Unternehmen und Verwaltungen sowie die Jugendlichen und ihre Eltern über das Anliegen der Kampagne informiert und für regionale „Netzwerke für Integration" gewonnen;
- in zunächst zwei Modellprojekten werden Lösungswege für die berufliche Integration von jungen Zugewanderten umgesetzt; dabei werden bestimmte Zielgruppen von jungen Zugewanderten angesprochen, wie z. B. gut Qualifizierte, bildungsferne Migranten und zugewanderte Ehefrauen;
- als Anreiz wird für Jugendliche aus Zuwandererfamilien jährlich ein Förderpreis ausgeschrieben. Es werden solche Jugendliche ausgezeichnet, die über besondere theoretische oder praktische Fähigkeiten, sprachliche Kompetenz oder andere besondere Talente verfügen.
- außerdem werden ein Unternehmen und eine öffentliche Verwaltung, die sich besonders um die Integration von jungen Zugewanderten bemühen, ausgezeichnet.

Auch in anderen Bereichen werden wichtige Impulse gesetzt. Beispielsweise geht es bei der Stadtentwicklung darum, das Zusammenleben so zu gestalten, dass Probleme der Zuwanderung nicht unnötig für alle Beteiligten verschärft werden. Der Kulturbereich war zum einen schon immer international geprägt, öffnet sich aber für die Kultur von Migranten nur schwer.

Alle Bereiche und Beispiele zeigen, dass wir ein umfassendes Verständnis von Integration brauchen. Sie kann nur dann erfolgreich gelingen, wenn sich die „aufnehmende" Gesellschaft für diesen Prozess öffnet. Dies bedeutet, dass sich unsere gesellschaftlichen Strukturen und Einrichtungen den Anforderungen der Integration vorbehaltlos stellen müssen.

Die gesundheitliche Versorgung hat eine eminent große Bedeutung für jeden einzelnen Menschen auch für jeden Einzelnen der bei uns lebenden Migranten und ist ein gutes Beispiel für die Chancen gelingender Teilhabe, die wir ausbauen und nutzen müssen. Angesichts dieser Bedeutung wurde mit dem Sonderbericht „Gesundheit von Zuwanderern in Nordrhein-Westfalen" im Rahmen der Gesundheitsberichterstattung NRW im Jahr 2000 – übrigens erstmals in einem Bundesland – der Versuch unternommen, die vorhandenen sozialmedizinischen und epidemiologischen Daten zur gesundheitlichen Situation und zur gesundheitlichen Versorgung von Zuwanderern in Nordrhein-Westfalen landesweit zu erfassen und zu analysieren. Eine solche Analyse ist erforderlich, um unter anderem dem Anspruch an unser Gesundheitswesen gerecht zu werden, Chancengleichheit und den gleichberechtigten Zugang aller Bürgerinnen und Bürger zu seinen Leistungen zu garantieren. Hierzu verpflichten das im Grundgesetz verankerte Sozialstaatsgebot und auch die von der WHO formulierten gesundheitspolitischen Ziele.

In dem Bericht „Gesundheit von Zuwanderern" ist deutlich geworden, dass es in vielen Bereichen erhebliche Unterschiede im Verständnis von Gesundheit und Krankheit sowie bei der Inanspruchnahme von gesundheitsbezogenen Leistungen durch Migrantinnen und Migranten im Vergleich zur deutschen Bevölkerung gibt – unabhängig von methodischen Problemen, die insbesondere durch Unterschiede im Altersaufbau aber auch durch die soziale Lage sowie einer defizitären Datenlage bestehen. Unterschiede zeigen sich zum Beispiel im Bereich der Infektionskrankheiten, bei Schwangerschaft und Geburt, der Zahngesundheit, der Inanspruchnahme rehabilitativer Leistungen, bei Unfällen und Berufskrankheiten, aber auch bei der psychischen Gesundheit.

Auch wenn eine wissenschaftlich fundierte Analyse der Krankheits- und Versorgungssituation von Migrantinnen und Migranten durch unterschiedliche methodische Probleme erschwert wird, so wissen wir jedoch aus verschiedenen Untersuchungen und Erfahrungsberichten, dass unser Gesundheitssystem diese Menschen bisher nur unzureichend erreicht hat und dass es eine Reihe von Ursachen gibt, die dazu beitragen, dass die bestehenden Versorgungsstrukturen von diesen psychisch kranken Mitbürgerinnen und Mitbürgern nur in einem geringen Umfang in Anspruch genommen werden.

Zu den Barrieren gehören beispielsweise unzureichende sprachliche und interkulturelle Verständigungsmöglichkeiten, aber auch Unkenntnis oder mangelnde Information über das Versorgungs- und Hilfesystem. Daneben spielt – insbesondere für psychisch Kranke – die Angst vor aufenthaltsrechtlichen Konsequenzen für die Arbeit eine gewisse Rolle, ebenso wie ein gewisses Misstrauen gegenüber Beratungsstellen bei Gesundheitsbehörden, z. B. Gesundheitsämtern.

Aus den Basisdokumentationen einer Reihe psychiatrischer Kliniken wissen wir, dass der Anteil von Migranten unter den aufgenommenen Patientinnen und Patienten zum Teil deutlich unter dem Ausländeranteil der Bevölkerung in den entsprechenden Versorgungsgebieten liegt. Deutlich niedriger scheint auch die Anzahl der aufgenommenen alterskranken, alkohol- und medikamentenabhängigen ausländischen Patienten zu sein – zumindest in den Kliniken des Landschaftsverbandes Rheinland –, während der Anteil der drogenabhängigen ausländischen Mitbürger überrepräsentiert zu sein scheint. Inwieweit sich diese Ergebnisse auf andere Kliniken und andere Landesteile übertragen lassen, bleibt offen; es liegen dem nordrhein-westfälischen Gesundheitsministerium keine weiteren Daten vor. Aus unterschiedlichen Untersuchungen ist allerdings bekannt, dass Aussiedler der „Gemeinschaft unabhängiger Staaten" (GUS) fast dreifach häufiger eine Alkoholkrankheit aufweisen.

In einzelnen Kreisen und Städten haben sich – insbesondere aufgrund der räumlich unterschiedlichen Ansiedlung von Zuwanderern – bestimmte Behandlungsangebote an einzelnen Kliniken und im ambulanten Bereich entwickelt.

Tatsache ist, dass von keiner einheitlichen „Nachfrage-Struktur" auszugehen ist. Die bei uns lebenden Migrantinnen und Migranten stellen sowohl hinsichtlich des kulturellen, kommunikativen und sozialen Hintergrundes als auch hinsichtlich der demographischen Struktur eine äußerst heterogene Gruppe dar. Um eine deutliche Verbesserung der Versorgungssituation für Migrantinnen und Migranten zu erreichen, müssen deshalb alle in unserem Gesundheitssystem Verantwortlichen ebenso wie alle Institutionen und Einrichtungen in ihren Zuständigkeitsbereichen dafür Sorge tragen, dass ihre gesundheitlichen Belange angemessen berücksichtigt werden. Angesichts der Heterogenität der Menschen mit Migrationshintergrund und der zum Teil sehr kleinen Patientenzahlen ist zu beachten, dass oftmals ein Kompromiss zwischen einer hinreichend wohnortnahen Versorgung und einer fachlich angemessenen Differenzierung und Kompetenz des Beratungs- und Behandlungsangebotes gefunden werden muss.

Grundsätzlich sollte jedoch die gesundheitliche Versorgung – dies gilt selbstverständlich auch für psychisch Erkrankte – integriert in den bestehenden gemeindenahen Einrichtungen erfolgen. Spezialeinrichtungen und überregionale Versorgungsangebote erschweren die Integration und fördern die Ausgrenzung.

Da für die gesundheitliche Versorgung der Zuwanderer in Nordrhein-Westfalen vorrangig die Akteure des Gesundheitswesens im Rahmen der Selbstverwaltung verantwortlich sind, hat sich die 10. Landesgesundheitskonferenz, in der alle wesentlich Verantwortung tragenden Institutionen und Organisationen des Gesundheitswesens in NRW vertreten sind, im August 2001 mit dem Thema „Soziale Lage und Gesundheit" befasst und konkrete Handlungsempfehlungen zur Verbesserung der gesundheitlichen Versorgung von Migrantinnen und Migranten im Rahmen des Regelversorgungssystems beschlossen.

Die 10. Landesgesundheitskonferenz stellt dazu fest:

„Die soziale und wirtschaftliche Integration der in der Bundesrepublik lebenden Zuwanderer ist eine gesellschaftspolitische Aufgabe von hoher Priorität. Die Gesundheitspolitik muss sich diesen Herausforderungen in wesentlich stärkerem Maße stellen, als dies in der Vergangenheit der Fall war. Im Vordergrund steht dabei die Chancengleichheit. Alle Bürgerinnen und Bürger und damit auch die bei uns lebenden Zuwanderer haben zwar rechtlich den gleichen Zugang zu den Leistungen unseres qualitativ hochentwickelten Gesundheitswesens; Barrieren, ihn zu nutzen, müssen aber überwunden werden. Die Sensibilisierung der Einrichtungen und Institutionen des Gesundheitswesens für die besonderen Belange von Migrantinnen und Migranten vor dem Hintergrund ihrer spezifischen kulturellen Erfahrungen und ihrer Lebensumstände ist dabei eine der zentralen Herausforderungen. Erforderlich ist weiterhin die Überprüfung der Anwendbarkeit und Wirksamkeit der gesundheitspolitischen Instrumente bezogen auf die Zielgruppe der Zuwanderer. Die Aufklärung und Information über die Angebote der gesundheitlichen Versorgung, der Beratung und Prävention stehen dabei besonders im Mittelpunkt".

Um dieses Ziel zu verwirklichen hat sich die Landesgesundheitskonferenz für ein Bündel von Maßnahmen ausgesprochen, die es auf unterschiedlichen Ebenen umzusetzen sind. Dazu gehört:

- Die Landesgesundheitskonferenz sieht es als notwendig an, dass migrationsspezifische Aspekte verstärkt im Rahmen der Aus-, Fort- und Weiterbildung der Gesundheitsberufe berücksichtigt werden.
- Um die medizinische und pflegerische Versorgung von Zuwanderern durch muttersprachliches Personal zu verbessern, müssen Mehrsprachigkeit und kulturell vielfältige Lebenserfahrungen als Qualifikationsmerkmale stärker gewürdigt und als Bewerbungsvorteile gewertet werden.
- Ebenso hält es die Landesgesundheitskonferenz für erforderlich, dass die bereits eingeleiteten Projekte zur Vermittlung berufsspezifischer Fremdsprachenkenntnisse und interkultureller Kompetenzen für Beschäftigte im Gesundheitswesen weiter ausgebaut werden. Dabei gilt es, professionelle Dolmetscherdienste effizient zu nutzen, d.h. dass durch intelligente Vernetzung möglichst viele Einrichtungen von den vorhandenen Diensten profitieren.
- Einen besonderen Stellenwert wird im Rahmen der Verbesserung der kommunikativen Kompetenzen auch mehrsprachigen zielgruppenorientierten Broschüren und Informationen eingeräumt.

Fasst man diese Empfehlungen zusammen, dann geht es vor allem um die Öffnung und Qualifizierung des Gesundheitssystems, um die Erhöhung der Kultursensitivität und Verbesserung der Kultur- und Sprachkompetenz der Gesundheitsberufe, aber auch um die Verbesserung der Informationen durch muttersprachliche Medien und Multiplikatoren. Diese in Nordrhein-Westfalen von der Landesgesundheitskonferenz im Jahr 2001 verabschiedeten Empfehlungen weisen große Überschneidungen mit den 12 Sonnenberger Leitlinien auf, die im vergangenen Jahr unter der Federführung des Referates für Transkulturelle Psychiatrie der Deutschen Gesellschaft für Psychiatrie, Psychotherapie und Nervenheilkunde (DGPPN) zur psychiatrisch-psychotherapeutischen Versorgung von Migrantinnen und Migranten in Deutschland verabschiedet wurden (s. Kap. 19).

Empfehlungen dieser Art sind eine wichtige Voraussetzung, um zwischen vielen Beteiligten über bestimmte Ziele einen Konsens herzustellen und bestimmte Veränderungsprozesse einzuleiten. Ebenso wichtig ist allerdings, diese Empfehlungen konkret in Handlungsschritte zu überführen. Festzustellen ist, dass es bundes- und landesweit weniger an Empfehlungen und Vorschlägen zur Verbesserung der Versorgung von (psychisch) kranken Menschen mit Migrationshintergrund mangelt, als daran, diese Empfehlungen konkret in der Praxis zu verankern. Der Schritt von der Einschätzung, was getan und was verändert werden muss, bis hin zur praktischen Umsetzung, ist in vielen Bereichen schwierig. Diese Situation spiegelt sich in vielen gesundheits- und sozialpolitischen Debatten wider.

Dennoch besteht Zuversicht, dass es gelingen wird, die vielerorts erfolgversprechenden Konzepte, Ansätze und Erfahrungen schrittweise systematisch in die gesundheitliche Versorgung in Nordrhein-Westfalen zu integrieren. Um diesen Prozess im Bereich der Versorgung von psychisch kranken Migrantinnen und Migranten von der Empfehlungs- auf die Handlungsebene anzustoßen, hat das Ministerium für Gesundheit, Soziales, Frauen und Familie des Landes NRW im April 2003 ein Werkstattgespräch zum Thema „Psychiatrische Versorgung von Migrantinnen und Migranten in Nordrhein-Westfalen" veranstaltet. Ziel dieses Workshops war es, einen Überblick über bewährte Konzepte und Projekte zu gewinnen und Anregungen zu erhalten, wie die Versorgung von psychisch kranken Menschen mit Migrationshintergrund – insbesondere in der voll- und teilstationären psychiatrischen Krankenhausversorgung sowie im Bereich der Versorgung durch den öffentlichen Gesundheitsdienst – verbessert und wie dieser Entwicklungsprozess unterstützt werden kann. Eine Arbeitsgruppe der Teilnehmer des Werkstattgespräches wird in diesem Jahr eine Auswertung der Diskussion dieses Workshops vornehmen und veröffentlichen; einige Aspekte der Diskussion sind an dieser Stelle von Interesse.

Es gibt eine Fülle von praktischen Erfahrungen und konzeptionellen Ideen, die jedoch nur zum Teil in anderen Regionen und Institutionen bekannt sind. Insofern bestand Konsens darüber, dass der Wissenstransfer – zum Beispiel im Rahmen einer landesweiten Informationsplattform – gefördert werden muss. Einigkeit bestand auch darin, die bestehenden Erfahrungen und Konzeptionen nicht nur zusammenzustellen und auszutauschen, sondern auch fachlich zu bewerten und auf ihre Übertragbarkeit auf andere Institutionen oder Regionen zu überprüfen.

Dissens bestand jedoch in der Frage, inwieweit die Umsetzung der Ziele in konkrete Maßnahmen in den Versorgungsstrukturen kostenneutral verwirklicht werden kann.

Ebenso kontrovers wurde die Idee von sog. „Migrationsbeauftragten" in Institutionen diskutiert. Der Aufgabenbereich eines solchen Beauftragten sollte beispielsweise folgendes beinhalten: Einerseits sollte er eine Art Bindeglied zwischen Betriebsleitung und Personal sein, andererseits für die Entwicklung von migrantenspezifischen Behandlungsansätzen, für Supervisionen, berufsspezifische Fort- und Weiterbildung des Klinikpersonals sowie für die Übersetzung von migrantenrelevanten Formularen (z.B. Einverständniserklärungen, Behandlungsvereinbarungen etc.) zuständig sein.

Die Schaffung einer – oder pro Klinik gar mehrerer – zusätzlicher Personalstellen wurde sehr kontrovers geführt. Stattdessen wurden sogenannt Kompetenznetzwerke zwischen den Diensten und Institutionen für die kulturspezifischen, besonderen Belange der Migranten in die Diskussion eingebracht.

Mit den Initiativen und Projekten, die das Land NRW auf den Weg gebracht bzw. gefördert hat, soll deutlich werden, dass die Landesregierung nicht nur Empfehlungen ausspricht oder Sonderberichte in Auftrag gibt, sondern in unterschiedlichen Bereichen und Projekten dazu beiträgt, sowohl die strukturellen Versorgungsbedingungen bestimmter Zielgruppen zu verbessern als auch Impulse zu geben, migrationsspezifische Angebote innerhalb der Regelversorgung zu verankern.

Dies gilt auch für die Betreuung von suchtkranken Menschen mit Migrationshintergrund. Es bedarf hier keiner gesonderten Hilfeangebote, sondern es kommt vielmehr darauf an, die bestehenden Hilfen entsprechend zu qualifizieren. Im Zusammenhang mit der Umsetzung des Landesprogramms gegen Sucht unterstützt das Land daher die Erweiterung des bestehenden differenzierten Hilfesystems für suchtkranke Menschen um migrantenspezifische Angebote. Über die Förderung von landesweit derzeit 15 Suchtberatungsstellen , die die Beratung von Migrantinnen und Migranten zu einem Schwerpunkt ihrer Arbeit gemacht haben, soll insbesondere der Aufbau von Kooperationsstrukturen mit den für Migration zuständigen Stellen verbessert und die Entwicklung regionaler Beratungsnetzwerke angestoßen und begleitet werden.

Innerhalb der Maßnahmen des Landes NRW gegen AIDS unterstützt die Landesregierung modellhaft Projekte zur Entwicklung von AIDS-Präventions- und Hilfeangeboten auch für Migrantinnen und Migranten. Auch hier geht es in erster Linie darum, die kulturspezifischen Belange in die bereits vorhandenen AIDS-Aufklärungs- und Hilfeangebote zu integrieren.

Ebenso gilt dies für ein sehr konkretes Projekt zur Verbesserung der landesweiten Information:

Das „Zentrum für Telematik im Gesundheitswesen" hält ein internetgestütztes Bürger- und Patienteninformationssystem bereit (www.nrw.de), das eine Übersicht über Projekte, Organisationen und Dienste zur gesundheitlichen Versorgung in NRW bietet. Mit diesem Internetportal ist die Suche nach Ärzten mit spezifischen Fremdsprachenkenntnissen möglich. Es ist geplant, den Themenkomplex „Migration und Gesundheit" in diesem Internetportal weiter auszubauen und um spezifische Angebote für Migrantinnen und Migranten zu ergänzen.

Es gibt noch weitere Initiativen, die zur Zeit von der Landesregierung NRW gefördert und ausgebaut werden: Im Rahmen des Projektes „Türkisch am Krankenbett" werden an der Universität Essen berufsspezifische Türkischkenntnisse und interkulturelle Kompetenzen für Beschäftigte im Gesundheitswesen vermittelt. Dieses Projekt hat das Ministerium für Gesundheit NRW seit einigen Jahren finanziell unterstützt. Die Förderung wird auch in den nächsten beiden Jahren fortgeführt.

Bei der Entwicklung und Umsetzung von spezifischen Maßnahmen kommt dem öffentlichen Gesundheitsdienst (ÖGD) eine besondere Verantwortung zu. Der ÖGD hat eine wichtige Rolle als „Anwalt" für die Belange der Zuwanderer und es gilt, diesen bei der Wahrnehmung seiner Aufgaben zu stärken. Positiv ist, dass sich auch die kommunalen Gesundheitskonferenzen dem Thema zuwenden, weil es „vor Ort" am besten gelingt, den besonderen Bedürfnissen der Migrantinnen und Migranten Rechnung zu tragen. In Bielefeld, Bochum, Dortmund, Minden-Lübbecke, Unna sowie im Oberbergischen Kreis haben Arbeitsgruppen in den Kommunalen Gesundheitskonferenzen unter verschiedenster Schwerpunktsetzung (z.B. medizinische Versorgung und Gesundheitsfürsorge bei Migranten, psychosoziale Beratung von Migranten, Kindergesundheit und Migration) bereits das Thema „Gesundheit und Migration" aufgearbeitet. In Bielefeld hat die „Arbeitsgemeinschaft Migration und Gesundheit" der kommunalen Gesundheitskonferenz Zielvorstellungen für eine problemorientierte Gesundheitspolitik entwickelt und Handlungsvorschläge für Entscheidungsgremien formuliert. Damit wird die Gesundheit von Migranten zum Gegenstand einer zielorientierten kommunalen Gesundheitsplanung.

Die genannten Aktivitäten und Projekte geben nur Anstöße für eine Weiterentwicklung unseres Systems der gesundheitlichen Versorgung, orientiert an den Bedürfnissen von Migrantinnen und Migranten. Es ist wichtig, diese Anstöße aufzunehmen und weiterzuentwickeln, um dadurch das System der gesundheitlichen Versorgung für die Bedürfnisse der Migrantinnen und Migranten zu öffnen.

3.4 Angebote für Migranten im LWL-Psychiatrie-Verbund

Helga Schuhmann-Wessolek

Der Landschaftsverband Westfalen-Lippe (LWL) sieht seine Aufgabe darin, im LWL-PsychiatrieVerbund mit insgesamt

- 90 Einrichtungen
- 6.375 Behandlungs- und Betreuungsplätzen
- und insgesamt 8.895 Mitarbeiterinnen und Mitarbeitern

ein flächendeckendes gemeindenahes Versorgungssystem zur Krankenhausbehandlung, Rehabilitation, Eingliederung und Pflege aufzubauen und dieses mit den entsprechend notwendigen spezialisierten Behandlungs- und Versorgungseinheiten zu ergänzen. Damit kann allen Bürgerinnen und Bürgern zu jeder Phase ihrer psychiatrischen Erkrankung bzw. auch ihrer Behinderung eine individuelle und passgenaue Therapie ermöglicht werden. Im LWL-PsychiatrieVerbund wurden im vergangenen Jahr ca. 48.000 Patientinnen und Patienten behandelt, bzw. ca. 1.800 behinderte und pflegebedürftige Menschen betreut.

Grundsätzlich stehen alle Angebote des LWL-PsychiatrieVerbundes allen Migrantinnen und Migranten offen. Sie werden mit dem Ziel der Integration in die Gesellschaft im jeweiligen Therapiesetting entsprechend der aufgebauten Abteilungsstrukturen behandelt. Dabei kann der LWL auf die Sprach-, Kultur- und Heimatkenntnisse von ca. 60 angestellten ausländischen Mitarbeiterinnen und Mitarbeitern in den jeweiligen Einrichtungen zurückgreifen. Der Zugang zu den Einrichtungen und die Behandlung der Migrantinnen und Migranten wird damit wesentlich erleichtert.

Darüber hinaus sind an einzelnen Kliniken und Zentren für Psychiatrie des LWL spezielle Behandlungseinheiten geschaffen worden, mit denen diese Klientel eine fach- und sachgerechtere Behandlung erfährt, durch beispielsweise den qualifizierten Drogenentzug für Migrantinnen und Migranten an der Westfälischen Klinik Warstein und durch die Behandlung von Kindern und Jugendlichen mit Migrationshintergrund an dem Westfälischen Institut Hamm sowie der Westfälischen Klinik Marl-Sinsen (Haardklinik).

Die Versorgung von psychisch erkrankten Migrantinnen und Migranten ist ein Versorgungsschwerpunkt im Psychiatrieverbund des LWL und ergänzt die etablierten aufgebauten erforderlichen Behandlungsstrukturen in der gemeindenahen Psychiatrie.
Hierfür stehen im LWL-PsychiatrieVerbund insgesamt 11 Kliniken der Erwachsenenpsychiatrie und 3 Kliniken der Kinder- und Jugendpsychiatrie zur Verfügung. Gleichzeitig erfolgt der Aufbau eines umfangreichen teilstationären und

ambulanten Versorgungsnetzes. Der LWL betreibt derzeit in Trägerschaft 29 Tageskliniken, weitere 21 sind geplant.

Spezialisierte Versorgungseinheiten stehen auch zur Behandlung von Migrantinnen und Migranten zur Verfügung, wie z. B. der qualifizierte Drogenentzug, Mutter-Kind-Behandlungen, Depressionsstationen. Diese Einheiten ergänzen vielfach das gemeindenahe Therapieangebot der Einrichtungen.

Der LWL hält darüber hinaus 11 Bereiche der medizinischen Rehabilitation von Abhängigkeitskranken und 2 Institute für die Rehabilitation von psychisch kranken Menschen vor. In 11 Wohnverbünden, d. h. Einrichtungen der Eingliederungshilfe, sind in Kooperation und enger Abstimmung mit der freien Wohlfahrtspflege ambulante und stationäre Wohn- und Betreuungsstrukturen aufgebaut worden. Ambulante und stationäre Leistungen der Pflege ergänzen in 7 Pflegezentren das Gesamtversorgungsangebot.

Die aufgezeigten Versorgungsmodule prägen die LWL-Verbundidee.

Verbund bedeutet:

- Erstens stehen alle Behandlungsangebote in Verbindung mit den Angeboten anderer regionaler Anbieter und schaffen die notwendigen Kooperationsstrukturen.
- Zweitens stehen die Angebote auch im Sinne einer Versorgungskette in Trägerschaft des LWL. Philosophie und Leitgedanke sind, jedem psychisch kranken und/oder behinderten Menschen zu jeder Phase seiner Krankheit oder Behinderung eine passgenaue Therapie oder Betreuung zukommen zu lassen.

Diese Idee ist auch Leitgedanke bei der Schaffung von Versorgungsstrukturen für Migrantinnen und Migranten. Insofern bietet der LWL-PsychiatrieVerbund eine Chance, die Diskussion und Ergebnisse in die erforderlichen Weiterentwicklungen der psychiatrischen Versorgungsstrukturen einzubringen und zu berücksichtigen.

4 Migration und Gesundheit

4.1 Migration und psychische Krankheit

Hans-Jörg Assion

4.1.1 Einleitung

Unter dem Begriff der Migration werden sehr unterschiedliche Lebensschicksale mit äußerst heterogenen Bedingungen, Motivationen und Erfahrungen zusammengefasst, die lediglich als dünne Gemeinsamkeit haben, nicht der Mehrheitsgesellschaft anzugehören, sondern primär aus einer anderen Region, einem anderen Land bzw. einem anderen kulturellen Umfeld zu kommen. Darunter gibt es die Schicksale von Mitbürgern mit Migrationshintergrund, Nachfahren von Migranten, von bereits seit Jahren in Deutschland integrierten Menschen anderer kultureller Herkunft, von Menschen, die wegen Heirat das Land gewechselt haben, von Umsiedlern, Aussiedlern, Vertriebenen, Flüchtlingen, illegal Eingereisten, Touristen oder Remigranten, etc. Diese entstammen wiederum unterschiedlichen Kontinenten und Ländern und haben verschiedene soziale und kulturelle Vorbedingungen. Die Lebensgeschichte und Hintergründe dieser Menschen sind derart heterogen, dass keineswegs von einer gemeinsamen Erfahrung oder einem vergleichbaren – möglicherweise belastenden – Prozess bei dem Wechsel in das neue kulturelle Umfeld ausgegangen werden kann. Somit sind aufgrund der diversen persönlichen und sozialen Situation der Migranten auch im engeren Sinne keine spezifischen Prägnanztypen psychischer Reaktionen und Störungen auf das Migrationsgeschehen zu erwarten, zumal diese wiederum durch die vielfältigen kulturellen Besonderheiten eine unterschiedliche Ausgestaltungen erfahren.

Die möglichen psychologischen Reaktionen und psychischen Störungen, die im Zusammenhang mit Migrationsprozessen auftreten, lassen sich folglich nicht nach migrationsbezogenen Auslösern und Faktoren kategorisieren und es ist bei Migranten im wesentlichen die gesamte Bandbreite der klassifizierten psychischen Erkrankungen zu erwarten.

Dabei ist zu berücksichtigen, dass nicht jede psychische Ausdrucks- und Reaktionsweise im Hinblick auf die jeweiligen Belastungen zwingend einen Krankheitswert haben muss und es durchaus kulturbedingte normalpsychologische Reaktionen auf das individuelle Schicksal und die individuellen Erfahrungen gibt. Bei den Symptomausprägungen ergeben sich unter der Vorstellung eines Kontinuums mitunter durchaus Schwellenbereiche und subliminale Ausprägungen vom Normalen zum Pathologischen. Bei der Bewertung hilft letztlich nur ein auf das Individuum ausgerichteter Ansatz, ein verständnisvoller Zugang und eine möglichst breite Kenntnis der soziokulturellen Gegebenheiten und Hintergründe. Die besonderen Aspekte bei der diagnostischen Bewertung unter migrationsspezifischen sowie kulturspezifischen Faktoren werden in dem Kapitel von Haasen und Mitarbeitern weitergehend dargestellt.

Bekannt sind die historischen Überlieferungen von Johannes Hofer, der bereits 1688 die krankheitswertigen Zeichen des Heimwehs als „Nostalgie" beschrieb. Diese „nostalgische Reaktion" mit gedanklicher Einengung, gedrückter Stimmung, Antriebsdefizit, sozialem Rückzug und Schlafstörungen werden zwar populärmedizinisch noch mit dem Begriff der „Heimwehkrankheit" oder als „Heimweh-Depression" bezeichnet, in den gängigen Diagnosemanualen psychischer Störungen entspricht diese psychopathologische Symptomatik lediglich schlicht der Kategorie einer depressiven Störung. So ist in diesem Zusammenhang auch die Bezeichnung der „Entwurzelungsdepression" mittlerweile nicht mehr gebräuchlich, bei der ein Verlust der haltgebenden Strukturen von Heimat, Beziehungen und Idealvorstellungen besonders betont wurde (Poeck 1962; Pfister-Ammende 1980).

Tabelle 1. Psychische Reaktionen und Störungen im Zusammenhang mit Migration

---

- kulturabhängige (normalpsychologische) Besonderheiten, Reaktionen auf den Migrationsstress oder eine fremde Kultur, Schwellenbereiche zu krankheitswertigen Symptomen

- mit einem Migrationsprozess /-hintergrund häufig assoziierte psychische Störungen (sog. „migrationstypische Störungen")

- vom Migrationsprozess primär unabhängige psychische Störungen, bei denen ein Migrationshintergrund sekundär die Ausprägung, Symptomatik, den Verlauf einer Erkrankung oder den Zugang zu professioneller Hilfe beeinflusst

---

Folgt man den Berichten der migrationspsychiatrischen Literatur der 1970er, so treten an psychischen Störungen typischerweise depressive, neurotische und psychosomatische Syndrome bei Migranten auf (Böker 1975; Friessem 1974; Häfner et al. 1977 u.a.). Dies gilt insbesondere für die Erhebungen, die sich auf die Erfassung von psychischen Störungen bei den damals noch als „Gastarbeiter" (oder „Fremdarbeiter") bezeichneten Migranten bezogen; die Ergebnisse dieser Untersuchungen lassen sich nicht ohne weiteres auf die heutige Situation übertragen, nicht nur wegen methodologischer Probleme (z.B. Probleme der Gruppengröße, Herkunftsmerkmale, Vergleichs-/Kontrollgruppe), sondern weil sich die Studien auf eine (noch) nicht integrierte, partiell angepasste Gruppe mit begrenzten Verbleibeabsichten bezogen. Die aktuelle gesellschaftliche Situation hat sich aber in den vergangenen drei Jahrzehnten erheblich verändert. Viele Migranten sind Teil unserer Gesellschaft geworden, haben ein dauerhaftes Bleiberecht, sind familiär eingebunden und leben bereits in zweiter oder dritter Generation in Deutschland, etc., so dass aktuelle Studien stärker und über die Herkunftsländer hinaus differenzieren müssen sowie die heterogene Situation der

Migranten und den Wandel in eine multikulturelle Gesellschaft berücksichtigen sollten.

Primär abhängig von biologischen Faktoren und allenfalls sekundär abhängig von Migrationsfaktoren entwickeln sich bei Migranten psychische Störungen, wie schizophrene, bipolare oder demenzielle Erkrankungen. Die Tatsache des Migrationshintergrundes hat zwar zunächst keine (primäre) Bedeutung, bleibt aber im Zusammenspiel mit den vielfältigen Einflussfaktoren durch ein Migrationsgeschehen oder einen entsprechenden Hintergrund nicht ohne Bedeutung bei der Manifestation, dem Verlauf der Erkrankung oder der Versorgungssituation. Es gilt, die Zugangsbarrieren zu professioneller Hilfe abzubauen, Offenheit, kulturelle Vertrautheit und eine fundierte Beratung seitens der Therapeuten zu fördern, um so jedem Kranken unabhängig von seiner Herkunft zu ermöglichen, die therapeutischen Angebote optimal zu nutzen.

Tabelle 2. Migrationsgebundene Einflussfaktoren auf psychische Erkrankungen

---

♦ Individuelle Belastungen, traumatische Vorerfahrungen
♦ Familiäre Situation, soziales Netzwerk
♦ Ökonomische Faktoren
♦ Sprachkompetenz
♦ Kultureller Kontext, Körper- und Krankheitskonzept
♦ Kulturabhängige Symptompräsentation
♦ Religiöse und traditionelle Vorstellungen
♦ Zugangsmöglichkeiten zu professioneller Hilfe

4.1.2 Kulturabhängige, normalpsychologische Besonderheiten

Migration hat auch auf den psychisch Gesunden durch die Konfrontation mit dem Neuen und Noch-nicht-Vertrauten unzweifelhaft psychisch belastende – wenn auch nicht zwingend krankmachende – Auswirkungen. Der Prozess der Anpassung ist dabei langwierig, individuell sehr unterschiedlich und heterogen. In Anlehnung an die Konzepte der Stressbewältigung und der Copingmechanismen aus der psychologischen Theoriebildung unterscheidet Sluzki modellhaft fünf Phasen der Auseinandersetzung mit dem Migrationsgeschehen: die Vorbereitungsphase, der Migrationsakt, die Phase der Über- und Dekompensation sowie die Phase der Anpassung (Sluzki 2001).

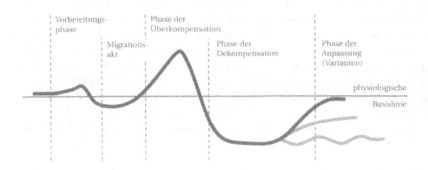

Abb. 1. Phasenverlauf der Migration (n. Sluzki)

Bei der Interpretation von Äußerungen und Verhaltensweisen von Menschen mit anderem kulturellen Hintergrund können sich durch die Sprache, den religiösen Glauben, ein differentes Rollenverständnis, ein anderes Körper- und Krankheitsverständnis oder durch traditionelle Heilvorstellungen unterschiedliche Sichtweisen ergeben (Assion 2003). Von den zahlreichen Ausführungen in der Literatur sollen die folgenden Beispiele exemplarisch die Ebenen verdeutlichen, auf denen andere kulturbedingte Ausdrucksformen und Verhaltensweisen zu Fehlinterpretationen und Missverständnissen führen können (Assion 2004).

Das beginnt mit der Begegnung; schon der Aspekt von Habitus, Hautfarbe und Kleidung führt zu einer Reaktion und einer (möglicherweise vorurteilsvollen) Interpretation. Man denke an die derzeitige „Kopftuch-Diskussion" mit teils präjudizierenden, teils intoleranten Entscheidungen, wie dem Verbot eines Kopftuchs in öffentlichen Ämtern im Nachbarland Frankreich; entsprechende Gesetzesvorlagen gibt es auch in einigen deutschen Bundesländern.

Es geht weiter mit der Begrüßung. Schon die freundlich-unbedacht hingereichte Hand mag in bestimmten Kulturkreisen nicht selbstverständlich als positiv erlebt werden. So ist von muslimischen Patienten bekannt, dass sie im Kontext ihres islamischen Glaubenskonzepts ihren Körper aus Scham oder Verlegenheit vor anderen verhüllen, um den Körper vor fremden Blicken oder einem Körperkontakt zu schützen. Das Verhüllen dient dabei dem Schutz vor äußeren Einflüssen und ist zugleich eine moralische Verpflichtung. So werden von einigen orthodox-gläubigen muslimischen Patientinnen schon die Begrüßung mit einem Händedruck als Verletzung der persönlichen Integrität verstanden. Entsprechend berichtete eine muslimische Patientin von einer ärztlichen Konsultation: „Ich habe mehrmals meinen Hausarzt darauf aufmerksam gemacht, dass ich aus meiner religiösen Überzeugung heraus unnötigen körperlichen Kontakt vermeiden will. Jedes Mal, wenn ich zu ihm gehe, streckt er sofort seine Hand aus, was für mich unangenehm ist." (Ilkilic 2002)

Eine solche Einstellung und ein solcher Vorbehalt sollte keineswegs auf eine scheue oder kontaktarme Person schließen lassen.

Besonders bei der sprachlichen Kommunikation sind Missverständnisse möglich, was durch mangelnde Sprachkenntnisse, verkürzte, missverständliche oder fehlerhafte Übersetzungen, Idiome oder Metaphern bedingt sein kann, wobei bekanntlich jede Sprache ihre Besonderheiten hat. So gibt es auch im Falle der türkischen Sprache viele, teils nur lokal verbreitete Redewendungen, die vielfach zur Beschreibung von Beschwerden gebraucht werden. Die Verwendung der im Dialekt verwendeten Idiome zur Schilderung des seelischen Befindens in einer deutschen Übersetzung kann zu Verständnisproblemen führen. Aus ihrer Tätigkeit als Dolmetscher berichteten Müllejans und Pala beispielhaft über ein sprachliches Missverständnis, bei dem die Äußerung einer 32-jährigen türkischen Patientin zu unterschiedlicher Interpretation führte, indem diese aufgebracht sagte: „Ich habe den Kopf gegessen!" – eine direkte, wörtliche Übersetzung des türkischen „Basimi yedin". Die im Türkischen gängige Formulierung wird in der Bedeutung gebraucht: „Ich bin durchgedreht", oder: „Ich glaube, ich habe den Verstand verloren." Der Therapeut hingegen vermutete zunächst hinter dieser Äußerung den Hinweis auf eine Psychose und fragte deshalb: „Erklären Sie mir das bitte genauer. Wessen Kopf haben Sie gegessen?" (Müllejans u. Pala 1999)

Tabelle 3. Wissenschaftliche Arbeiten über psychische Krankheit bei Migranten

ICD-10 Kategorie	Wissenschaftliche Arbeiten von 1994-2004 pubmed.de („migration + ...")*
F0 – organische psychische Störungen	13 (... „dementia")
F1 – Psychische Störungen durch psychotrope Substanzen	44 (... „drug/substance abuse")
F2 – Schizophrenie u.a. Störungen	77 (... „schizophrenia/psychosis")
F3 – Affektive Störungen	154 (... „depression") 5 (... „bipolar")
F4 – Neurotische, Belastungs- u. somatoforme Störungen	74 (... „PTSD") 14 (... „somatization")
F5 – Verhaltensauffälligkeit u. körperliche Störungen	3 (... „anorexia/bulimia")
F6 – Persönlichkeits- und Verhaltensstörungen	28 (... „personality disorder")
F7 – Intelligenzminderung	0 (... „debility")
F8 – Entwicklungsstörungen	-
F9 – Verhaltens- und emotionale Strgg., Kindheit/Jugend	49 (... „childhood") >200 (... „adolescence")

* Thematisch nicht zutreffende, aber unter den angegebenen Stichwörtern in pubmed.de aufgelistete Arbeiten wurden aussortiert.

Die Symptompräsentation kann sich bei Menschen anderer kultureller Herkunft aufgrund anderer Körperkonzepte unterscheiden. So beschreiben Menschen aus südlichen oder arabischen Ländern ihre Beschwerden viel eher ganzheitlich und weniger auf ein Körperteil bezogen, wie es in den westlichen Kulturen der Fall ist. Dies beruht auf einem Krankheitskonzept, das davon ausgeht, dass Krankheiten den ganzen Körper betreffen und nicht nur lokalisiert wahrgenommen werden. Das erschwert natürlich eine organbezogene Diagnostik und wird von manchem westlichen Medizinern durchaus vorurteilsvoll und abschätzig mit dem Schlagwort eines „Ganzkörperschmerzes" abgetan.

4.1.3 Psychische Störungen, die häufig in Verbindung mit Migration auftreten

Depression

Depressionen sind Störungen, die sich auf der kognitiven, affektiven, körperlichen Ebene und dem Antriebsverhalten ausdrücken. Typische Symptome dieser weltweit zu einer der häufigsten Erkrankungen zählenden Störung sind typischerweise die gedrückt-depressive Stimmung, eine Freud- und Interessenlosigkeit und eine erhöhte Ermüdbarkeit, zu der sich bei vermindertem Selbstwertgefühl, Schuldgefühle, Körperbeschwerden und Suizidgedanken neben einer Reihe anderer Symptome einstellen können. Das Risiko einer Chronifizierung, die psychosozialen Folgen und subjektiven Belastungen machen neben dem Suizidrisiko die Relevanz dieser Störung aus; auf die umfängliche, einschlägige Literatur sei verwiesen.

Neben den biologischen Faktoren sind bei der Entstehung dieser Erkrankung die psychologischen Faktoren als Auslöser von hoher Relevanz; zahlreiche Arbeiten weisen auf die Bedeutung von kritischen Lebensereignissen (Brown 1997). Es wundert demnach nicht, dass depressive Störungen besonders häufig bei Migranten auftreten, die vielfältigen Belastungen ausgesetzt sind und deren Lebenssituation weitaus ungünstiger als die der durchschnittlichen deutschen Bevölkerung mit Benachteiligungen im beruflichen Sektor, bei den Einkommen, im Wohnbereich bei der Bildung und sozialen Teilhabe ist (Boos-Nünning 2000). In dem Prozess der Akkulturation – auf den Phasenverlauf der Migration (Sluzki 2001) wurde hingewiesen – spielen gerade die Themen Schuld, Trauer und Angst eine große Rolle; soziale Benachteiligungen und Außenseitertum verstärken dysfunktionale Denkmuster und negative Kognitionen.

Bei der Inanspruchnahme von psychiatrischen Versorgungsangeboten weisen Untersuchungen daraufhin, dass Migranten mit einer Depression in stationären Einrichtungen unterrepräsentiert sind (Lambert 1998). Entgegen der nun naheliegenden Vermutung, dass die psychiatrische Versorgung durch ambulante Angebote erfolgt, ergab eine Studie in Allgemeinarztpraxen in einem Stadtteil von Hamburg, dass auch im ambulanten Sektor eine zu geringe Inanspruchnahme medizinischer Hilfe durch Migranten erfolgt (Boyali 2000). Zu einem gleichen Ergebnis kam eine eigene Erhebung in Nervenarztpraxen in Bochum, in denen Migranten durchschnittlich unterrepräsentiert waren. Zwar gibt es sicherlich zu wenige Studien zur ambulanten Behandlung von Migranten, doch weisen die vorliegenden Ergebnisse auf einen eindeutigen Optimierungsbedarf der Versorgungssituation.

Psychosomatische Beschwerden, Somatisierung

Die eher körperliche Ausdrucksform psychischer Beschwerden lässt sich in allen Kulturen nachweisen. In vielen außereuropäischen Kulturen ist sie eine typische Ausdrucksform depressiver Verstimmung, was durchaus auch für die mediterranen Länder zutrifft (Pfeiffer 1994). Üblicherweise gelten Somatisierung und psychosomatische Beschwerden als eine häufig bei Migranten anzutreffende Form der Symptompräsentation. Die dazu veröffentlichten Studien dagegen vermitteln kein einheitliches Bild (– von den zahlreichen Literaturstellen sollen zur Verdeutlichung lediglich zwei Studien herangezogen werden –). Während Boyali (2000) in seiner Erhebung keinen Unterschied zwischen der Häufigkeit der Diagnose einer somatoformen Störung zwischen Migranten und Deutschen fand, kamen Günay & Haag (1990) zu dem Schluss, dass türkische Frauen ihren Allgemeinarzt meist wegen psychosomatischer Beschwerden konsultierten.

Entscheidend sind bei der Ausprägung somatisierter Beschwerden wohl neben der Herkunft auch weitere Faktoren, wie das Geschlecht, die Aufenthaltsdauer, der sozioökonomische Status, der Bildungsstand, die jeweiligen Krankheitskonzepte, u.a., die es zu berücksichtigen gilt.

Posttraumatische Belastungsreaktion, Verfolgtensyndrom

Besonders Belastungsreaktionen und posttraumatische Belastungsstörungen (PTSD) stehen im Zusammenhang mit den Folgen von Migration (besonders traumatische Erlebnisse, auch Identitätskonflikte, soziale Belastungen, Integrationsprobleme, etc.) und gelten daher bei Migranten mit entsprechenden Erfahrungen als migrationstypisch. Entsprechend häufig sind wissenschaftliche Untersuchungen, die diese Störungen berücksichtigen, von denen im folgenden auszugsweise aus drei Arbeiten der letzten Jahre berichtet wird. Der Begriff „posttraumatische Belastungsstörung" (PTSD) hat in der psychiatrischen Literatur andere, durchaus in zutreffender Weise auf die Probleme der Betroffenen hinweisende Bezeichnungen, wie „Verfolgten-Syndrom" oder „Überlebenden-Syndrom" abgelöst (Peters 1989).

In einer Studie von Mollica (2001) wurden 534 bosnische Flüchtlinge in einem Camp in Kroatien zu zwei Zeitpunkten (1996, 1999) auf psychische Auffälligkeiten hin untersucht. Ein hoher Anteil der Patienten litt an einer posttraumatischen Belastungsstörung (PTSD) und/oder einer Depression. Bemerkenswert war, dass weder PTSD noch Depression mit einem Migrationsstatus oder erhöhter Mortalität korrelierten. Vielmehr korrelierten die Zeit des Aufenthalts im Flüchtlingslager, die Häufigkeit von traumatischen Erlebnissen, ein höherer Bildungsstand und eine körperliche Unversehrtheit mit dem Migrationsstatus, während männliches Geschlecht, höheres Alter und eine soziale Isolation mit einer erhöhten Mortalität einhergingen.

Einer Arbeit von Jaycox (2002) zufolge erfahren schulpflichtige Kinder und Jugendliche von Migranten vergleichsweise häufig physische oder psychische Gewalt in den USA. Entsprechend litten 32% von 1004 in Los Angeles befragten Kindern von Migranten an klinisch relevanten Symptomen einer PTSD. Entsprechend wichtig ist eine psychologische oder kinder- und jugendpsychiatrische Betreuung dieser Nachfahren von Migranten. Wie die gleiche Arbeitsgruppe in einer weiteren Studie zeigen konnte, war durch eine kognitive Verhaltenstherapie (CBT) eine (mäßige) Besserung von PTSD-Symptomen bei Schülern zu erzielen (Kataoka 2003).

Eisenman (2003) untersuchte die Bedeutung von politischer Verfolgung und Gewalt auf die Ausbildung einer PTSD bei latein-amerikanischen Einwanderern in den USA. In einer Gruppe von 638 Patienten erfuhren mehr als die Hälfte der Untersuchten politische Gewalt in ihrem Heimatland und hatten ein statistisch höheres Risiko, an einer PTSD zu erkranken.

4.1.4 Psychische Störungen, bei denen Migrationsfaktoren Ausprägung, Verlauf oder Therapieoptionen beeinflussen

Schizophrenie

Es ist bekannt, dass unter den zahlreichen Risikofaktoren für das Auftreten einer schizophrenen Psychose (erb-)biologische Faktoren maßgeblich verantwortlich sind (Häfner 2001) und so liegt es entsprechend nahe, dass schizophrene Psychosen weltweit in allen Kulturen auftreten (Pfeiffer 1994), ohne dass sich auf die Kontinente bezogen signifikante Unterschiede bezüglich der Häufigkeit ergeben (Eaton et al. 1988).

Schaut man im einzelnen auf die Ergebnisse einer Reihe weiterer wissenschaftlicher Erhebungen und Untersuchungen, so bestehen dennoch Unterschiede bezüglich der Häufigkeit (Prävalenz) und Ausprägung (Symptomatik) schizophrener Störungen in bestimmten Kulturen (Cochrane & Bal 1987; Machleidt 2000).

Eine Reihe von Untersuchungen weisen auch auf eine erhöhte Rate psychotischer und schizophrener Störungen bei Migranten und ethnischen Minderheiten hin. So wird bei Migranten eine höhere Rate an schizophrenen Psychosen beschrieben als es der Häufigkeit der Erkrankung in der betreffenden Bevölkerung des Heimat- oder Gastlandes entspräche (Ebata 2002). Zu diesem Ergebnis kommt auch eine umfängliche dänische Fallregister-Studie, in der das relative Risiko für Migranten, an einer Schizophrenie zu erkranken, gegenüber der dänisch-stämmigen Bevölkerung ohne Migrationshintergrund erhöht war (Cantor-Graae et al. 2003). Bisher ergibt sich aus den zahlreichen, unterschiedlichen Studien aber kein einheitliches Ergebnis.

Als Erklärung für eine erhöhte Schizophrenierate unter Migranten lassen sich zunächst methodologische Gründe anführen; das beginnt mit der Auswahl unterschiedlicher Diagnose- und Erhebungsinstrumente, der jeweils ausgewählten Stichprobe, enger oder weiter gefassten Einschlusskriterien in die jeweiligen Studien und reicht bis zu Unterschieden in den soziokulturellen Umfeldfaktoren. Auf die individuellen sozialen Faktoren weist auch Bhugra (2000) hin.

Cochrane & Bal (1987) erwogen als Begründung unterschiedliche Hypothesen, nämlich die einer erhöhten Schizophrenierate im Herkunftsland, einer Selektion von Migranten einer bestimmten Altersgruppe mit erhöhtem Risiko für eine Schizophrenie, die eher unwahrscheinliche Hypothese einer häufigeren Migration von schizophren Erkrankten und schließlich die Hypothese, dass Migrationsstress zu einer erhöhten Erkrankungsrate führt.

Nicht unwidersprochen legt letztere Erklärung nahe, sich das von Zubin (1977) beschriebene und in der Folge weiter entwickelte Vulnerabilitäts-Stress-Coping (VSC)-Modell zu vergegenwärtigen. Dieses Modell erklärt bei einer verminderten Verarbeitungskapazität eines für eine psychotische Erkankung vulnerablen Menschen einen Krankheitsausbruch bzw. eine erneute -episode durch psychologische Belastungen und Überforderungen. Durch krankheitsunabhängige Faktoren, wie Arbeitslosigkeit, Wohnsituation, Konflikte in Partnerschaft oder Familie, etc., sollen Verschlechterungen und Rückfälle resultieren. Diese stressbedingten seelischen Belastungsfaktoren konnten als geringe, aber eindeutige Effekte mehrfach bestätigt werden (Dohrenwend 1995). Typischerweise sind Migranten diesen sozialen Stressfaktoren in besonderem Maße ausgesetzt (s. Phasenverlauf n. Sluzki 2001). In den Studien zur Prävalenz der Schiozphrenie bei Migranten sollten diese Faktoren genauer benannt und untersucht werden, statt verallgemeinernd von Migranten zu sprechen, ohne deren jeweils unterschiedliches soziales Bedingungsgefüge zu analysieren, wie in der Studie von Cantor-Graae et al. (2003).

Intelligenzminderung

Bisher wurde das Thema der sozialpsychiatrischen Versorgung von Migranten mit einer Intelligenzminderung bzw. geistigen Behinderung in der psychiatrischen Literatur kaum thematisiert und auch in umfänglichen Übersichten (Haasen 2000) bisher nicht weiter aufgegriffen. Dabei erfahren gerade Menschen mit unterdurchschnittlicher intellektueller Funktionsfähigkeit und einer gestörten sozialen Anpassungsfähigkeit Ablehnung und Ausgrenzung, was sich angesichts eines Migrationsschicksals in Deutschland (von Bade (1997) als „griesgrämiges Nicht-Einwanderungsland" bezeichnet) besonders belastend auswirken dürfte.

Migranten mit einer Intelligenzminderung haben aufgrund ihrer begrenzten Aufmerksamkeit und Auffassungsgabe deutlich größere Schwierigkeiten, eine Fremdsprache zu erlernen und deren von der Muttersprache abweichenden Idiome, Redewendungen und Metaphern zu verstehen. Begrenzte Sprachkompetenz verstärkt aber wieder die Integrationsprobleme und Aufnahmemöglichkeiten in entsprechende Fördereinrichtungen. Typischerweise sind die kulturell-moralischen Vorstellungen starr und Intelligenzgeminderte begrenzt anpassungsfähig mit lediglich limitierten Fähigkeiten zur Auseinandersetzung und Übernahme kulturfremder Ansichten.

Therapeutische Schwierigkeiten ergeben sich bekanntlich bei zusätzlicher psychischer Auffälligkeit durch autistische, stereotype oder impulsive Verhaltensweisen, psychotische Symptome oder psychosomatische Beschwerden.

Demenz

Angesichts der demographischen Entwicklung unserer Gesellschaft mit einer zukünftigen Zunahme des Altersdurchschnitts und des hohen Anteils von Menschen nichtdeutscher Herkunft, die Teil unserer Gesellschaft geworden sind, sollten auch in der gerontopsychiatrischen Versorgung kulturelle Aspekte verstärkt thematisiert werden. Dies ist bisher in der deutschen Literatur bis auf wenige Übersichten kaum geschehen (Müller-Thomsen 2000).

Müller-Thomsen (2000) weist zur Beurteilung psychischer Störungen von Migranten im Alter auf folgende Richtlinien hin (gekürzte Fassung):

1. Die Fremdanamnese soll berücksichtigt werden, um Rollenkonflikte, Abhängigkeiten, und kulturelle Familiennormen zu erfassen.
2. Non-verbale Verfahren (Benton-Test, Uhrentest, Syndromkurztest) sollten angewendet werden.
3. Veränderungen des sprachlichen Ausdrucksverhaltens in Mutter- und Fremdsprache gilt es zu beachten.
4. Eine kulturelle Anamnese sollte sowohl die Migrationsanamnese als auch Schwierigkeiten bei der Anpassung, Remigrationsabsichten sowie die Vorstellungen über Lebensbedingungen im Alter umfassen.
5. Bei der Erhebung und der Bewertung der depressiven Symptomatik sind besondere kulturspezifische familiäre Aspekte zu berücksichtigen.

Literatur

Assion HJ (2003) Traditionelle Heilvorstellungen von türkischen Migranten. Psychother Soz 5: 288-301
Assion HJ (2004) Psychisch kranke Migranten. In: Rössler W. (Hrsg) Psychiatrische Rehabilitation. Springer, Berlin Heidelberg New York
Assion HJ (2004) Traditionelle Heilpraktiken türkischer Migranten. VWB, Berlin
Bade KJ (1997) Fremde im Land. Zuwanderung und Eingliederung im Raum Niedersachsen seit dem 2. Weltkrieg. IMIS-Schriften, Bd. 3, Rasch, Osnabrück
Bhugra D (2000) Migration and schizophrenia. Acta Psychiat Scand S 102: 68–73
Böker W (1975) Psychiatrie der Gastarbeiter. In: Kisker KP, Meyer JE, Müller C, Strömgen E (Hrsg) Psychiatrie der Gegenwart, Bd. III. Springer, Berlin Heidelberg New York
Boos-Nünning U (2000) Familien in der Migration – soziale Lage, Entwicklung und Auswirkung für soziale Versorgungsstrukturen. In: Koch E, Schepker R, Taneli S (Hrsg) Psychosoziale Versorgung in der Migrationsgesellschaft. Lambertus, Freiburg S 93–109
Boyali A (2000) Psychische Störungen bei Migranten in der Allgemeinarztpraxis. Dissertation Universität Hamburg

Brown GW (1997) A psychosocial perspective and the aetiology of depression. In: Honig A, Van Praag HM (eds) Depression. Wiley, Chichester, pp 343–364

Cantor-Graae E, Pedersen CB, McNeil TF Mortensen PB (2003) Migration as a risk factor for schizophrenia: a Danish population-based cohort study. Br J Psychiat 182: 117–122

Cochrane R, Bal S (1987) Migration and schizophrenia: an examination of five hypotheses. Soc Psychiatry 22: 181–191

Dohrenwend BP, Shrout PE, Link BG, Skodol AE, Stueve A (1995) Life events and other possible psychosocial risk factors for episodes of schizophrenia and major depression: A case-controlled study. In Mazure CM (ed) Does stress cause psychiatric illness? Am Psychiat Press, Washington DC, pp 43–65

Eaton WW, Day R, Kramer M (1988) The use of epidemiology for risk factor research in schizophrenia: an overview and methodologic critique. In: Tsuang M, Simpson J (eds) Nosology, epidemiology and genetics of schizophrenia, Vol. 3. Elsevier, Amsterdam

Ebata K (2002) Cross-cultural adaptation and mental disorders. Seishin Shinkeigaku Zasshi 104: 278–291

Eisenman DP, Gelberg L, Liu H, Shapiro MF (2003) Mental health and health-related quality of life among Latino primary care patients living in the United States with previous exposure to political violence. JAMA 290: 627–634

Friessem DH (1974) Psychiatrische und psychosomatische Erkrankungen ausländischer Arbeiter in der BRD. Psychiat Neurol med Psychol 26: 78–90

Günay E, Haag A (1990) Krankheit in der Emigration – Eine Studie an türkischen Patientinnen in der Allgemeinpraxis aus psychosomatischer Sicht. Psychother Psychosom Med Psychol 40: 417–422

Haasen C, Yagdiran O (2000) Beurteilung psychischer Störungen in einer multikulturellen Gesellschaft. Lambertus, Freiburg

Häfner H, Moschel G, Özek M (1977) Psychische Störungen bei türkischen Gastarbeitern. Nervenarzt 48: 268–275

Häfner H (2001) Das Rätsel Schizophrenie. Eine Krankheit wird entschlüsselt. Beck, München

Ilkilic I (2002) Der muslimische Patient. In: Sass HM (Hrsg) Ethik in der Praxis, Bd. 10. Lit-Verlag, Münster Hamburg London

Jaycox LH, Stein BD, Kataoka SH, et al. (2002) Violence exposure, posttraumatic stress disorder, and depressive symptoms among recent immigrant schoolchildren. J Am Acad Child Adolesc Psychiat 41: 1104–1110

Kataoka SH, Stein BD, Jaycox LH et al. (2003) A school-based mental health program for traumatized Latino immigrant children. J Am Acad Child Adolesc Psychiat 42: 311–318

Lambert M, Haasen C, Yagdiran O, Krausz M (1998) Psychiatrische Störungen bei Migranten im klinischen Bereich. Krankenhauspsychiatrie 9: 49–53

Machleidt (2000) Transkulturelle Aspekt psychiatrischer Erkrankungen. In: Möller HJ, Laux G, Kapfhammer HP (Hrsg) Psychiatrie und Psychotherapie. Springer, Berlin Heidelberg New York, S 271–291

Mollica RF, Sarajlic N, Chernoff M et al. (2001) Longitudinal study of psychiatric symptoms, disability, mortality, and migration among Bosnian refugees. JAMA 286: 546–554

Müllejans R, Pala A (1999) Psychotherapie mit Dolmetscherinnen. Psycho25: 123–130

Müller-Thomsen T (2000) Gerontopsychiatrische Aspekte. In: Haasen C, Yagdiran O (Hrsg) Beurteilung psychischer Störungen in einer multikulturellen Gesellschaft. Lambertus, Freiburg, 165–181

Peters UH (1989) Die psychischen Folgen der Verfolgung. Das Überlebenden-Syndrom. Fortschr Neurol Psychiat 57: 169

Pfeiffer WM (1994) Transkulturelle Psychiatrie. Ergebnisse und Probleme. Thieme, Stuttgart New York

Pfister-Ammende M (1980) Migration und Entwurzelung. In: Pfeiffer WM, Schoene W: Psychopathologie im Kulturvergleich. Enke, Stuttgart S 271–281

Poeck K (1962) Hypochondrische Entwurzelungsdepression bei italienischen Arbeitern in Deutschland. Dtsch med Wschr 87: 1419–1424

Sluzki CE (2001) Psychologische Phasen der Migration und ihre Auswirkungen. In: Hegemann T, Salman R (Hrsg) Transkulturelle Psychiatrie. Psychiatrie-Verlag, Bonn S 101–115

Thornicroft G, Sartorius N (1992) The course and outcome of depression in different cultures: 10-year follow-up of the WHO collaborative study on the assessment of depressive disorders. Psychol Med 23: 1023–1032

Zubin J, Spring B (1977) Vulnerability – a new view of schizophrenia. J Abnorm Psycho 86: 103–126

4.2 Kulturelle Aspekte bei der Diagnostik psychischer Störungen

Christian Haasen, Eva Kleinemeier, Oktay Yagdiran

4.2.1 Einleitung

Die Psychopathologie wird durch verschiedene soziobiographische Faktoren des Patienten beeinflusst, so z.B. durch das Alter, Geschlecht, Ausbildung und Beruf. Kulturelle Aspekte – z.B. kulturelle Werte, Normen, Verhalten, als auch die Sprache – gehören auch zu diesen soziobiographischen Faktoren, die einen Einfluss auf die Psychopathologie haben. Die Beurteilung des klinischen Bildes ist nicht nur abhängig von der objektiv präsentierten Psychopathologie, sondern auch von der subjektiven Wahrnehmung des beurteilenden Arztes oder Psychologen: Diese Wahrnehmung des Beurteilers wird geprägt durch den eigenen sozialen und kulturellen Hintergrund und ist somit abhängig von den soziobiographischen Faktoren des Arztes oder Psychologen.

Bei der Beurteilung kultureller Einflüsse auf die Psychopathologie muss definiert werden, wo die Grenze zwischen Normalität und Pathologie gesetzt werden soll. Es gibt vier verschiedene Ansätze (Offer u. Sabshin 1974). Bei der Beurteilung einer psychischen Störung muss dem Beurteiler klar sein, auf welcher dieser vier Ebenen beurteilt wird und welche die entsprechenden Grenzen dieses Ansatzes sind:

1. Konsensus zwischen Experten:
   Es wird davon ausgegangen, dass eine klare Abgrenzung zwischen Normalität und Pathologie anhand der Problematik durch Experten zu beurteilen ist. Dieser in der Medizin übliche Ansatz geht davon aus, dass bestimmte Zustände, die anhand von Symptomen oder Kriterien beurteilt werden, als definitiv pathologisch bewertet werden müssen und entsprechend eine Diagnose bekommen. Die Diagnose ist universell – also auch über Kulturen hinweg – gültig.

2. Abweichung von der Norm:
   Anhand von Messungen und einer möglichen Abweichungsspanne von der Norm wird zwischen normal und auffällig unterschieden. Dieser in der Psychologie und auch in der Medizin (Bluthochdruck) übliche Ansatz kann universell, mit möglichen Anpassungen für (z.B. kulturelle) Untergruppen, betrachtet werden.

3. Beurteilung der Funktion:
   Es wird die Auswirkung der Gedanken, Gefühle oder des Verhaltens beurteilt, inwieweit der Zustand funktional (gesund) oder dysfunktional (ungesund) ist. Ag-

gressionen, die eine Störung für andere Menschen bedeuten, werden als dysfunktional und pathologisch bewertet, dagegen müssen Aggressionen ohne Auswirkungen auf die Umwelt, nicht zwangsläufig als dysfunktional bewertet werden. Hier steht also die Auswirkung auf andere Personen und die Umwelt im Vordergrund der Beurteilung.

4. Soziale Beurteilung:
Verhalten wird als normal oder pathologisch anhand von sozialen Normen und Werten beurteilt, die eine Gesellschaft definiert hat. Die Beurteilung ist daher subjektiv und kollektiv. Wenn z.B. eine Person nackt am Strand liegt, kann dieses Verhalten in einer Gesellschaft als normal, in einer anderen als merkwürdig und in einer dritten Gesellschaft als obszön bis pathologisch angesehen werden.

Außerdem können kulturelle Einflüsse die Psychopathologie auf verschiedenen Ebenen beeinflussen:

1. Phänomenologische Ebene:
Kulturelle Aspekte können die Darstellung des Symptoms beeinflussen, als sogenannter pathoplastischer Effekt der Kultur. Ein Beispiel ist hierfür der Inhalt von Wahnvorstellungen: Ob bei einem Größenwahn der Patient sich als Jesus, Buddha, Kaiser oder Präsident eines Landes bezeichnet, hängt von der kulturellen Bewertung dieser Gestalt ab.

2. Variationen in der syndromalen Psychopathologie:
Ein bestimmtes Syndrom kann in der einen Kultur charakteristische Symptome beinhalten, die für andere Kulturen untypisch sind. Das kann dazu führen, dass bei der Beschreibung eines Syndroms Subtypen berücksichtigt werden müssen. Dieses betrifft z.B. den Bereich der sozialen Phobien, für die in anderen Kulturen spezifische Subtypen gängig sind, wie in Japan das „Taijin-Kyofusho" – eine interpersonelle Beziehungsphobie (Kimura 1982).

3. Einzigartige Psychopathologie als spezifisches Krankheitsbild:
Diese klinischen Bilder werden nur in einer spezifischen kulturellen Umgebung gefunden und in den psychiatrischen Diagnosemanualen als kulturspezifische Syndrome (engl.: culture-bound syndromes, CBS) beschrieben (s. Glossar). Als Beispiel sei das typischerweise in Südasien auftretende Syndrom „Koro" genannt, als eine panische Angst mit der Vorstellung, dass der Penis schrumpft (Tseng et al. 1988).

4. Unterschiedliche Prävalenz der Psychopathologie:
Da die Psychopathologie von soziokulturellen und psychologischen Faktoren beeinflusst wird, ist es nachvollziehbar, dass es – wenn diese Faktoren bedeutsam sind – auch Unterschiede in der Prävalenz gibt. Bei der Schizophrenie hingegen sind besonders biologische Faktoren ursächlich bedeutsam, weshalb nur geringe Schwankungen in der Prävalenz zwischen den Kulturen gefunden werden. Dage-

gen sind die Unterschiede in der Prävalenz bei Störungen, wie Alkoholabhängigkeit, Anorexia nervosa, pathologisches Spielverhalten oder anderen neurotischen
Störungen viel größer zwischen den Kulturen, da bei diesen Störungen der soziokulturelle Kontext einen größeren Einfluss hat.

Es gibt ein sehr unterschiedliches, von der jeweiligen Kultur geprägtes Verständnis
von der Entstehung, dem Verlauf und der Heilung einer Krankheit. Gerade auf dem
Gebiet der psychischen Störungen sind die Unterschiede groß. Häufig kann man sich
nicht einmal darüber einig werden, wann es sich um eine Erkrankung handelt: In einigen Kulturen wird eine Veränderung als krank angesehen, die in anderen als normal
erachtet wird. Sogar innerhalb derselben Kultur ist eine Einigung nicht immer möglich. So ist es durchaus zweifelhaft, ob man allgemein gültige Definitionen von bestimmten Krankheitsbildern, speziell bei psychischen Störungen, überhaupt formulieren kann (Westermeyer 1987). Abhängig ist dies immer vom entsprechenden
Krankheitsverständnis, welches beispielsweise eher westlich rational geprägt sein
kann, basierend auf der Zweiteilung von Körper und Seele, oder der östlichen Mentalität entsprechend eher ganzheitlich geprägt ist oder auf den magischen Vorstellungen
vieler Völker, die Götter und Geister für das Verständnis von Krankheiten heranziehen, basiert. Es ist daher immer problematisch, wenn Patient und Behandler aus unterschiedlichen Kulturkreisen stammen, zum Beispiel ein deutscher Arzt einen türkischen Patienten behandelt. Türkische Patienten suchen durchaus häufig parallel zur
medizinischen Behandlung einen Heiler (Hodscha) auf (Röder 1988), vielleicht auch
wegen der Tatsache, dass ausländische Nervenärzte in Deutschland selten sind (Collatz 1995). Ete (1995) berichtete, dass sich die Erwartungen türkischer Patienten und
deutscher Ärzte nicht decken. Die Ärzte erwarten eine differenzierte Beschreibung
der Beschwerden, während türkische Patienten ein aktiveres Vorgehen des in ihrem
Kulturkreis hoch angesehenen Arztes erwarten. Mit dem häufig magische Anteile
enthaltenden Krankheitsbegriff („böser Blick", Assion 2004, s. auch Beitrag von Heine und Assion) vieler Migranten, die psychische Störungen als etwas außerhalb des
Menschen Bestehendes begreifen, das von außen in sie eindringt, tut sich die westliche Medizin schwer (Grube 1995); einige Migranten verstehen die Krankheit auch als
eine Strafe (Ete 1995).

4.2.2 Migrationsspezifisch versus kulturspezifisch

Wenn wir von kulturellen Aspekten sprechen, muss zunächst unterschieden werden,
ob es sich um Aspekte handelt, die für die entsprechende Subgruppe der Migranten
oder für die ethnische Gruppe überhaupt spezifisch sind. Das gilt sowohl für Migranten, wie auch Einheimische im Herkunftsland. Sofern es sich um spezifische Aspekte
der Subgruppe der Migranten handelt, sind dieses Auswirkungen der Migration, entweder durch die direkten Erfahrungen im Zusammenhang mit der Migration oder die
indirekten, nachträglichen Erfahrungen im Rahmen der Akkulturation.

Unter Akkulturation versteht man den Prozess der abermaligen Anpassung an neue kulturelle Lebensbedingungen, was immer voraus setzt, dass bereits eine Sozialisation in einer Kultur stattgefunden hat. Es handelt sich um eine Art sekundärer Enkulturation, die erst dann einsetzt, wenn Kinder und Jugendliche bereits eine kulturelle Identität erworben haben (Oerter 1995).

Nach Oerter kennzeichnet die Enkulturation die Aneignung von Handlungskompetenzen, die für das gesellschaftliche Leben notwendig sind. Der Grad der Anpassung im Sinne einer Identifikation mit der neuen/fremden Kultur spielt dabei eine wichtige Rolle.

Assimilation bezeichnet das vollständige Aufgehen in der neuen Kultur. Sie ist als kontraproduktiv für die Integration einer Migrantengruppe in die Gesellschaft zu bewerten, da sie die Aufgabe der eigenen kulturellen Identität mit sich bringt.

Migranten müssen im Rahmen der Akkulturation neue Handlungskonzepte und Bewältigungsstrategien erlernen und sich neue Wertmaßstäbe und soziale Rollen aneignen, um im neuen Heimatland erfolgreich bestehen zu können (Oerter 1995). Lange Zeit wurde die Akkulturation als ein gruppen- bzw. kulturspezifisches Phänomen angesehen, aber mittlerweile wird es eher unter individuellen Gesichtspunkten betrachtet und mit dem Begriff „psychologische Akkulturation" umschrieben. „Akkulturationsstress" steht entsprechend im Zusammenhang mit dem „Akkulturationsgeschehen" und kann als wichtiger Auslösefaktor für psychische Störungen von Bedeutung sein.

Die kulturspezifischen Aspekte, die sowohl für die entsprechende Gruppe der Migranten als auch für die dazugehörige ethnische Gruppe im Herkunftsland zutreffen, waren in den letzten 100 Jahren der primäre Fokus der transkulturellen Psychiatrie. Kraepelin´s Untersuchung auf Java war die erste systematisch angelegte Untersuchung zum Kulturvergleich psychischer Krankheiten und führte zu einem Aufruf für eine „Vergleichende Psychiatrie", der als Ursprung der „transkulturellen Psychiatrie" gesehen werden kann.

Mit der 1969 begonnenen „WHO-Vergleichsstudie der Schizophrenie" (International Pilot Study for Schizophrenia, Sartorius et al. 1977), die in neun Ländern durchgeführt wurde, erfolgte erstmals eine größere Untersuchung mit gleichen Instrumenten, um Symptome einer psychiatrischen Störung in unterschiedlichen Kulturen gleichzeitig zu untersuchen. Damit wurde der methodische Standard deutlich verbessert und die transkulturelle Psychiatrie bekam eine neue Rolle in der Psychiatrie. Aufgrund der Tatsache, dass bei der WHO-Studie kulturelle Unterschiede bei der Erhebung und Auswertung kaum in Betracht gezogen wurden, forderte sie auch Widerspruch heraus:

Die wissenschaftliche Debatte zwischen „Kulturalisten" (Erkrankungen erklären sich aus dem kulturellen Kontext – kulturimmanent, „emisch") und „Universalisten" (gleiche Erkrankungen bestehen über alle Kulturen hinweg – kulturübergreifend, „etisch") wurde erneuert. Obwohl diese Debatte in der transkulturellen Psychiatrie heute weiterhin geführt wird, erkennen führende Wissenschaftler darin weniger sich ausschließende Widersprüche, sondern vielmehr den Bedarf für eine gegenseitige Ergänzung. Die bisherigen Untersuchungen in der transkulturellen Psychiatrie – unabhängig von der wissenschaftlichen Ausgangsposition – gehen jedoch von homogenen und statischen Kulturen aus, ohne z.B. Veränderungen der Kulturen durch Medien oder die weltweit sehr großen Migrationsbewegungen ausreichend zu berücksichtigen. Daher ist die relativ neue Entwicklung der transkulturellen Psychiatrie hin zu einem speziellen Fokus auf die Migrationspsychiatrie von enormer Bedeutung.

Diagnostik am Beispiel der Psychosen

Eine erhöhte Rate an schizophrenen Störungen bei Migranten in psychiatrischen Kliniken (Haasen et al. 1997, Holzmann et al. 1994) nährte die Diskussion um Fehldiagnosen. Weiterhin konnte Özek (1988) zeigen, dass 32 in Deutschland erkrankte und als schizophren diagnostizierte türkische Migranten in ihrer Heimat erfolgreich antidepressiv behandelt werden konnten und daher Fehldiagnosen unterstellt werden mussten.

Cochrane & Bal (Cochrane u. Bal 1987) gaben drei mögliche Gründe für Fehldiagnosen an:

1. Halluzinationen und Wahn werden als schizophreniespezifisch angesehen, was in bestimmten Kulturen nicht zutreffen muss. Mehrere Studien zeigen, dass vor allem Verfolgungswahn (Collatz 1995; Ndetei u. Singh 1982) und Halluzinationen (Ndetei u. Singh 1983) in manchen Kulturen häufiger auch bei nicht-schizophrenen psychischen Störungen auftreten können.

2. Gedankengänge, die im kulturellen Kontext nicht pathologisch sein müssen, werden als gestört oder wahnhaft evaluiert. Nach Westermeyer (1987) liegt die Schwierigkeit in der Unterscheidung zwischen Wahn und Glaube, als auch zwischen Halluzination und Trance, was zu Fehleinschätzungen führen kann.

3. Psychotische Syndrome führen in anderen Kulturen weniger häufig zu einer Schizophrenie, sondern sind Reaktionen auf Stress, vergleichbar mit Neurosen oder Depressionen in der europäischen Kultur. In Westafrika werden psychotische Symptome systematisch bei durch Stress verursachten psychischen Störungen beobachtet (Copeland 1968).

Aufgrund dieser möglichen Fehldiagnosen bei Migranten wurde ein von der DFG gefördertes Forschungsprojekt durchgeführt, in dem ein kontrollierter diagnostischer Vergleich vorgenommen wurde. Es wurden 100 Patienten türkischer Herkunft und 50 Patienten deutscher Herkunft mit einem paranoid-halluzinatorischen Syndrom von einem Interviewer türkischer Herkunft und einem deutscher Herkunft untersucht und mit der klinischen Diagnose verglichen (Haasen et al. 2000). In 19% der Patienten türkischer und nur 4% der Patienten deutscher Herkunft war ein Unterschied zwischen klinischer und mindestens einer Forschungsdiagnose zu verzeichnen, so dass diese Fälle als potentielle Fehldiagnosen gewertet wurden. Die potentiellen Fehldiagnosen waren bei denjenigen mit schlechten Deutschkenntnissen nur tendenziell höher als bei denen mit guten Deutschkenntnissen. Bei den potentiellen Fehldiagnosen (die

Fälle, wo es keine Übereinstimmung zwischen den Diagnosen gab) reichte somit die Sprachkompetenz nicht als Erklärung aus.

Es wurden dann die Fälle, bei denen die Psychiater übereinstimmend die Diagnose einer paranoiden Schizophrenie (ICD-10: F20.0) gestellt hatten, gesondert ausgewertet, um mögliche, nicht auf Fehldiagnosen zurückzuführende Unterschiede in der Psychopathologie zu beschreiben (Haasen et al. 2001). Verglichen wurden 74 Patienten türkischer und 48 Patienten deutscher Herkunft anhand von Skalen, der „Positiv- und Negativ-Symptom Skala" (PANSS) und der „Hamilton Depressions-Skala (HAM-D). Es konnte anhand von Subskalen der PANSS gezeigt werden, dass türkische Patienten zwar eine erhöhte Depressivität und Erregung aufwiesen, jedoch keine Unterschiede in den Kernsyndromen der Schizophrenie (positives, negatives oder kognitives Syndrom). Daher musste vermutet werden, dass bisher beschriebene kulturelle Unterschiede in der Psychopathologie eher auf Fehldiagnosen zurückzuführen sind.

Leitlinien zur Erfassung kultureller Faktoren bei der Diagnostik psychotischer Syndrome

Es ist wichtig, dass praktisch tätige Mitarbeiter in psychiatrischen und anderen sozialen Einrichtungen konkrete Leitlinien für die Beurteilung psychischer Störungen bei Menschen anderer Herkunft bekommen. Es wäre zu hoffen, dass solche kulturellen Aspekte zukünftig bei der Weiterentwicklung des im deutschsprachigen Raum gängigen Klassifikationssystem (ICD-10) berücksichtigt würden, wie dies im amerikanischem Klassifikationssystem DSM-IV bereits der Fall ist.

Daher sollen im folgenden einige der möglichen Leitlinien am Beispiel der Diagnostik von psychotischen Syndromen dargestellt werden – ausführlich werden diese an anderer Stelle diskutiert (Haasen u. Yagdiran 2000).

Um kulturelle Faktoren ausreichend bei der psychopathologischen Beurteilung psychotischer Störungen zu berücksichtigen, werden folgende Leitlinien vorgeschlagen:

1. Bei Menschen anderer Herkunft darf nicht vorab davon ausgegangen werden, dass psychotische Störungen am ehesten einer schizophrenen Störung entsprechen. In vielen Kulturen treten psychotische Symptome auch bei Angststörungen, Depressionen, posttraumatischen Störungen und anderen Erkrankungen auf. Eine genaue psychopathologische Beurteilung ist unter Berücksichtigung des Verlaufes und der Fremdanamnese wichtig, um Fehldiagnosen zu vermeiden.

2. Trotz kultureller Einflüsse gibt es gemeinsame Charakteristika in der Darstellung der Schizophrenie. Die Erstrangsymptome von Kurt Schneider können bei der Diagnostik zum Beispiel hilfreich sein (Schneider 1957). Die Diagnose einer Schizophrenie darf bei Menschen anderer Herkunft nicht nur aufgrund eines Symptoms gestellt werden – vor allem, wenn nur Wahngedanken und/oder Halluzinationen vorhanden sind. Die Beurteilung von z.B. Negativ-Symptomen und des psychosozialen Funktionsniveaus können dabei weiter führen.

3. Die Beurteilung von psychotischen Symptomen kann durch kulturelle Faktoren erschwert werden. Vor allem die Unterscheidung zwischen Wahn und Glaube oder zwischen Halluzination und Trance bedarf einer Bewertung im kulturellen Kontext, wobei die Fremdanamnese hilfreich sein kann.

4. Wahngedanken unterliegen einer starken kulturellen Prägung, so dass deren Beurteilung sehr schwierig sein kann. Wahngedanken mit kulturell definierten Inhalten dürfen jedoch nicht als kulturspezifischer Glaube fehleingeschätzt werden. Der Vergleich mit der Vorstellungswelt anderer Familienangehöriger kann weiterführend sein. Bestimmte Gedanken können in dem Kulturkreis des Betroffenen ein kulturspezifischer Glaube sein und dennoch im individuellem Fall eine wahnhafte Ausgestaltung bekommen. Deshalb muss der individuelle Fall ohne Pauschalisierung beurteilt werden, da die wenigsten Kulturen (noch) homogen sind und kaum alle Mitglieder den gleichen Vorstellungen anhängen.

5. Paranoide Gedanken müssen auf einen realen Hintergrund hin untersucht werden, bevor sie als Wahngedanken beurteilt werden. Vor allem Flüchtlinge haben oft unter erschwerten Bedingungen ihr Land verlassen müssen und begegnen manchmal im deutschen Alltag – leider allzu häufig – rassischen Vorurteilen, die paranoiden Gedanken Vorschub leisten.

6. Bei der Anamnese und psychopathologischen Befunderhebung ist eine Erhebung durch einen muttersprachlichen Therapeuten in den meisten Fällen vorzuziehen, wenngleich sich auch nur der Betroffene dadurch besser verstanden fühlt. Sofern dies nicht möglich ist und der Betroffene schlecht oder kein Deutsch spricht, kann ein Dolmetscher hilfreich sein, wobei berücksichtigt werden sollte, dass es bei der Übersetzung zu Verzerrungen psychopathologischer Symptome kommen kann. Studienergebnisse weisen daraufhin, dass die klinische Diagnostik ohne Dolmetscher nicht signifikant häufiger zu Fehldiagnosen führt (Haasen et al. 2000).

Vorgehen bei Sprachbarrieren

Es kann von keinem erwartet werden, dergestalt umfassende transkulturelle Kenntnisse zu erwerben, um alle kulturellen Aspekte bei der Beurteilung psychischer Störungen nachvollziehen und verstehen zu können. Vielmehr gibt es einige grundsätzliche Leitlinien, durch deren Berücksichtigung gröbere Fehleinschätzungen von kulturellen Einflussfaktoren vermieden werden. Der kulturelle Einfluss sollte für ein besseres Verständnis des Patienten genutzt werden und nicht zur Entschuldigung stereotyper Vorstellungen. Schließlich handelt es sich um die Beurteilung eines Individuum in einem komplexen kulturellen Kontext.

Als erstes sollte versucht werden, bestehende Sprachbarrieren abzubauen oder zu überwinden. Hierfür gilt die folgende Prioritätenliste:

1. Zunächst sollte versucht werden, einen Psychiater, Psychologen, Sozialarbeiter oder anderen Mitarbeiter heranzuziehen, der die Muttersprache des Migranten beherrscht.

2. Falls dies nicht möglich ist, so ist der Wechsel auf eine andere Zweitsprache möglich, die dem Migranten geläufig ist (z.B. Englisch oder Französisch – besonders bei Migranten aus afrikanischen Ländern –), worauf der Untersucher selbst oder ein anderer Mitarbeiter zurückgreifen kann. Trotz der dann gemeinsamen Sprache muss auf Fehlinterpretationen (z.B. bei Wörtern mit symbolischer Bedeutung) geachtet werden, um subtile Missverständnisse zu vermeiden (Hsu u. Tseng 1972).

3. Ist auch diese Möglichkeit nicht gegeben, sollte erst – unter Berücksichtigung der potentiellen Schwierigkeiten – ein Dolmetscher hinzu gezogen werden. In einigen Städten gibt es Dolmetscherdienste mit teils medizinisch und teils psychologisch geschultem Personal (Haasen 1998), wobei Dolmetscher, die gleichzeitig als kulturelle Mediatoren ausgebildet sind, ideal wären.

4. Erst nach Ausschluss der genannten Möglichkeiten sollte ein Angehöriger oder Bekannter als Dolmetscher fungieren. Das Einverständnis des Patienten – bei allen auch oben erwähnten Möglichkeiten vorausgesetzt – muss in diesem Fall eindeutig sein. Auf familiäre Interaktionen sollte geachtet werden, die in die Übersetzung hineinspielen können. Es muss davon ausgegangen werden, dass die Anamnese nicht vollständig berichtet wird, um bestimmte, vielleicht intime Details nicht in Anwesenheit eines Angehörigen oder Bekannten zu präsentieren.

5. Als letzte Möglichkeit und „ultima ratio" sollten andere Personen mit Kenntnissen der Erstsprache des Patienten herangezogen werden, wie z.B. Reinigungspersonal, was leider gar nicht selten geschieht. Das sollte jedoch weitgehend vermieden werden. Hierdurch können nicht nur sämtliche bereits oben erwähnte Probleme auftreten, sondern zusätzliche Schwierigkeiten durch unzureichende Dolmetscherkenntnisse, Unkenntnis der psychischen Problematik oder Probleme mit der Schweigepflicht entstehen. Dennoch gibt es dringende Situationen (z.B. in einer Akutklinik), in denen auf diese Möglichkeit der Informationsbeschaffung zurückgegriffen werden muss, weil es „akut" keine andere Möglichkeiten gibt (z.B. bei Zwangseinweisungen).

Bei einer Sprachbarriere sollte nicht „per se" davon ausgegangen werden, dass es besser wäre, den Patienten von einem Kollegen gleicher Herkunft zu betreuen. Es gibt einen nicht unerheblichen Anteil von Migranten, der es vorzieht, von einem Deutschen behandelt zu werden (v.a. Flüchtlinge mit Misstrauen gegenüber Menschen gleicher Herkunft).

In der oben beschriebenen Studie konnte gezeigt werden, dass zumindest bei psychotischen Störungen die Bedeutung einer Sprachbarriere im Zusammenhang mit Fehldiagnosen überbewertet wurde (Haasen et al. 2000). Somit kann zunächst ein

Therapeut mit entsprechenden Sprachkenntnissen herangezogen werden, um mit dem Patienten zusammen zu entscheiden, wie die Weiterbetreuung fortgesetzt werden soll.

4.2.3 Anforderungen an eine kultursensitive Behandlung

Da nicht anzunehmen ist, dass alle in der Psychiatrie Tätigen Kenntnisse über kulturelle Aspekte in der Psychiatrie erwerben, sollte darauf geachtet werden, dass zumindest ein kultursensitiver Umgang gepflegt wird. Anhand des Kulturkompetenzmodells von Orlandi (1992) wird deutlich, dass auf der „kognitiven Dimension" ein (gewisses) Wissen über andere Kulturen, auf der „affektiven Ebene" ein wohlwollendes Entgegenkommen gegenüber Menschen anderer Herkunft und auf der „fachlichen Ebene" (Fach)kenntnisse über den Einfluss kultureller Faktoren vorhanden sein sollten.

Tabelle 1. Kulturkompetenz- Modell nach Orlandi (1992)

	kulturinkompetent	kultursensitiv	kulturkompetent
kognitive Dimension	blind	gewisses Wissen	weitreichendes Wissen
affektive Dimension	gleichgültig	wohlwollend	engagiert
fachliche Dimension	ohne Kenntnisse	kaum Kenntnisse	weitreichende Kenntnisse
Gesamtwirkung	destruktiv	neutral	konstruktiv

Für eine psychiatrische Klinik ist zu fordern und letztlich praktikabel, dass (einige) Mitarbeiter über eine spezielle Kulturkompetenz verfügen und weitere Mitarbeiter ein kultursensitives Herangehen praktizieren. Zur Kulturkompetenz gehören in der Psychiatrie natürlich nicht nur die Fähigkeiten für die Beurteilung psychischer Störungen, sondern auch Erfahrungen in der Psychotherapie mit Menschen anderer Herkunft (Lopez et al. 1989; Lopez 1997). Kulturinkompetenz hat nämlich in der Psychiatrie eine destruktive Wirkung, ebenso wie ein Mangel an Empathie, ohne dass dies ein bewusster Prozess sein muss. Eine kultursensitive Haltung führt dagegen nicht nur zu einem positiveren Milieu für Menschen anderer Herkunft in der Psychiatrie, sondern bedeutet auch für Therapeuten und Behandler eine persönliche Bereicherung.

Literatur

Assion HJ (2004) Traditionelle Heilpraktiken türkischer Migranten. VWB, Berlin

Cochrane R, Bal S (1987) Migration and schizophrenia: an examination of five hypothesis. Soc Psychiatry 22: 181–191

Collatz J (1995) Auf dem Wege in das Jahrhundert der Migration: Auswirkungen der Migrationsbewegungen auf den Bedarf an psychosozialer und sozialpsychiatrischer Versorgung. In: Koch E, Özek M, Pfeiffer WM (Hrsg) Psychologie und Pathologie der Migration: deutsch-türkische Perspektiven. Lambertus, Freiburg, S 31–45

Copeland JRM (1968) Aspects of mental illness in West African students. Soc Psychiatry 3: 7–13

Ete E (1995) Ethnomedizinische Aspekte der Interaktion mit türkischen Patienten. In: Koch E, Özek M, Pfeiffer WM (Hrsg) Psychologie und Pathologie der Migration: deutsch-türkische Perspektiven. Lambertus, Freiburg, S 209–216

Grube M (1995) Darstellung eines türkisch-deutschsprachigen Verbundmodells zwischen psychiatrischer Klinik und psychosozialer Beratungsstelle. In: Koch E, Özek M, Pfeiffer WM (Hrsg) Psychologie und Pathologie der Migration: deutsch-türkische Perspektiven. Lambertus, Freiburg, S 199–205

Haasen C (1998) Leben in der Fremde – Situation von psychisch kranken Migranten. In: Bock T, Weigand H (Hrsg) Hand-werks-buch Psychiatrie. Psychiatrie-Verlag, Gütersloh, S 487–495

Haasen C, Yagdiran O (2000) Beurteilung psychischer Störungen in einer multikulturellen Gesellschaft. Lambertus, Freiburg

Haasen C, Yagdiran O, Mass R, Krausz M (2000) Potential for misdiagnosis among Turkish migrants with psychotic disorders: a clinical controlled study in Germany. Acta Psychiatr Scand 101: 125–129

Haasen C, Yagdiran O, Maß R, Krausz M (2001) Schizophrenic disorders among Turkish migrants in Germany: a controlled clinical study. Psychopathology 34: 203–208

Haasen C, Lambert M, Yagdiran O, Krausz M (1997) Psychiatric disorders among migrants in Germany: prevalence in a psychiatric clinic and implications for services and research. Eur Psychiatry 12: 305–310

Holzmann TH, Volk S, Georgi K, Pflug B (1994) Ausländische Patienten in stationärer Behandlung in einer psychiatrischen Universitätsklinik mit Versorgungsauftrag. Psychiat Prax 21: 106–108

Hsu J, Tseng WS (1972) Intercultural psychotherapy. Arch Gen Psychiatry 26: 700–705

Kimura S (1982) Nihonjin-no taijinkuofu (Japanische Anthrophobie). Keiso, Tokyo

Lopez SR, Grover KP, Holland D, Johnson MJ, Kain CD, Kanel K, Mellins CA, Rhyne MC (1989) Development of culturally sensitive psychotherapists. Prof Psychol Res Pract 20: 369–376

Lopez SR (1997) Cutural competence in psychotherapy: A guide for clinicians and their supervisors. In: Watkins CE (ed) Handbook of psychotherapy supervision. John Wiley, New York, pp 570–588

Ndetei DM, Singh A (1982) Study of delusions in Kenyan schizophrenic patients diagnosed using a set of research diagnostic criteria. Acta Psych Scand 66: 208–215

Ndetei DM, Singh A (1983) Hallucinations in Kenyan schizophrenic patients. Acta Psych Scand 67: 144–147

Oerter R (1995) Kultur, Ökologie und Entwicklung. In: Oerter R, Montada L (Hrsg) Entwicklungspsychologie. Beltz, Weinheim, S 84–127

Offer D, Sabshin M (1974) Normality: Theoretical and clinical concepts of mental health. Basic Books, New York

Orlandi MA (1992) Defining cultural competence: an organizing framework. In: OSAP (ed) Cultural Competence for Evaluators. US DHHS Publ, Washington

Özek M (1988) Ein kasuistischer Beitrag zum Problem psychiatrischer Auffälligkeiten der türkischen Arbeitnehmer in der BRD. In: Eris A, Gökelma Y (Hrsg) Migranten und Gesundheit. Merhaba Publ, Bremen, S 71–79

Röder F (1988) Die Bedeutung türkischer Heiler (Hodschas) für die allgemeinärztliche Praxis. Dt Ärzteblatt 4: 139–140

Sartorius N, Jablensky A, Shapiro R (1977) Two-year follow-up of the patients included in the WHO International Pilot Study of Schizophrenia. Psychological Medicine 7: 529–541

Schneider K (1957) Primäre und sekundäre Symptome der Schizophrenie. Fortschr Neurol Psychiatr 25: 487–490

Tseng WS, Mo KM, Hsu J, Li LS, Ou LW, Chen GQ, Jiang DW (1988) A sociocultural study of koro epidemics in Guangdong, China. Am J Psychiatry 143: 1010–1014

Westermeyer J (1987) Cultural factors in clinical assessment. J Consult Clin Psychol 55: 471–478

4.3 Von kultureller Antizipation zu transkulturellem Verstehen

Ernestine Wohlfart, Tülay Özbek, Andreas Heinz

4.3.1 Einführung

Die Migrationsforschung erfährt derzeit einen enormen Aufschwung. Gesellschaftliche Veränderungsprozesse wie sie durch Migration und Globalisierung entstehen, erfordern neue Wissensbereiche und Erkenntnishorizonte. Der Ruf nach interkultureller Kompetenz betrifft alle Bereiche der gesellschaftlichen Organisation.

Diese Konzepte durchdringen bisher jedoch kaum den Bereich der psychiatrischen/ psychotherapeutischen Behandlungsfelder in der Regelversorgung und der psychiatrischen Forschungsschwerpunkte.

„Die psychiatrische Forschung in Deutschland und ebenso die psychiatrische Versorgung haben die Situation von Minoritäten bislang kaum thematisiert. Publikationen und Initiativen haben nach wie vor mehr den Charakter von Einzelinitiativen, die diesbezüglichen Forschungsvorhaben sind zahlenmäßig gering und gehören nicht zum Kern der förderungsfähigen Forschungsinteressen." (Koch 2000)

Es existieren nach wie vor sprachliche und kulturelle Barrieren, die einen Zugang zur psychiatrischen/ psychotherapeutischen Regelversorgung für Migranten und Flüchtlinge erschweren (Attia 1995; Brüning 2002; Gaitanides 2002).

So kommt es nicht selten zu Pathologisierungen und einer Hilflosigkeit in der Begegnung mit dem Anderen. Der Aufbau einer ausreichend tragenden therapeutischen Beziehung wird erschwert. Nach Buchholz fließt die eigene Unsicherheit und Angst der Therapeuten in den interpretativen Akt der Diagnosestellung ein, die den Beziehungsaufbau und die Therapieindikation steuert. Es wird eine soziale Unbewusstheit erzeugt und perpetuiert, wenn die Art und Weise wie soziale Wirklichkeit produziert wird, nicht reflektiert wird (Buchholz 1993).

Es werden gerade im Zusammenhang mit psychischen Erkrankungen neue Herangehensweisen nötig, um Fehldiagnosen und Chronifizierung zu vermeiden.

4.3.2 Ein interkultureller Theorieansatz auf ethnopsycho-analytischer Basis

Für ein Verstehen und Erkennen kultureller Differenz im Hinblick auf das subjektive Krankheitserleben und dessen Darstellung auf der interaktiven Bühne, benötigen wir eine Abkehr von der schematischen Anwendung universalistischer Diagnosemanuale. Denn die Komplexität kultureller Prozesse und Identitäten und ihre Unbewusstheit erschweren eine Wahrnehmung und Behandlung ohne stereotype Zuschreibungen von ethnischer und kultureller Differenz von allen an der Behandlung bzw. am therapeutischen Prozess Beteiligten.

Das Beispiel einer Befragung zum Thema Sucht, die mit deutschen und türkischen Jugendlichen in Drogenhilfeeinrichtungen durchgeführt wurden, soll dies verdeutlichen. Die Auswertung zeigte, dass das jeweilige Suchtverständnis keineswegs übereinstimmte. Deutsche Jugendliche – im Gegensatz zu Jugendlichen nicht-deutscher Herkunft – differenzierten stärker zwischen legalen und illegalen Drogen. Auch Essstörungen wurden unterschiedlich bewertet: Für die muttersprachlich deutschen Jugendlichen fielen sie unter den engeren Suchtbegriff der „Magersucht", während die Essstörungen für muttersprachlich türkische Jugendliche nicht zur Sucht im engeren Sinn gehörten (Krieg et al. 2002).

Eine Aufwertung qualitativer Forschungsmethoden (vgl. Löchel 2000; Nadig 2000) ist auch in den psychiatrischen und psychotherapeutischen Handlungsfeldern vonnöten. Interdisziplinäre Ansätze zwischen Ethnologie, Psychologie und Psychiatrie ermöglichen, die Einflüsse und die Bedeutung von Subjektivität und Kultur im Umgang mit psychischer Krankheit wieder zu entdecken.

So weist A. Finzen (2002) in seinem Vorwort des Buches „Verrückte Entwürfe" (Angermeyer u. Zaumseil 1997) auf die Problematik hin, dass die „Identifikation mit den subjektiven Sichtweisen der Kranken gerade geisteswissenschaftlichen Disziplinen leichter fällt als uns Medizinern, die wir gelernt haben, zu objektivieren, um handeln zu können".

Er plädiert dafür, beides gelten zu lassen: „Wissenschaftliche Disziplin ohne Objektivierung und Abstraktion verbietet sich. Aber Psychiatrie ohne Respektierung und ohne Verstehen der Subjektivität des kranken Menschen in seiner sozialen Welt ist nicht menschlich".

4.3.3 Zum Kulturbegriff in der Ethnopsychoanalyse

Kultur konstituiert sich aus vielfältigen Mustern, die explizit und implizit im Laufe der Sozialisation tradiert werden und als handlungsleitend zu begreifen sind.

„Enkulturation ist das Ergebnis eines teils bewussten, teils unbewussten Lernprozesses, durch den die ältere, die jüngere Generation mit oder ohne Zwang dazu bringt, traditionelle Denk- und Verhaltensweisen zu übernehmen." (Harris 1989, S.21)

Dieser Prozess wird durch Identifikation intrapsychisch verarbeitet. Identität ist demnach das Ergebnis eines Systems von Identifizierungen und Prozessen, die in der psychischen Entwicklung durchlaufen werden. Die Identifizierung ist nach psychoanalytischen Theorien ein zentraler Modus, der zur Entwicklung der inneren Struktur des „Ichs" und des „Über-Ichs" dient.

Nach Mario Erdheim (1991) bestimmt die Kultur, was auf die Bühne der gesellschaftlichen Beziehungen darf und was unterdrückt werden muss. Es ist die Funktion der ethnischen Identität, die eigene von der fremden Kultur abzugrenzen und damit dem Einzelnen eine Orientierung zu geben.

Der Aufbau einer kulturellen Identität ist nachfolgend und „in einem eigenen Akt",
und zwar dem der persönlichen Identifikation, herzustellen (Wulff 1997, S 507).

So spielt nach Fatih Güc bei der Gestaltung von Beziehungen für Menschen aus
dem Mittelmeerraum und aus arabischen Ländern der Schamaffekt eine große Rolle.
In den „Schamkulturen" ist die höchste Autorität nicht das „gute Gewissen", wie dies
in den Schuldkulturen der Fall ist, sondern der gute Ruf in der Gruppe bzw. die Ehre
(Güc 2003). Im Rahmen der Migration muss das Individuum sich neu verorten, häufig
ist dies erneut mit einer Individuation von der Primärgruppe verbunden. Dieses Stre-
ben nach Autonomie ruft Scham- und Schuldaffekte gegenüber der Herkunftsgesellschaft oder der ethnischen Gruppe hervor. Scham und Schuld sind zunächst nicht bewusst erlebbare Gefühle. Sie können zu selbstbestrafenden Gedanken und Handlungen führen und sich zur Vermeidung der Bewusstwerdung auf einem regressiven
Niveau wieder finden.

Kultur bestimmt über die dargestellten Identifikationsprozesse maßgeblich unser
soziales Ich, unser Wir und darüber unser gesellschaftliches Handeln, unsere Lebens-
einstellung, unser Gesundheitsverhalten und unsere subjektiven Krankheitskonzepte.
Denn auch der Ausdruck von Emotionen, Affekten und Konflikthaftem ist von dem
jeweiligen kulturellen Zusammenhang geprägt.

4.3.4 Transkulturalität

Transkulturalität – als Prozess betrachtet – entsteht nach Maya Nadig (2002) im Rahmen von Globalisierung und Migration. Die Auswirkung von globalen Prozessen auf
lokale Kulturen betreffen die Auflösung sozialer Gemeinschaften, die mangelnde
Einbindung der Subjekte in verpflichtende Beziehungen und die wachsende Abstraktion aller lebensweltlichen Prozesse (vgl. Nadig 2002). Die Individuen sind im transkulturellen Prozess angehalten, sich mit ständig bewegten Symbolisierungs- und Or-
ganisationsprozessen auseinander zu setzen und sich in ihnen zu verorten. Dies stellt
eine große Herausforderung an ihre persönliche und kulturelle Integrationsfähigkeit
dar.

Es stellt sich die Frage, unter welchen Bedingungen es für ein Subjekt möglich ist,
den oft unmerklichen und hochkomplexen Wandel sozialer Verhältnisse wahrzunehmen und kreativ zu integrieren oder symbolisch umzugestalten, ohne dass ohnmächti-
ge oder aggressive Gefühle entstehen.

Anpassungsmechanismen haben eine entlastende, regulierende und damit auch sta-
bilisierende Funktion. Sie schützen das Subjekt vor einer permanenten Auseinandersetzung mit der Umwelt. Die unbewusst ablaufenden Anpassungsmechanismen,
die dem Subjekt ein störungsfreies Funktionieren ermöglichen, greifen häufig in der
Fremde nicht mehr.

Das permanente Scheitern in der Anpassung kann zu einer erheblichen narzissti-
schen Kränkung führen und mit intensiven Gefühlen der Scham und der Angst verbunden sein. In der Abwehr dieser Gefühle kann es auch zu einer Abwertung der
fremden Mehrheitsgesellschaft und deren Normen kommen, was sich in einer trotzig
anmutenden Verschlossenheit zeigen kann.

4.3.5 Zur Anwendung der Ethnopsychoanalyse

In der transkulturellen Psychiatrie und Psychotherapie werden gesellschaftliche Veränderungsprozesse mit den individuellen Anpassungsstrategien und ihrem partiellem Misslingen im Falle einer Erkrankung in Beziehung gesetzt.

Im Rahmen eines ethnopsychoanalytischen Herangehens bedeutet dies eine Fokussierung auf den meist nicht bewussten Einfluss der Ethnie und der Kultur auf die Entstehung von psychischen Erkrankungen. Das Ziel einer angewandten Ethnopsychoanalyse ist, für uns und für das Subjekt oder die Gruppe, die zur Störung führenden transkulturellen Prozesse verstehbar werden zu lassen, um wieder handlungsfähig zu werden.

Das zugrunde liegende Paradigma der therapeutischen Praxis ist der Abschied von der Suche nach absoluten Wahrheiten, einer allumfassenden Theorie und Diagnose. Vielmehr ist es die Hinwendung, Praktiken und Prozesse, Diskurse und partielle Wahrheiten zu untersuchen (vgl. Nadig 2002).

Die interdisziplinäre Verknüpfung von Ethnologie und Psychoanalyse scheint besonders geeignet, die Komplexität kultureller Prozesse und Identitäten wahrzunehmen, zu beschreiben und zu reflektieren ohne auf stereotype Zuschreibungen von ethnischer und kultureller Differenz im dem Aufbau der therapeutischen Beziehung zurückgreifen zu müssen.

Nach Maya Nadig (2003) misst die psychoanalytische Technik im ethnopsychoanalytischen Gespräch dem Prozess des Unbewussten, dem Beziehungsverlauf und dem spezifischen Kontext (Rahmen, Setting, Umfeld) eine große Bedeutung bei.

Mit der Methode der freien Assoziation lässt sich eine momentane Gleichzeitigkeit verschiedener Ebenen erzeugen: bewusst-unbewusst, historisch-aktuell, kulturell-individuell, emotional-sachbezogen. Diese momentane Gleichzeitigkeit entspricht einer Auflösung von hergebrachten kategorialen, kulturell standardisierten Wahrheiten und eröffnet einen „Transkulturellen Übergangsraum", einen gewissermaßen vorsprachlichen Raum nach Winnicott (1969).

Das darin entstehende Material ist prozesshaft, vernetzt und komplex.

Das von Winnicott (1960) entwickelte Konzept des „Übergangsraumes" hat in der Anwendung der Ethnopsychoanalyse zur Untersuchung transkultureller Probleme eine große Bedeutung. Der „Übergangsraum" eröffnet eine Dimension für das Unaussprechliche, noch nicht Sprachfähige im Prozess der Individuation, der Symbolbildung und der sich entwickelnden Beziehungen.

Die Etablierung eines transkulturellen Übergangsraumes im therapeutischen Prozess ermöglicht ein Weggehen aus der Polarisierung zwischen Innen und Außen. Es ist der „potentielle Raum", in dem sich Kreativität, Symbole und Differenz, also Kultur und kulturelle Bedeutungen entwickeln können. Homi Bhabha (1997) spricht in der ethnologischen Forschung von einem „dritten Raum", mit dem er den Übergang von innerer und äußerer Realität bezeichnet, den Übergang von Individuum und Kultur.

In diesem „dritten Raum" / „Übergangsraum", der auch als Schutz- und Identitätsraum in einer unbekannten kulturellen Situation verstanden werden kann, befinden sich Therapeuten wie Patienten und Dolmetscher in einem „In-Between". Dieser

Raum fungiert als „Container" nach Bion (1959), in dem Bedeutungen und Symbole zwischen dem „Ich" und dem „Gegenüber" erfahren werden und sich entwickeln können. Kulturelle Differenz erfährt so eine Reflektion, die innere Spannung wird aushaltbar und es werden neue Dimensionen des Verstehens und Verhaltens erzeugt.

Mit der Haltung des „Containment" können im „Transkulturellen Übergangsraum" Empfindungen und Erfahrungen, die noch nicht verstanden werden oder die – wie im Extremfall von Verwirrung nicht mehr kommunizierbar sind – wieder in einen Bedeutungszusammenhang gebracht werden.

4.3.7 Interkulturelle therapeutische Praxis

am Beispiel des Zentrums für Interkulturelle Psychiatrie, Psychotherapie und Supervision (ZIPP) an der Charite Berlin, Universitätsmedizin

Der universitäre Rahmen bietet interdisziplinär und damit auf verschiedenen Ebenen die Möglichkeit, kultursensible psychiatrische Behandlungsweisen, interkulturelle Praxisansätze und Theorien mit dem in diesem Feld Tätigen und Forschenden weiterzuentwickeln und auszutauschen.

Das ZIPP beinhaltet drei Bereiche:

1. Die Ethnopsychiatrische Ambulanz als Behandlungs- und Versorgungsstruktur (www.charite.de – Transkulturelle Psychiatrie)
2. Die Interkulturelle Supervision als Pilotprojekt
3. Den Forschungsbereich Transkulturelle Psychiatrie und Psychotherapie, der interdisziplinär und international konzipiert ist

Der Forschungs- und Konzeptansatz basiert inhaltlich auf ethnopsychiatrischen und ethnopsychoanalytischen Theorien (Devereux 1978) und bezieht sich u. a. auf die Praxisansätze des Ethnopsychiatrischen Zentrums in Paris (Centre Devereux).

Die Struktur des ZIPP ist so gestaltet, dass unsere Leitlinien zur Verbesserung einer psychiatrischen und psychotherapeutischen Behandlung von muttersprachlich nicht deutschen Patienten praxisnah umgesetzt und erforscht werden können.

Die Arbeitsgruppe und das Behandlerteam entsprechen in ihrer Struktur und ihren Inhalten den geforderten Qualitätsstandards zur Interkulturellen Teamentwicklung nach dem SERV.QUAL. Verfahren (Gaitanides 2002).

Hierzu gehören:

- Mehrsprachigkeit
- kulturelle Vielfalt im Team
- Reflexion von stereotypen und ethnisierenden Interpretationen und Vorannahmen im Rahmen regelmäßiger Supervision
- interkultureller Dialog und Konfliktkultur
- Verbesserung der Repräsentation von Migranten im Team

Über das interkulturelle Team, die Arbeit mit Dolmetschern als Sprach- und Kulturmittler und über muttersprachliche Cotherapeuten und Therapeuten wird es möglich, ein Alltagswissen über das Zusammenwirken zwischen dem Einzelnen und der Kultur der Gruppe zu erarbeiten. Darüber erschließen sich gesellschaftliche und politische Verhältnisse sowie der soziokulturelle Kontext. Die psychische Erkrankung, der Konflikt, die Abwehrstrategie und die Persönlichkeitsentwicklung werden über eine ethnopsychoanalytische Reflexion in einen Interpretationszusammenhang gebracht.

Das Setting ist modifiziert und an die Ethnopsychiatrische Praxis von Tobie Nathan, Universität Paris (1999) angelehnt. Ein Großteil der therapeutischen Behandlung findet in Form von Gruppenarbeit statt.

Es finden einzeltherapeutische und gruppenanalytische Behandlungen in der Ethnopsychiatrischen Ambulanz statt:

Laufende Gruppenangebote:

- Gemischte Gruppe mit traumatisierten Flüchtlingen (überwiegend aus dem Kosovo) mit einer deutschen Ärztin, einer bikulturellen Psychologin und einer albanischen Dolmetscherin mit sozialpädagogischer Qualifikation.
- Eine Gruppe mit afrikanischen Frauen, die aus vielfältigen Gründen (Verfolgung, Gewalt, Heirat oder Studium) migriert sind. Die Gruppe wird geleitet von einer deutschen Ärztin mit gruppenanalytischer Ausbildung, zusammen mit einer Ethnologin, die zeitgleich Dolmetscherin ist, aber aufgrund ihres Forschungsschwerpunktes auch als Kulturmittlerin dient.
- Eine tanztherapeutische Gruppe mit muslimischen Frauen aus unterschiedlichen Ländern, mit zwei Sprach- und Kulturmittlerinnen und einer bikulturellen Ärztin.

Die Gruppenzusammensetzung wird abhängig vom Bedarf und entsprechend den Patientenzahlen und der Mehrheit der Herkunftsländer gestaltet.

Das Behandlerteam wird regelmäßig supervidiert und macht über eine externe interkulturelle Supervisionsgruppe eine interkulturelle Selbsterfahrung hinsichtlich der eigenen Professionalität. Interkulturelle Kompetenz entsteht dabei über die ständige Reflexion zwischen dem Fremden und dem Eigenen.

Die Begleitforschung der genannten Behandlungsschwerpunkte bildet die Basis für ein Fortbildungs- und Supervisionsangebot über den Klinikrahmen hinaus.

4.3.8 Behandlungsmethoden

Angewandte Ethnopsychoanalyse bildet die Grundlage für die therapeutische Behandlung. Wir bedienen uns zur Strukturierung des Settings ähnlichen Gegebenheiten wie in einer psychoanalytischen Behandlung.

Die Gespräche sind minimal strukturiert. Es gibt feste Regeln hinsichtlich zeitlicher, ökonomischer und sozialer Umgangsformen.

Wesentliche therapeutische Prinzipien:

- Reflektion der Gegenübertragung, die eigene kulturelle Einbindungen und Verortungen erkennbar werden lassen soll
- Freischwebende, empathische Aufmerksamkeit
- gruppen- und kulturbezogene vergleichende Deutung mit Intervention nach dem „Prinzip Antwort" (Heigl-Evers 1992)

4.3.9 Inhaltliche Strukturierung und Vorannahmen

Unsere Patienten befinden sich in der Regel in einem „Chaos", einer „Desorientierung" und der „Suche nach einer Übersicht". Im schlimmsten Falle haben sie in bedrohlichen Situationen das Gefühl, nicht mehr sie selbst zu sein. Sie beklagen im wörtlichen Sinne einen „Seelenverlust". Ob dem Misslingen ihrer unbewussten Anpassungsstrategien befinden sie sich in einem regressiven Zustand, welcher mit einem partiellen Verlust ihrer Ich-Fähigkeiten einhergeht.

Das Gerüst der Werte und Normen, durch das man sein Selbstgefühl erhält und eine Orientierung in zwischenmenschlichen Beziehungen erfährt, gilt nicht mehr. Ein Teil der vertrauten „Ich-Identität" geht verloren und eine drohende Angst vor Verlust setzt ein. In diesem Zusammenhang kann es zu Ängsten in Form von Visionen kommen oder es besteht die Ansicht, verhext worden zu sein.

Diese Interpretationen der Krankheit und diese Form der Expression von Emotionen führt in der Allgemeinpsychiatrie zu häufigen Fehldiagnosen und zur Pathologisierung eines im kulturellen Zusammenhang „normalen Ausdrucks". Zur Vertiefung des Wissens, Vermeidung und weiterer Analyse kultureller Irrtümer beim Behandler und deren Auswirkungen auf die Diagnostik und Behandlung entwickelt die transkulturelle Psychiatrie und Psychotherapie interdisziplinäre Forschungsansätze.

Anhand der Ausführungen sollte sichtbar werden, dass es in der therapeutischen Beziehungsanknüpfung notwendig ist, sich zunächst als „Ich-stützendes Objekt" zur Verfügung zu stellen. Anknüpfend an das Wissen, dass die Entwicklung der Persönlichkeit (Parin 1992) in nichtwestlichen Kulturen vorrangig am Ideal der Gruppe orientiert ist, stellen wir über die Teamstruktur und die Gruppenarbeit ein Ich-stützendes „Wir" dar (vgl. Nathan 1999).

Der muttersprachlich deutschsprachige Therapeut wird in der Regel zunächst in seiner Funktion als Repräsentant der hiesigen Gesellschaft wahrgenommen.

Über die interkulturelle Beziehungsgestaltung entsteht wie bereits aufgezeigt ein „Transkultureller Übergangsraum", der es dem Patienten ermöglichen soll, „Eigenes und Fremdes" zu reflektieren, über emotionale Erfahrungen nachzudenken und sich neue intrapsychische Räume zu erschließen. Dieses gemeinsame Reflektieren emotionaler Erfahrungen, das Verwörtern im Dialog mit der Therapeutengruppe setzt den Prozess der Neu-Entwicklung symbolischer Strukturen und der Symbolisierungsfähigkeit wieder in Gang.

4.3.10 Resümee

Zur Qualitätssteigerung und zur Reduzierung von Chronifizierung und Fehldiagnosen bei muttersprachlich nicht deutschsprachigen Patienten benötigen wir interkulturelle Behandlungszentren und anwendungsorientierte Forschung in der transkulturellen Psychiatrie und Psychotherapie.

Diese sollten strukturell in die Regelversorgung integriert sein, Multiplikatoren ausbilden und durch interkulturelle Supervision sowie über das Bereitstellen von Weiterbildungsangeboten in Zusammenarbeit mit bestehenden Weiterbildungsträgern zu einer Zunahme interkultureller Kompetenz in der psychiatrischen und psychotherapeutischen Regelversorgung führen.

Dies ist auch mit dem Ziel verbunden, zu einer Veränderung der gesamtgesellschaftlichen und politischen Einstellung gegenüber muttersprachlich nicht deutschen Menschen im Sinne einer positiven gegenseitigen Abgrenzung, die nicht in Abwertung bzw. gewalttätiger Abgrenzung münden muss, beizutragen.

Ein kultursensibler, interdisziplinärer Ansatz ermöglicht, das subjektive Krankheitserleben und den kulturspezifischen Ausdruck von vorgetragenen Symptomen zu verstehen und im Behandlungsprozess zu reflektieren.

Darüber begreifen wir auch die Unterschiede in der Persönlichkeitsentwicklung und im Funktionieren des psychischen Apparates (vgl. Parin 1992). Dies hilft, ethnische Stereotype, die hineingewoben sind in unser professionelles Handeln, zu vermeiden. Das Ziel ist, unsere Emotionen (Erstaunen, Ungeduld, Verwunderung etc.) über den Unterschied auszudrücken und uns selbst in unserem kulturellen und historischen Kontext zu begreifen. Deshalb ist ein Teil der therapeutischen Behandlung von der Beleuchtung kultureller Unterschiede und/ oder Ähnlichkeiten geprägt, um auf beiden Seiten ein Wissen über Fremdheit herzustellen. Dies ist im „transkulturellen Übergangsraum" möglich, wo „Eigenes" und „Fremdes" reflektiert und für den Therapieprozess nutzbar gemacht werden kann. Diese Reflektion wird in der interkulturellen Supervisionsgruppe fortgeführt und supervidiert.

Für eine effiziente Behandlung erscheint es demnach besonders wichtig, auch andere Kompetenzen des Behandlers als Grundlage für die Professionalität anzusehen, als nur standardisierte Diagnoseinstrumente anzuwenden und eine überwiegend medikamentöse Behandlung durchzuführen. Das Ziel sollte sein, dem Patienten eine Wahrnehmung der soziokulturellen Differenz zu ermöglichen und spezifische Erklärungsmodelle für ein Versagen reflektieren zu lassen. Denn die psychische Ersterkrankung im Migrationsland kann auch als ein Versagen im Anpassungsprozess an die veränderten soziokulturellen, gesellschaftspolitischen und ökonomischen Verhältnisse verstanden werden. So kann es gelingen, einen angemessenen Anpassungsprozess, der die subjektiven Grenzen und Möglichkeiten berücksichtigt zu initiieren, statt aufgrund von Überforderung und Identitätsverlust durch die Migration eine psychische Störung zu unterhalten.

Literatur

Angermeyer MC, Zaumseil M (2002) Verrückte Entwürfe. Kulturelle und individuelle Verarbeitung psychischen Krankseins. Psychiatrieverlag, Bonn

Attia I (1995) Multikulturelle Gesellschaft – Monokulturelle Psychologie? Dgvt-Verlag, Tübingen

Bhabha H (1997) Verortung der Kultur. In: Bronfen E, Marius B, Steffen T (Hrsg) Hybride Kulturen. Stauffenburg, Tübingen, S 123–148

Bion WR (2002) Angriffe auf Verbindungen. In: Spillius EB (Hrsg) Melanie Klein Heute. Entwicklungen in Theorie und Praxis. Klett-Cotta, Stuttgart, Bd.1, S 110– 129

Brüning P (2002) Psychisch kranke Migranten. Deutsches Ärzteblatt 8: 351

Buchholz M (1993) Probleme und Strategien qualitativer Prozessforschung in klinischen Institutionen. Psyche 47, 1: 148–179

Gaitanides S (2002) Qualitätsstandards zur interkulturellen Teamentwicklung. IZA – Zeitschrift für Migration und Soziale Arbeit 1–2: 4–7

Devereux G (1978) Ethnopsychoanalyse. Suhrkamp, Frankfurt/Main

Englisch M (2000) Zum Umgang mit kultureller Differenz. Ein Blick durch die Brille gängiger Kulturkonzepte. Psychologie und Gesellschaftskritik 1: 7–26

Erdheim M, Nadig M (1991) Ethnopsychoanalyse In: Apsel R (Hrsg) Ethnopsychoanalyse 2 – Herrschaft, Anpassung und Widerstand. Brandes & Apsel, Frankfurt, S 187–200

Erdheim M (1990) Sinngebung und Kulturwandel. In: Apsel R (Hrsg) Ethnopsychoanalyse 1 – Glaube, Magie und Religion. Brandes & Apsel, Frankfurt, S 9–32

Güc F (2003) The importance of shame in the treatment of migrants from turkey. In: Reader 15. Int Kongress für analytische Psychologie. Diamond, Frankfurt, S 595– 600

Harris M (1989) Kulturanthropologie: Ein Lehrbuch. Campus, Frankfurt/Main

Hegemann T, Salman R (2001) Transkulturelle Psychiatrie: Konzepte für die Arbeit mit Menschen aus anderen Kulturen. Psychiatrie-Verlag, Bonn

Heigl-Evers A et al. (1994) Lehrbuch der Psychotherapie. Fischer, Stuttgart

Heinz A (2001) Zur Konstruktion von gemeinschaftsfremden Verhalten und Rasse. In: Kopke C (Hrsg) Medizin und Verbrechen. Klemm & Oelschläger, Ulm, S. 22–43

Koch E (2000) Zur aktuellen psychiatrischen und psychosozialen Versorgung von Minoritäten in Deutschland. In: Koch E, Schepker R, Taneli S (Hrsg) Psychosoziale Versorgung in der Migrationsgesellschaft. Deutsch-türkische Perspektiven. Lambertus, Freiburg i. Br., S. 55–68

Krieg S, Penka S, Wohlfart E, Heinz A (2002) Körperbilder und Essstörungen türkischer Migrantinnen. In: Rosemeier HP (Hrsg) Transkulturelle Psychiatrie, Schwerpunktheft Psychomed 2 / 2003- Zeitschrift für Psychologie und Medizin, Hogrefe, Göttingen, S. 80–85

Löchel E (2000) Symbolisierung und Verneinung. In: Löchel E (Hrsg) Aggression, Symbolisierung und Geschlecht. Vandenhoeck & Ruprecht, Göttingen, S 85–109

Nadig M (2002) Transkulturalität im Prozess – theoretische und methodische Aspekte aus Cultural Studies und Psychoanalyse (unveröffentl. Vortrag 2002)

Nadig M (2000) Wie qualitative Forschung gemacht wird – paradigmatische Forschungsstile: Paul Parin, Fritz Morgenthaler und Goldy Parin Mattey. In: Flick U et al. (Hrsg) Qualitative Forschung. Ein Handbuch. Rowohlt, Reinbek, S 72–84

Kassim N, Heinz A, Wohlfart E (2004) Interkultureller Ansatz schafft neue Zugänge. Ein Jahr ethnopsychiatrische Ambulanz am Zentrum für Interkulturelle Psychiatrie, Psychotherapie und Supervision an der Charite Berlin, Campus Mitte, Kerbe Forum für Sozialpsychiatrie 1; 18-20

Parin P (1992) Der Widerspruch im Subjekt: ethnopsychoanalytische Studien. Europäische Verlagsanstalt, Hamburg

Winnicott DW (1979) Objektverwendung und Identifizierung. In: Winnicott DW Vom Spiel zur Kreativität. Klett, Stuttgart, S. 101–110

Winnicott DW (1974) The fear of breakdown. Int Rev Psychoanal 1: 103–107

Winnicott DW (1974) Ich-Verzerrung in Form des wahren und des falschen Selbst. In: Winnicott, DW Reifungsprozesse und fördernde Umwelt. Kindler, München, S 182–198

Wulff E (1997) Kulturelle Identität als Form der Lebensbewältigung. Verhaltenstherapie und psychosoziale Praxis 4: 505–518

4.4 Institutionelle Versorgung von psychisch kranken Migranten

Eckhardt Koch

4.4.1 Vorbemerkung

Die psychiatrische, psychotherapeutische und psychosoziale Versorgung von Menschen mir Migrationshintergrund war bis in die 70er Jahre ein sehr randständiges Thema. Die Transkulturelle Psychiatrie befasste sich bis dahin in klassischer Weise mit psychischen Störungen in fremden Kulturen und folgte dem Ansatz von Kraepelin (1904), der bei einer Forschungsreise nach Indonesien sein Klassifizierungssystem auch unter den Bedingungen einer fremden Kultur überprüfen wollte. Die deutsche Psychiatrie leistete hier wesentliche Beiträge, die Monographie „Transkulturelle Psychiatrie" von Pfeiffer (1972) erlangte internationale Anerkennung. Mögliche Zusammenhänge von Migration und psychischen Störungen wurden in Deutschland aber nur in wenigen Publikationen erörtert. In dem Lehrbuch „Psychiatrie der Gegenwart" erschien 1975 ein Beitrag von Böker, der erstmals ausführlicher auf die „Psychiatrie der Gastarbeiter" einging. Psychische Störungen bei türkischen Gastarbeitern untersuchten Häfner, Moschel und Özek 1977. Aufmerksamkeit erlangte auch das 1985 von Collatz et al. herausgegebene Buch „Gesundheit für alle. Die medizinische Versorgung türkischer Familien in der Bundesrepublik". In den letzten Jahren haben vor allem die Deutsch-Türkischen Psychiatriekongresse, die seit 1994 regelmäßig stattfinden, die Diskussion angeregt und verbreitet (Koch et al. 1995, 1998, 2000). Auch wenn ein kausaler Zusammenhang zwischen Migration und psychischen Erkrankungen nie bewiesen werden konnte, so fehlt nach wie vor eine systematische Beschäftigung mit dieser Thematik sowohl in der Forschung als auch in der Versorgung. In diesem Beitrag sollen einige der zur psychiatrischen Versorgung von Migranten vorliegenden Studien beschrieben und das Marburger Projekt stationärer Psychotherapie türkischer Patienten vorgestellt werden.

4.4.2 Psychiatrische Versorgung und Migration

Eine Umfrage bei psychiatrischen Krankenhäusern in Deutschland (Koch 2000) hat ergeben, dass zwar in den Kliniken durchschnittlich knapp 9% (die Zahlen schwanken je nach Region zwischen 25 und unter 1%) der stationären Patienten nicht deutscher Herkunft sind, spezielle Behandlungsangebote oder -konzepte aber nur in Einzelfällen existieren. Obwohl fast 75% der Kliniken Probleme mit der sprachlichen Verständigung wie auch diagnostische Unsicherheit aufgrund kultureller Besonderheiten angegeben haben, wird die Einigung auf ein therapeutisches Vorgehen nur von 38% der Institutionen als schwierig erachtet.

Dieser Unterschied ist nur so zu erklären, dass therapeutische Routinestrategien trotz aller Bedenken zum Einsatz kommen. Zeiler (1997) weist auf die Gefahr hin, im Fremden eine Störung gewohnter Arbeitsabläufe zu erblicken.

Genauere Versorgungsdaten existieren nur bezüglich einzelner Kliniken. Die wohl umfassendste empirische Arbeit stammt von Häfner (1980), der in den Jahren 1974– 1977 die psychiatrische Morbidität von Gastarbeitern in Mannheim untersuchte. Dabei betrafen 6,2% der Aufnahmen Ausländer, wobei der Ausländeranteil an der Bevölkerung 11,8% ausmachte. Häfner fand durchgehend niedrigere Raten bezüglich aller psychiatrischer Diagnosen bei der Gastarbeiterklientel gegenüber der deutschen Bevölkerung, wofür er positive Selektionsvorgänge vor der Einwanderung verantwortlich machte. Außerdem schrieb er dem Wunsch nach sozialem Aufstieg im Gastland protektive Funktion zu. Häfner konnte keine Diskriminierung ausländischer Patienten in der psychiatrischen Versorgung ausmachen, fand sogar eine bessere Inanspruchnahme gemeindepsychiatrischer Angebote durch Gastarbeiter als bei der deutschen Bevölkerung. Gerade die letzte Feststellung überrascht, sie wird durch die folgenden Untersuchungen auch nicht bestätigt. Die niedrigen Raten psychiatrischer Störungen hingegen lassen sich alleine mit dem frühen Untersuchungszeitraum und dem damals geringen Durchschnittsalter des Gastarbeiterkollektivs erklären.

Holzmann et al. (1994) fanden bei ihrer Untersuchung in Frankfurt ebenso eine Unterrepräsentation ausländischer Patienten in ihrer Klinik. Einer ausländischen Wohnbevölkerung von 29,5% im Versorgungsgebiet standen nur 15,7% stationäre Aufnahmen gegenüber. Dabei war die Diagnose einer paranoiden Schizophrenie mit 31,5% gegenüber 16,8% bei den deutschen Patienten deutlich erhöht. Auch waren reaktive Depressionen und akute Belastungsreaktionen bei den Ausländern häufiger als bei den Deutschen, endogene Depressionen und chronischer Alkoholismus hingegen seltener. Unter den Aufnahmen der ausländischen Patienten waren Männer mit 60% überproportional häufig vertreten. Bezüglich der Nationalitäten dominierten mit 21,8% Jugoslawen vor Türken (17,7%), insgesamt wurden Patienten aus 41 Nationen behandelt. Die Altersgruppe der 20–30jährigen führte mit 31,3%. Die auch für die Autoren überraschend geringere Inanspruchnahme durch Ausländer lässt sich am ehesten mit fehlenden bedarfsgerechten Angeboten erklären und deckt sich mit der häufig beobachteten Zugangsbarriere für ausländische Patienten in den psychiatrischen Regeleinrichtungen.

So betrug z.B. der Anteil von Patienten türkischer Herkunft an der Gesamtbelegung der Klinik für Psychiatrie und Psychotherapie Marburg-Süd vor Aufbau des Projektes im Jahre 1992 noch 0,3% und betraf vornehmlich schizophrene Erkrankungen, meist in Zusammenhang mit richterlicher Unterbringung. Nachdem spezielle Zugangswege geschaffen wurden, stieg der Anteil türkischer Patienten sukzessive auf 12% in 2002, wobei vor allem affektive Störungen zunahmen.

Die festgestellte Häufung schizophrener Diagnosen bei Holzmann et al. deckt sich mit einer Untersuchung von Haasen et al. aus Hamburg (1999). Die hohen Raten der Schizophrenie erklären die Autoren aber mit dem Problem des Zugangs zu stationärer Behandlung. Zur Aufnahme in die Klinik komme es erst, wenn diese unvermeidbar geworden sei und dann häufig zwangsweise. In der Studie wird außerdem eine Korrelation zwischen dem Vorhandensein von Sprachproblemen und der Qualität der dokumentierten Psychopathologie beschrieben. Bei Migranten mit Sprachproblemen hätten sich signifikant häufiger psychotische Symptome oder Wahngedanken gefunden, depressive Symptome dagegen seltener.

Ausländische Patienten im Zentrum für Psychiatrie Reichenau untersuchten Beck und Hoffmann (1997) im Zeitraum 1988 bis 1993. Bei Sichtung der Krankenakten musste die ursprünglich geplante Erfassung von Parametern wie Aufenthaltsdauer in Deutschland, Sprachkenntnisse, familiäres Umfeld, Schulbildung oder berufliche Qualifikation aufgegeben werden, da die Dokumentation dies nicht hergab. Sprachliche Verständigungsprobleme und kurze Verweildauern werden für die lückenhafte Dokumentation verantwortlich gemacht. Der Anteil der ausländischen Patienten schwankte zwischen 5,0% im Jahr 1989 und 6,5% in 1992. Da knapp 10% Ausländer im Einzugsgebiet der Klinik gemeldet waren, sind diese als Patienten im ZfP Reichenau deutlich unterrepräsentiert.

Die Differenzierung nach Staatsangehörigkeit sah Italiener mit 26,7% als stärkste Gruppe vor Jugoslawen mit 18,4% und Türken mit 12,9%. Insgesamt waren 42 Nationalitäten vertreten.

Diagnostisch fanden sich zwischen den Nationalitäten deutliche Unterschiede. Die Schizophreniediagnose war bei Italienern am häufigsten vor Jugoslawen und Türken, bei der Alkoholabhängigkeit waren Türken am geringsten vertreten, führten hingegen bei depressiven Störungen. Die Autoren betonen die weitgehende Übereinstimmung mit den Ergebnissen von Holzmann et al., obwohl es sich bei dem Einzugsgebiet des ZfP Reichenau im Gegensatz zu Frankfurt um eine überwiegend ländliche Region handelt.

Wolfersdorf et al. (1999) fanden in Bayreuth in den Jahren 1994–1996 nur 3,6% ausländische Mitbürger in der psychiatrischen Klinik. Dabei war die stationäre Behandlungsdauer z. T. deutlich kürzer als die der deutschen Patienten. Die führenden Diagnosen waren psychogene Reaktionen (Anpassungs- und Belastungsstörungen), gefolgt von schizophrenen Erkrankungen und Alkoholabhängigkeit. Suizidale Äußerungen betrafen jeden fünften Patienten. Depressive Störungen wurden im Vergleich zu einer Untersuchung im Zentrum für Psychiatrie Weissenau wesentlich seltener diagnostiziert. 42% der Patienten waren Asylsuchende, was – im Vergleich zu der Klinik für Psychiatrie und Psychotherapie Marburg-Süd – als sehr hoch anzusehen ist. Generell wurde eine Diskrepanz in der Beurteilung von Problemlagen aus therapeutischer Sicht und von Patientenseite festgestellt. In der Studie wird abschließend gefordert, unter dem Gesichtspunkt der Behandlungsgerechtigkeit seien Konsequenzen hinsichtlich einer Verbesserung der Behandlungskonzeption für ausländische Patienten an psychiatrischen Fachkrankenhäusern und Abteilungen unumgänglich.

Fasst man diese Einzelergebnisse zusammen, so ist deutlich, dass ausländische Patienten im Vergleich zu ihrem Anteil an der Wohnbevölkerung in den psychiatrischen Kliniken unterrepräsentiert sind. Die Häufung schizophrener Diagnosen ist mit hoher Wahrscheinlichkeit darauf zurückzuführen, dass schwere Krankheitsbilder dann eben doch – oft als gesetzliche Unterbringungen – eine stationäre Behandlung erfordern. Die Kliniken sprechen aber das Klientel der ausländischen Patienten nicht gezielt an, so dass es weiterhin eine Unterversorgung über alle psychiatrischen Diagnosen – abgesehen von schweren psychotischen Störungen – gibt. Die Forderung von Heinz und Krieg (2003) nach einem „fairen Zugang" zum medizinischen und psychotherapeutischen Versorgungssystem für die neu zugezogenen Bevölkerungsgruppen ist allzu berechtigt. Zugangsbarrieren für Migranten und Flüchtlinge sind im Übrigen auch für das System der sozialen Regeldienste beschrieben (Kothen 2000).

Doch sind positive Tendenzen zu verzeichnen. Zum einen wurden Leitlinien formuliert (siehe den Beitrag von Machleidt in diesem Band), die über die Fachgesellschaften Anerkennung und Verbreitung finden. Aber auch die Kliniken sehen die Notwendigkeit zur Verbesserung der Versorgungsangebote. So hat sich kürzlich ein Arbeitskreis der Bundesdirektorenkonferenz psychiatrischer Krankenhäuser zum Thema „Psychiatrie und Migration" konstituiert, der nach einer Analyse der aktuellen Versorgungssituation auch Verbesserungsvorschläge erarbeiten will. Dabei gilt es, wie Schmacke (2002) betont, die Eigenständigkeit der Zuwanderer zu respektieren und das Konzept der Assimilation, also der Angleichung an die Gastkultur unter Aufgabe der eigenen kulturellen Werte, als überholt zu betrachten.

Gerade die Beurteilung des klinischen Bildes der nicht deutschen Patienten ist nicht nur abhängig von der objektiven Psychopathologie, sondern auch von der subjektiven Wahrnehmung des beurteilenden Arztes oder Psychologen – und diese ist durch den sozialen und kulturellen Hintergrund des Beurteilers geprägt (Haasen 2000). Zu berücksichtigen ist außerdem die Wechselwirkung der soziobiographischen Faktoren des Patienten mit denen des Behandlers. Die für eine kritische Reflexion dieser Bedingungen erforderliche Sensibilität für kulturelle Einflüsse muss als Grundlage angemessener und „fairer" Behandlung angesehen werden.

4.4.3 Stationäre Psychotherapie an der Klinik für Psychiatrie und Psychotherapie Marburg-Süd

Was soeben für die psychiatrische Versorgung festgestellt wurde, gilt grundsätzlich auch für die psychotherapeutische Behandlung. Allerdings muss hier die Versorgungslage als noch schlechter angesehen werden. Muttersprachliche Psychotherapie im ambulanten Sektor wird nicht bedarfsgerecht angeboten. Allenfalls in städtischen Ballungszentren sind überhaupt muttersprachliche Therapeuten niedergelassen. Diese können aber keine ausreichende Versorgung gewährleisten, was sich an Wartelisten, die mehr als ein Jahr (z. B. in Frankfurt/Main) betragen, zeigt. Ambulante Psychotherapie mit Dolmetschereinsatz ist trotz aller damit verbundenen Probleme (Erim u. Senf 2002) eine Hilfe, wird aber von den Krankenkassen nicht finanziert. Somit sind Menschen mit geringen Kenntnissen der deutschen Sprache von der psychotherapeutischen Versorgung nahezu ausgeschlossen. Hier liegt eine eindeutige Unterversorgung vor!

Auch müssen therapeutische Strategien modifiziert werden. Sog. Kulturleitfäden für Anamnese und psychotherapeutische Vorgehensweisen sind noch in der Entwicklung (Erim u. Senf 2002).

Seit Ende der 90er Jahre haben einige Psychosomatische Kliniken im Reha-Bereich spezielle Stationen mit muttersprachlichen Fachkräften aufgebaut, um Behandlungsmöglichkeiten für diese Klientel zu schaffen (Branik u. Mulhaxha 2000; Schmeling-Kludas et al. 2002; Rodewig 2000). Kliniken der Regelversorgung sind bis auf wenige Ausnahmen bislang nicht auf Patienten mit Migrationhintergrund, die nur über schlechte Kenntnisse der deutschen Sprache verfügen, zugegangen.

Eine dieser Ausnahmen ist die Klinik für Psychiatrie und Psychotherapie Marburg-Süd, die sich ab 1992 für Migranten aus der Türkei öffnete. Ziel war es, die Patienten besser zu erreichen und eine bedarfsgerechtere Behandlung zu ermöglichen. Dabei stellte sich die Zusammenarbeit mit den einweisenden Ärzten als besonders wichtig dar.

Wie Tabelle 1 zeigt, wurde das Angebot angenommen und die Zahl der Patienten in der Institutsambulanz stieg kontinuierlich:

Tabelle 1. Inanspruchnahme der Sprechstunde für türkische Patienten in der Institutsambulanz der Klinik f. Psychiatrie und Psychotherapie Marburg-Süd

Jahr	1992	1995	1997	1999	2001	2002	2003
Türkische Patienten	56	120	161	182	264	430	560

Ab 1992 wurde auch mit stationärer Behandlung türkischer Patienten auf einer 20-Betten-Station begonnen, seit 1994 werden dort jeweils zur Hälfte Patienten deutscher und türkischer Herkunft unter integrativen Gesichtspunkten gemeinsam behandelt. Auch die stationäre Belegung (s. oben) nahm stetig zu. Die überregionale Nutzung –

und damit der große Bedarf – wird allein dadurch belegt, dass nur 40% der türkischen Patienten aus dem Einzugsgebiet der Klinik kommen (s. Tab. 2).

Tabelle 2. Herkunftsregion der türkischen Patienten

1.	Landkreis Marburg Biedenkopf	40%
2.	Rhein-Main-Region	30%
3.	Lahn-Dill-Kreis (mit Gießen)	12%
4.	Nordhessen (mit Kassel)	7%
5.	Osthessen (mit Fulda)	6%
6.	außerhalb Hessens	5%

4.4.4 Das Behandlungskonzept

Die über das stationäre Angebot erreichte Klientel besteht seitens der türkischen Patienten hauptsächlich aus Migranten der ersten Generation, wobei vorrangig allgemeine Erschöpfungs- und uncharakteristische Schmerzzustände, depressive Entwicklungen und organbezogene Symptome zu behandeln sind. Psychiatrisch-diagnostisch lassen sich die Beschwerdebilder nach ICD-10 den affektiven, somatoformen, dissoziativen und Anpassungsstörungen zuordnen. Dabei überwiegen Frauen mit ca. 60% der Aufnahmen. Die stationär behandelten deutschen Patienten ähneln diagnostisch dieser Klientel, wobei dissoziative und somatoforme Störungen seltener vorkommen als im türkischen Kollektiv.

Das Behandlungskonzept umfasst tiefenpsychologisch fundierte Gruppen- und Einzeltherapie sowie sozialpsychiatrische Vorgehensweisen. Das Behandlungsteam besteht in der Mehrzahl aus deutschen Mitarbeitern, die meist über langjährige Erfahrungen und vielfältige Kenntnisse über den kulturellen Hintergrund der Patienten verfügen. Aktuell stammen vier Mitarbeiterinnen ursprünglich aus der Türkei und sind bilingual: zwei Krankenschwestern und zwei Psychologinnen, die überwiegend in der Sprechstunde der Institutsambulanz tätig sind. Zur Zeit gehören außerdem drei psychiatrisch erfahrene und langfristig an der Klinik tätige Sprach- und Kulturvermittler zum Team, die vor allem zu den Einzelgesprächen, die von den deutschen Therapeuten geführt werden, zugezogen werden.

Nur ein Gruppenangebot richtet sich ausschließlich an Patienten mit Migrationshintergrund und wird gemeinsam von stationären und ambulanten Patienten besucht, die *themenzentrierte Gesprächsgruppe*:
Hier geht es um zentrale psychosoziale Themen, wie Migration und Remigration, Religion, Erziehung, Besonderheiten türkischer und deutscher Kultur, Integrationsprobleme, Arbeitsplatzsituation, Generationskonflikte und den Lebensalltag in Deutschland. Die Gruppe wird von dem leitenden Arzt und der Sozialpädagogin der Station geleitet, ein Mitglied des Pflegepersonals nimmt zusätzlich teil. Die Sprach-

vermittlung wird durch einen Dolmetscher gesichert, wobei Patienten mit guten
Kenntnissen der deutschen Sprache ihre Wortbeiträge selber übersetzen.

Alle weiteren Therapiebausteine gelten gemeinsam für deutsche und türkische Patienten:

1. Gesundheitsaufklärung in der Gruppe
   Es werden Informationen über verschiedene Krankheitsbilder und Ansatzpunkte
   für ein psychosomatisches Krankheitsverständnis vermittelt. Die therapeutische
   Haltung ist von einem respektvollen Verständnis für traditionelle Krankheitskonzepte geprägt.

2. Frauengruppe
   Häufige – und oft schambehaftete – Themen sind Männer und Sexualität, die Rolle
   als Frau in Familie und Beruf sowie Umgang mit Krankheit. Immer wieder werden
   die Bedingungen der Frauen in der deutschen und der türkischen Kultur verglichen. Von türkischen Frauen wird zunächst Neid über die vermeintliche Freiheit
   der deutschen Frauen geäußert, die sich aber z. B. in Dörfern des sog. „Hinterlan-
   des" weniger freizügig gestaltet, als von den Türkinnen vermutet. Deutsche Frauen
   hingegen sehnen sich nach dem engen Familienzusammenhalt der Türkinnen.
   Letztlich werden mehr Gemeinsamkeiten als Trennendes gefunden – sicher auch
   ein Beitrag zu Integration und gegenseitigem Verständnis.

3. Sozialtherapie und Beratung
   Die Einzelgespräche dienen der Fokussierung und der Klärung von außermedizini-
   schen individuellen Konfliktsituationen. Dabei handelt es sich bei den türkischen
   Patienten häufig um Arbeitsplatzprobleme oder Schwierigkeiten mit dem Ausländerrecht. Generell ist das Wissen um rechtliche Hintergründe für die unterschiedlichen Konfliktfelder gering.

4. Medikamentengruppe
   Es werden bei anfangs meist überhöhten Erwartungen an die Wirksamkeit von
   Medikamenten Informationen über Nutzen und Nebenwirkungen von Psychopharmaka vermittelt und Grundlagen für eine bessere Compliance gelegt. Dabei ist
   das bei Therapiebeginn vorhandene Wissen bei türkischen Patienten in der Regel
   deutlich geringer als bei den deutschen Patienten.

5. Gruppentherapien
   Erlernen einer Entspannungsmethode (progressive Muskelrelaxation nach Jacobson), um die Sensibilität für die Körperwahrnehmung als Grundlage psychosomatischen Verständnisses zu fördern.

6. EMG-Biofeedback
   Für ausgewählte Patienten steht dieses Therapieangebot zusätzlich zur Verfügung,
   um mittels Visualisierung eigene psychosomatische Reaktionsweisen leichter
   nachvollziehbar zu machen.

7. Weitere Therapieangebote
Einmal wöchentlich wird bei allen Therapieangeboten, wie Ergo-, Körper- und Musiktherapie, ein Dolmetscher der türkischen Sprache hinzu gezogen.

Alle Therapiebausteine zusammengenommen bewirken eine allmähliche Aktivierung und ermöglichen, die Wechselwirkung von Krankheitssymptomen mit psychosozialen Belastungen wahrzunehmen. Dieser Entwicklungsprozess benötigt Zeit, da zunächst bei den Patienten eine passive Haltung mit überhöhten und unrealistischen Erwartungen an die Behandlung vorherrscht.

Die erste Phase der Behandlung ist somit von Interesse an der Lebensgeschichte und Respekt vor der Lebensleistung der Patienten geprägt. Erst auf der Basis des so geförderten Vertrauens können dann auf der Suche nach belastenden Faktoren auch konfrontative und aktivierende Therapieelemente eingeführt werden.

Wegen der meist engen familiären Bindungen bei den türkischen Patienten sind die grundsätzlich angestrebten Familiengespräche, die trotz der z. T. großen Entfernung der Klinik vom Wohnort der Patienten mindestens ein- bis zweimal während der stationären Behandlung zu Stande kommen, von großer Bedeutung.

4.4.5 Zusammenarbeit mit den einweisenden Ärzten

Im Anschluss an eine prospektive Studie zur Prüfung des Therapieerfolges (Strate 1999) wurde eine telefonische Befragung der einweisenden Ärzte der Patienten, die der Untersuchungsgruppe angehört hatten, durchgeführt. Dabei wurde nach dem aktuellen Beschwerdebild, der momentanen Medikation sowie der Häufigkeit von Facharzt- und Krankenhausbehandlungen und der sozialen Lage (Rente, Arbeitstätig- und -fähigkeit u.ä.) gefragt.

Die Auswertung der katamnestischen Untersuchung ca. drei Jahre nach Entlassung aus der stationären Behandlung ergab:

- geringerer Medikamentenkonsum
- weniger Facharztüberweisungen
- weniger Notarzteinsätze
- Psychiatrische Symptomatik nicht wesentlich oder nicht dauerhaft gebessert
- falls zwischenzeitlich Berentung: keine Symptombesserung
- Patienten weiter in Behandlung des Einweisers
- Arzt-Patient-Beziehung verbessert

Auf die Frage, warum Ärzte in die psychiatrische Klinik nach Marburg überweisen, konnten folgende Gründe herausgearbeitet werden:

- Chronifizierung der Erkrankung
- Fehlende ambulante Behandlungsperspektive
- Komplexe psychosoziale Konflikte
- Wunsch nach Information über kulturelle Hintergründe der Erkrankung

- Entspannung der häuslichen/beruflichen Situation
- „Erholung" der Patienten durch spezielle Zuwendung

Diese Ergebnisse weisen auf ganz unterschiedliche Erwartungen bei den Beteiligten hin: während die Patienten passive Hoffnungen hegten, waren die behandelnden Ärzte kaum von einem Behandlungserfolg überzeugt, da sie die chronifizierten psychosozialen Probleme zumindest erahnten, die den Hintergrund der meist depressiv getönten Störungen bildeten. Somit weist auch unsere Befragung auf die Bedeutung des Austauschs zwischen Klinik und einweisenden Ärzten hin (Spießl u. Cording 2000).

Die Katamnese bestätigte das Ergebnis der Pilotstudie. Dort waren mit den verwendeten Instrumenten (Werries 1997) keine signifikanten Behandlungserfolge festgestellt worden. Allerdings stehen dem die oft positiven Beobachtungen des Behandlungsverlaufs in der Klinik entgegen. Es muss aber davon ausgegangen werden, dass komplizierte testpsychologische Verfahren und Fragebögen eine Überforderung für die Patienten, die zumeist über ein sehr niedriges Bildungsniveau verfügen (Analphabetenrate von ca. 40%), bedeuten. Auch ist bei laufenden Rentenverfahren ein negativer Einfluss auf die Behandlungsmotivation gegeben, was sich dann entsprechend auf das Behandlungsergebnis auswirkt. Positive Aspekte der Katamnesen sind vor allem verringerte Medikation und weniger Facharzt- und Notarztkonsultationen. Auch wurde seitens der behandelnden Ärzte Interesse an Informationen über kulturspezifische Hintergründe der Erkrankung geäußert, was die kulturelle Sensibilität der Weiterbehandler fördert und auch anderen Patienten zugute kommt.

Zur besseren Abstimmung zwischen Erwartungen und Behandlungszielen seitens der einweisenden Ärzte und der Klinik wurde ein Fragebogen an die einweisenden Ärzte entwickelt, der bereits vor einem ambulanten Vorgespräch an die Untersucher verschickt wird. Dieser Fragebogen stellt die Erwartungen der einweisenden Ärzte an die Behandlung, Aspekte der Arzt-Patient-Beziehung sowie psychosoziale Fragen in den Vordergrund:

- Seit wann in Behandlung des Einweisers
- Kontakte zu weiteren Ärzten
- Erwartungen/Aufträge an Klinik
- Motivation/Erwartungen des Patienten
- Sprachprobleme/Dolmetscher
- Psychosoziale Probleme oder Fragestellungen
- Interesse an telefonischem Kontakt mit Klinik

Seit Herbst 2001 werden diese Bögen verschickt und laufend ausgewertet. Die bisherigen Ergebnisse beziehen sich auf 273 Patienten, es können folgende allgemeine Feststellungen getroffen werden:

1. Guter Rücklauf der Fragebögen (insgesamt 83%; bei angemeldeten Patienten 86% - bei Notaufnahmen 60%)

2. Annähernd 60% der zuweisenden Ärztinnen und Ärzte sind Allgemeinmediziner, 40% sind Nervenärzte bzw. Psychotherapeuten. Nur in der ersten Gruppe gibt es auch türkischsprachige Ärzte.

3. Aufgrund der Fragebögen bleibt die Indikation in den meisten Fällen unklar und muss durch ein persönliches Vorgespräch mit dem Patienten bzw. der Patientin präzisiert werden.

4. Nur knapp die Hälfte der Patienten werden in stationäre Therapie übernommen. Allen abgelehnten Patienten konnten Behandlungsalternativen empfohlen werden.

5. In allen Fällen konnten den einweisenden Ärzten Hinweise auf mögliche kulturelle Probleme und migrationsassoziierte Belastungen vermittelt werden.

Gegenüber Psychiatern und Psychotherapeuten überweisen mehr Allgemeinärzte und Internisten. Fasst man Psychiater und Psychotherapeuten sowie Allgemeinärzte und andere Fachärzte zusammen, so beträgt das Verhältnis 40% zu 60%. Dabei beträgt der Anteil der Ärzte, die selber türkisch sprechen und ursprünglich aus dem türkischen Kulturkreis stammen, ca. 15%.

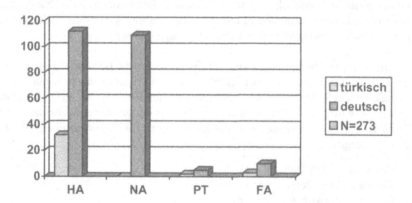

Abb. 1. Fachrichtung der einweisenden Ärzte

Wir bringen das für eine psychiatrische Klinik ungewöhnliche Ergebnis mit der körperbetonten Krankheitspräsentation unserer Patienten und der psychosomatischen Ausrichtung der Station in Verbindung. Insbesondere sind meist multilokuläre Schmerzen zu Beginn der Behandlung Leitsymptom der Beschwerden. Psychiater überweisen nach kürzerer ambulanter Behandlung als Allgemeinärzte.

Dabei machen wir die Beobachtung, dass regelmäßige Kooperationspartner zunehmend früher überweisen. Sicherlich ein erfreuliches Ergebnis, da somit Chronifizierungstendenzen vermindert werden können.

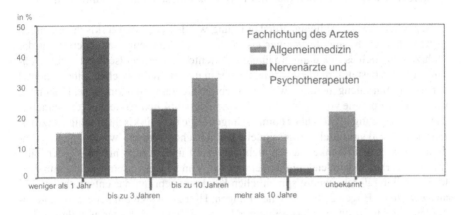

Abb. 2. Behandlungsdauer bis zur Überweisung nach Marburg

Die medikamentöse Behandlung wird von Psychiatern im Vergleich zu Allgemeinärzten häufiger mit Antidepressiva (60 vs. 28%) und Neuroleptika (14 vs. 9%) durchgeführt, von Allgemeinärzten hingegen werden Analgetika (20 vs. 6%) und Tranquilizer (13 vs. 7%) häufiger eingesetzt. Internistische Begleitmedikation verordneten 35% der Haus- und 10% der Nervenärzte.

Diese Zahlen wurden den Fragebögen entnommen. Beim ambulanten Klärungsgespräch, zu dem die Patienten ihre Medikamente mitbringen sollten, waren die Angaben zum Medikamentenkonsum jedoch deutlich höher. Bis zu 15 verschiedene Medikamente wurden glaubhaft regelmäßig eingenommen. Die meist in Plastiktüten mitgeführten Schachteln gaben Hinweise auf häufigen Präparatewechsel wie auch schlechte Compliance bezüglich der Medikation. Nicht selten waren die Schachteln kaum angerührt worden und bereits nach einmaliger Einnahme wurde die verordnete Medikation von den Patienten wegen „Unverträglichkeit" ohne Rücksprache mit dem Behandler abgesetzt.

14% der Patienten nahmen z. B. regelmäßig vier verschiedene Medikamente ein (gegenüber der Angabe von 7% bei den Fragebögen). Diese Diskrepanz nahm dann noch weiter zu: bei fünf Medikamenten betrug sie 8 vs. 1,4%, bei sechs 5 vs. 0,4%.

Es ist wahrscheinlich, dass mehrere behandelnde Ärzte ohne Wissen voneinander den Patienten diese Medikamente verordnet hatten. So ließe sich diese Diskrepanz erklären, vielleicht waren aber auch die Angaben auf den Fragebögen nicht vollständig.

Ein positives Behandlungsergebnis lässt sich bereits ablesen: Nach stationärer Behandlung hatte der Medikamentenkonsum deutlich abgenommen. So wurden Analgetika (bis auf drei Ausnahmen) grundsätzlich abgesetzt. Auch verringerte sich die Anzahl der verordneten Präparate, wobei die internistische Medikation überwiegend fortgeführt wurde. Monotherapien mit Psychopharmaka nahmen deutlich zu.

Bezüglich der sprachlichen Verständigung werden (von den türkischsprachigen Ärzten abgesehen) nur in weniger als 20% „keine Probleme" angegeben. In der Mehrzahl handelt es sich dann um jüngere Patienten, die in Deutschland aufgewachsen sind. Das bestätigt die Erwartung, bei der in unserer Klinik behandelten Klientel der ersten Migrantengeneration würden erhebliche Kommunikationseinschränkungen in deutscher Sprache vorliegen. In den Praxen der deutschen Ärzte wird die sprachliche Verständigung in 30% über Familienangehörige oder türkischsprachige Arzthelferinnen (7,5%) vermittelt. Professionelle Dolmetscher werden – was dringend zu ändern ist – von den Krankenkassen nicht finanziert und wurden nur in 3% der Fälle (meist in vorbehandelnden Kliniken) eingesetzt. Von 57 Einweisern war die ambulante Behandlung durch „wenig sprachlichen Kontakt" geprägt, das entspricht bei 225 ausgewerteten Bögen 25% der Behandlungen. Hier zeigt sich ein generelles und außerdem für das Gesundheitswesen teures Problem: bei ca. 55% der ambulanten Behandlungen konnten allein aufgrund mangelhafter sprachlicher Verständigung (wenig sprachlicher Kontakt sowie Familienangehörige als Dolmetscher) sicherlich keine optimalen Therapiestrategien entwickelt und die Ressourcen der Patienten nicht ausreichend genutzt werden. Vergleichbare Ergebnisse fand auch Brucks (2002).

Von den bisher ausgewerteten 273 Patienten wurden knapp die Hälfte (135 Pat.) auch stationär behandelt. Patienten mit laufenden Rentenverfahren wurden mehrheitlich in dafür spezialisierte Rehakliniken verwiesen. Nach 111 Vorgesprächen wurde stationäre Psychotherapie nicht für erforderlich gehalten. Den Patienten und den zuweisenden Ärzten wurden aber konkrete Behandlungsvorschläge unterbreitet (s. Tabelle 3).

Die geringe Zahl der Empfehlung ambulanter muttersprachlicher Therapie erklärt sich aus der unzureichenden Zahl niedergelassener bilingualer Psychologen. In Frankfurt z.B. bestehen Wartelisten bis zu zwei Jahren – ein Zustand, der keine ausreichende und vor allem zeitnahe Behandlung ermöglicht. Hier wird Chronifizierungstendenzen Vorschub geleistet und es besteht keine annähernd vergleichbare Zugangschance für türkische Patienten mit schlechten Kenntnissen der deutschen Sprache im Vergleich zu deutschen Patienten.

Tabelle 3. Behandlungsvorschlag bei fehlender Indikation für stationäre Psychotherapie

	N	%
Rehabilitationsklinik	29	26,1
Muttersprachliche ambulante Therapie	14	12,6
Nutzung komplementärer Einrichtungen	36	32,4
Eigene Ambulanz	32	28,9
Gesamt	111	100,0

4.4.6 Kulturelle und migrationsspezifische Einflussgrößen

In den Arztbriefen nach ambulanter Voruntersuchung wurden den einweisenden Ärzten in allen Fällen Überlegungen der Klinik mitgeteilt, welche kulturellen und migrationsspezifischen Einflussfaktoren ätiologisch als zusätzliche Belastungen auf das Krankheitsgeschehen Einfluss ausüben könnten. Bei unserer Untersuchung wurden diese „transkulturell-psychiatrischen Besonderheiten" als freier Text in die Datensammlung aufgenommen.

Wir haben nach Abschluss der Datenerhebung dann in einem nächsten Schritt die bei der psychiatrischen Exploration gewonnenen Informationen über migrationsassoziierte und psychosoziale Einflussfaktoren inhaltlich gruppiert und verdichtet, um so zu allgemeinen Kategorien zu gelangen. Über diese Kategorienbildung soll ermöglicht werden, auch einen quantitativen Überblick über die vorliegenden migrationsassoziierten Belastungsfaktoren zu bekommen.

Bislang wurden anhand von 30 Krankengeschichten durch drei Mitarbeiter der Arbeitsgruppe folgende Kategorien formuliert:

1. Verständigungserschwernisse
   Hierunter sind sowohl Sprachprobleme, d.h. geringe Kenntnisse der deutschen Sprache zu verstehen, als auch mangelndes westlich-medizinisches Wissen oder geringe praktische Kompetenz im Umgang mit Ärzten, Institutionen und der Erkrankung.

2. Familienunstimmigkeiten
   Hier ist das traditionelle Familiensystem betroffen, das verschiedene Besonderheiten aufweist. Im traditionellen Kontext wird die Familie durch das Familienoberhaupt – in der Regel das älteste männliche Familienmitglied – nach außen repräsentiert. Das Familienoberhaupt ist für den guten Ruf der Familie und das Einhalten der Normen und Regeln verantwortlich. Der Mutter oder Großmutter werden in diesem Familienkontext ebenfalls besondere Aufgaben

werden in diesem Familienkontext ebenfalls besondere Aufgaben zugeschrieben. Sie sind für Ausgleich unterschiedlicher Wünsche der Generationen wie auch die Kindererziehung verantwortlich. Somit können Probleme sowohl innerhalb einer Generation als auch zwischen den Generationen bestehen. Beispiele für Familienunstimmigkeiten sind z.B. die Ablehnung eines gewünschten Ehepartners durch die Familie. Auch tiefgreifendere Ehekonflikte, die das Rollenverständnis von Mann und Frau betreffen und in der Migration verstärkt auftreten können, sind hier zu subsummieren, ebenso wie rollenassoziierte Konflikte zwischen Eltern und Kindern.

3. Schwierige Migrationsgeschichte
    Diese Kategorie umfasst Bedingungen, die das übliche Maß an Belastung, das durch Migration entstehen kann, überschreitet, wie z.B. beim sog. „Pendeln" in der Kindheit mit häufigem Wechsel der Bezugspersonen und des Lebensmittelpunktes. Es kann aber auch mehrjährige Trennung der Kinder von den Eltern bei zwischenzeitlichem Zurückbleiben in der Türkei und daraus resultierende Belastung der Eltern-Kind-Beziehung betreffen.

4. Statusverlust des Mannes
    Hier geht es um Beschädigung der traditionellen Führungsrolle des Ehemannes (siehe auch zu 2.). Zu nennen wären Ehekonflikte, Impotenz, die gesellschaftliche Ächtung von Gewalt gegen die Ehefrau, Verlust des Arbeitsplatzes, langjährige Krankheit oder Mobbing am Arbeitsplatz. Wichtig ist außerdem das Scheitern von traditionellen Konzepten des Familienoberhauptes gegenüber der Restfamilie, insbesondere den Kindern.

5. Statusverlust der Frau
    Unter dieser Kategorie sind z.B. die Schwierigkeiten geschiedener oder verwitweter Frauen zu sehen, die häufig in der türkischen Gemeinschaft unter mehr oder weniger großen Akzeptanzproblemen leiden, aber auch Probleme bei der Erziehung der Kinder, fehlende Möglichkeiten der Begleitung bei der Beschulung und somit beim Transfer kultureller Werte und dem Austausch zwischen den Werten der Herkunfts- und Aufnahmekultur.

6. Schambehaftete Themen
    Hier können Folter, sexuelle Traumatisierung, sexueller Missbrauch in der Kindheit oder sexuelle Belästigung, aber auch sexuelle Funktionsstörungen zusammengefasst werden.

7. Schuldbehaftete Themen
    Mögliche Hintergründe sind das zumindest vorübergehende Zurücklassen der Kinder in der Türkei. Aber auch die Trennung von den Eltern oder Tod der Eltern in Abwesenheit der Patienten gehören zu diesen Themen. Auch Erziehungsprobleme mit negativen Folgen wie Drogenkonsum oder Delinquenz können schuldhaft verarbeitet werden.

8. Heiratsmigration
   Dies erscheint berechtigterweise ein gesonderter Punkt, da hier überdurchschnittlich häufig Probleme vorliegen – egal, ob es sich um eine Frau als Heiratsmigran-
   tin oder einen Mann als Heiratsmigranten handelt.
   Frauen, insbesondere junge Frauen, haben häufig in einer kulturell fremden Umgebung ohne Schutz der in der Türkei zurückgebliebenen Primärfamilie einen
   schweren Stand, z.B. der Schwiegermutter gegenüber.
   Männer als Heiratsmigrant können bei fehlender kultureller Kompetenz für die
   deutschen Verhältnisse die nahtlose Übernahme der traditionellen Führungsrolle
   meist nicht leisten. Dies wird häufig noch erschwert durch Arbeitslosigkeit und
   geringe Kenntnisse der deutschen Sprache.

9. Innere Bezogenheit auf die Heimat
   Hier geht es z.B. um Wünsche nach Remigration, aber auch innere Bindungen an
   die Heimat und die Ursprungsfamilie, die Integration und Ausrichtung auf das
   Leben in Deutschland stärker beeinträchtigen.

10. Erlebte Diskriminierung
    Das Gefühl, aufgrund von Herkunft und/oder Religion benachteiligt zu werden,
    wird mit dieser Kategorie erfasst. Dazu gehören auch eigene Erfahrungen mit
    Ausländerfeindlichkeit sowie Arbeitslosigkeit und die damit verbundene Gratifi-
    kationskrise, weiterhin intransparentes Verhalten deutscher Behörden und Dienst-
    stellen bei Renten- und Asylverfahren.

Durch diese in den Kategorien genannten Probleme werden soziale Ressourcen
negativ beeinflusst. Die Folge sind Verlust von Ansehen in der türkischen Gemeinschaft und häufig auch von freundschaftlichen und nachbarschaftlichen Beziehungen,
was bis hin zur sozialen Isolierung führen kann.

4.4.7 Fallbericht

Eine Kasuistik soll verdeutlichen, wie die Kategorienbildung den Blick für die A-
namnese und die psychosoziale Situation der Patienten schärft und außerdem therapeutisch nutzbar gemacht werden kann.

Fallbericht über Frau A., 52 Jahre

Auswertung des Fragebogens

Frau X. befindet sich seit vier Wochen in Behandlung des überweisenden Arztes. Er hielt die
Patientin mit der Organisation ihres Lebens für überfordert („sie zieht das Unglück an") und
diagnostizierte eine depressive Anpassungsstörung. Der Einweiser äußerte die Hoffnung, dass
durch die stationäre Behandlung die Hilf- und Ratlosigkeit von Frau A. überwunden und Suizidalität verhindert werden könne. An psychosozialen Problemen beschrieb er „Mobbing am
Arbeitsplatz".

Ambulante Untersuchung

Frau A. beklagte, seit der Scheidung ihrer 30-jährigen Ehe vor vier Jahren bestehe psychische Labilität mit Neigung zu vegetativen Krisen, Schmerzen am ganzen Körper und depressiven Grübeleien. Früher seien bereits depressive Verstimmungen aufgetreten.

Den gewalttätigen Ehemann zeigte Frau A gegen den Willen der Familie offiziell an und fühlte sich aktuell gekränkt und erniedrigt, da ihr Mann in der türkischen Gemeinde öffentliche Vergleiche zwischen ihr und seiner neuen Partnerin anstelle.

Ein Sohn ist drogenabhängig. Ihre Tochter dekompensierte im Zusammenhang mit der Scheidung der Eltern und musste stationär psychiatrisch behandelt werden.

Biographisches

Frau A. stammt aus der Schwarzmeerregion. Ihr Vater war im Bergbau tätig. Die Eltern trennten sich in ihrem dritten Lebensjahr und sie wuchs die nächsten acht Jahre beim Großvater auf. Ab dem 11. Lebensjahr kam sie dann zu ihrer Stiefmutter. Ihre leibliche Mutter sah sie erstmals im Alter von 12 Jahren wieder. 14-jährig wurde sie traditionell mit einem acht Jahre älteren Mann verheiratet und folgte ihm vier Jahre nach der Hochzeit nach Deutschland.

Sie hat zwei Söhne, eine Tochter und arbeitet in einer Reinigungsfirma. Nach der Scheidung isolierte sie sich zunehmend, da schlecht über sie geredet werde. Probleme am Arbeitsplatz führten zu weiterem sozialem Rückzug.

Diagnose

Es wurde die Diagnose einer mittelgradigen depressiven Episode mit somatischem Syndrom vor dem Hintergrund massiver psychosozialer Problematik gestellt und eine stationäre Behandlung in unserer Klinik vereinbart.

Kulturelle und psychodynamische Hinweise

Die psychosozialen Konflikte konnten folgenden Problemfeldern zugeordnet werden: Verständigungserschwernisse, Familienunstimmigkeiten, Statusverlust der Frau sowie scham- und schuldbehaftete Themen.

Therapie

Die stationäre Therapie dauerte viereinhalb Wochen. Im Vordergrund standen zunächst weiterhin Schmerzen und Schlafstörungen, auch wurden Suizidgedanken geäußert. Frau A. war zunächst sehr zurückgezogen. Es kam dann im weiteren Verlauf zu besserer Integration auf der Station. Die Arbeitsplatzsituation konnte durch eine Sozialarbeiterin geklärt werden und alle genannten Problemfelder konnten in Einzel- und Gruppengesprächen thematisiert werden. Gegen Ende der Behandlung war Frau A. wieder zukunftsorientiert, wirkte lebendiger, hatte in der Klinik lebhafte soziale Kontakte entwickelt und konnte über Schuld- und Schamgefühle auch mit ihren Mitpatienten reden.

Durch die Fokussierung auf die migrationsbedingten Belastungen fühlte sich Frau A. zunächst verstanden und in einem zweiten Schritt auch entlastet. Sie war schließlich in der Lage, Lösungsstrategien zu entwickeln, indem sie sich aktiv um eine Rückkehr an den Arbeitsplatz bemühte. Für die ambulante Weiterbehandlung konnten wichtige Themenfelder benannt werden.

Das Fallbeispiel zeigt die therapeutische Bedeutung der kulturellen und migrationsspezifischen Zusammenhänge (Erim u. Senf 2002; Krieg et al. 2003). Das Aufgreifen unserer Kategorien in therapeutischen Einzel- und Gruppensitzungen ermöglicht einen Brückenschlag zwischen alltagsweltlichem Verständnis von Krankheitsgenese und medizinischem Krankheitskonzept für Patienten und Therapeuten. Daher eignen sich die Kategorien nach unserer Erfahrung als therapeutisches Hilfsmittel, um die Sprachlosigkeit der Somatisierung zu überwinden. Das Weiterführen dieser Themen nach der Entlassung stärkt außerdem die ambulante Weiterbehandlung und wirkt der häufigen Medikalisierung psychosozialer Probleme entgegen. Den Fokus von psychosozialen Konflikten in Verbindung mit kulturellen Besonderheiten zu erkennen, ebnet darüber hinaus den Weg für eine Prophylaxe und Stärkung der Ressourcen.

Einem Missverständnis sei aber vorgebeugt: Bei unserer Untersuchung handelt es sich um ein Inanspruchnahmeklientel psychiatrischer Leistungen, somit um Menschen, die auf Belastungen mit psychischen Störungen reagieren. Migration ist nicht per se pathogen, wie das frühere Ansätze der Migrationsforschung nahegelegt haben. Noch immer fehlen leider empirische Daten über die psychische Gesundheit der zugewanderten Normalbevölkerung und Vergleiche mit der entsprechenden deutschen Bevölkerung. Wir können hier nur auf die überwiegende Mehrzahl gelungener Migrationsverläufe verweisen.

4.4.8 Zusammenfassung

Die in diesem Beitrag zusammengetragenen Publikationen zur psychiatrischen Versorgung zeigen erste Ansätze, sich mit der Thematik von Menschen nicht deutscher Herkunft im Bereich Psychiatrie und Psychotherapie zu beschäftigen. Wir müssen jedoch weiterhin von erheblicher Fehlversorgung ausgehen. Zahlreiche Hinweise bestätigen, dass es bei der Klientel zu einer Überversorgung bezüglich ambulanter Arztbesuche und Facharztkontakte wie auch apparativer Diagnostik und medikamentöser Behandlung kommt. Damit werden Gelder unproduktiv in falsche Maßnahmen investiert. Gleichzeitig sind psychiatrische und psychotherapeutische Behandlungsangebote nur unterdurchschnittlich genutzt und Überweisungen aus dem Bereich der somatischen Medizin in die Psychiatrie oder psychosoziale Versorgung erfolgen – wenn überhaupt – zu spät bei bereits bestehender Chronifizierung. Die hohe Zahl chronifizierter Krankheitsverläufe dürfte – nach den Marburger Erfahrungen – in engem Zusammenhang mit der eingeschränkten sprachlichen Kommunikation sowie mit den von den einweisenden Ärzten nur schwer zu beurteilenden kulturellen und familiären Hintergründen stehen.

Ziel wäre es erst einmal, auf Grund gesicherter versorgungsepidemiologischer Daten eine Analyse der bestehenden Situation zu erstellen und in einem zweiten Schritt konkrete Konzepte für eine verbesserte psychiatrische und psychotherapeutische Versorgung von Menschen mit Migrationshintergrund zu entwickeln. Dabei geht es um eine Öffnung der Regeldienste und nicht um die Schaffung migrantenspezifischer

Einrichtungen. Das Marburger Projekt stellt eine Möglichkeit dar, wie eine Psychiatrische Klinik sich auf Patienten mit Migrationshintergrund einstellen kann, um so die Inanspruchnahme zu verbessern und bedarfsgerechtere Angebote zu entwickeln. Dafür sind keine zusätzlichen Kosten erforderlich, die Marburger Arbeit war von Beginn an ohne Projektmittel oder Sonderfinanzierungen möglich. Die Klinik berücksichtigt als ein Glied der Therapiekette stärker die Bedürfnisse und Bedingungen der Vor- und Nachbehandlung (Brucks u. Wahl 2003). Sicher gibt es unterschiedliche Wege, interkulturelle Kompetenz in Institutionen zu etablieren (Oesterreich 2001), das in Marburg entwickelte Behandlungssetting bietet aber spezielle Vorteile:

Durch den Stationsalltag und die gemeinsamen Therapiesitzungen von deutschen und türkischen Patienten ergeben sich vielfältige Berührungspunkte und gegenseitiger Austausch. Dabei sind die Patienten mit Migrationshintergrund aber nicht isoliert, sondern bilden eine eigene Gruppe von bis zu acht Patienten. Das eröffnet auf der Basis eines „Heimatgefühls" die Möglichkeit, gemeinsame Erfahrungen mit dem Leben in Deutschland auszutauschen und Veränderungsprozesse in Gang zu setzen. Die Mitarbeiter werden mit den besonderen Lebensumständen und Verhaltensweisen der Patienten mit Migrationshintergrund vertrauter und interkulturelle Kompetenz wächst in allen Bereichen unserer Institution.

Literatur

Beck A, Hoffmann K (1977) Ausländische Patienten im Zentrum für Psychiatrie Reichenau. In: Hoffmann K, Machleidt W (Hrsg) Psychiatrie im Kulturvergleich. VWB, Berlin, S. 345–363
Böker W (1975) Psychiatrie der Gastarbeiter. In: Psychiatrie der Gegenwart, Springer, Heidelberg New York. Bd. 3, S. 430–466
Branik E, Mulhaxha A (2000) Zur Rehabilitation von Patienten aus dem ehemaligen Jugoslawien in der Hochschwarzwalk-Klinik St. Blasien. In: Heise T (Hrsg) Transkulturelle Beratung, Psychotherapie und Psychiatrie in Deutschland. VWB, Berlin. S 185–199
Brucks U (2002) Gesundheit der Migrantinnen und Migranten in Schleswig-Holstein aus der Sicht der Ärztinnen und Ärzte. Schleswig-Holsteinisches Ärzteblatt 5, 55: 51–55
Brucks U, Wahl WB (2003) Über-, Unter-, Fehlversorgung? Bedarfslücken und Strukturprobleme in der ambulanten Gesundheitsversorgung für Migrantinnen und Migranten. In: Borde T, David M (Hrsg) Gut versorgt? Migrantinnen und Migranten im Gesundheits- und Sozialwesen. Mabuse, Frankfurt, S 15–34
Collatz J, Kürsat-Ahlers E, Korporal J (Hrsg) (1985) Gesundheit für alle. Die medizinische Versorgung türkischer Familien in der Bundesrepublik. ebv Rissen, Hamburg
Erim Y, Senf W (2002) Psychotherapie mit Migranten – Interkulturelle Aspekte in der Psychotherapie. Psychotherapeut 47: 336–346
Haasen C, Kraft M, Yagdiran O, Maß R, Lambert M, Müller-Thomsen T, Krausz M (1999) Auswirkungen von Sprachproblemen in der stationären Behandlung von Migranten. Krankenhauspsychiatrie 10: 91–95
Haasen C (2000) Kultur und Psychopathologie. In: Haasen C, Yagdiran O (Hrsg) Beurteilung psychischer Störungen in einer multikulturellen Gesellschaft. Lambertus, Freiburg, S 13–28

Häfner H, Moschel G, Özek M (1977) Psychische Störungen bei türkischen Gastarbeitern. Eine prospektiv-epidemiologische Studie zu Untersuchung der Reaktion auf Einwanderung und partielle Anpassung. Nervenarzt 48: 268–275

Häfner H (1980) Psychiatrische Morbidität von Gastarbeitern in Mannheim. Nervenarzt 51: 672–684

Heinz A, Krieg S (2003) Interkulturelle Psychiatrie – Aufgaben und Perspektiven. psychomed 15,2: 68–69

Holzmann TH, Volk S, Georgi K, Pflug B (1994) Ausländische Patienten in stationärer Behandlung in einer psychiatrischen Universitätsklinik mit Versorgungsauftrag. Psychiat Prax 21: 106–108

Koch E, Özek M, Pfeiffer WM (1995) Psychologie und Pathologie der Migration – Deutsch-türkische Perspektiven. Lambertus, Freiburg

Koch E, Özek M, Pfeiffer WM, Schepker R (Hrsg) (1998) Chancen und Risiken von Migration – Deutsch-türkische Perspektiven. Lambertus, Freiburg

Koch E (2000) Die aktuelle Lage von Minoritäten im psychiatrischen und psychosozialen Versorgungssystem Deutschlands. In: Koch E, Schepker R, Taneli S (Hrsg) Psychosoziale Versorgung in der Migrationsgesellschaft – Deutsch-türkische Perspektiven. Lambertus, Freiburg, S 55–67

Koch E (2002) Transkulturelle Ansätze in der Psychiatrie: Aufbau einer Station für interkulturelle Psychiatrie und Psychotherapie. In: Dettmers C, Albrecht NJ, Weiller C (Hrsg) Gesundheit und Migration. Sozialmedizinische Probleme und Aufgaben in der Nervenheilkunde. Hippocampus, Bad Honnef, S 173–187

Kothen A (2000) „Es sagt ja keiner, dass wir keine Ausländer nehmen....." Zugangsbarrieren für Flüchtlinge und MigrantInnen im System der sozialen Regeldienste. VAS, Frankfurt

Kraepelin E (1904) Vergleichende Psychiatrie. Cbl Nervenheilk Psychiat 27: 433–437 (Nachdruck: curare (1980) 3: 245–250)

Krieg S, Penka S, Wohlfart E, Heinz A (2003) Körperbilder und Ess-Störungen türkischer Migrantinnen. psychomed 15,2: 80–84

Oestereich C (2001) Interkulturelle Psychotherapie in der Psychiatrie. Eine professionelle Herausforderung. In: Hegemann T, Salman R (Hrsg) Transkulturelle Psychiatrie. Konzepte für die Arbeit mit Menschen aus anderen Kulturen. Bonn, Psychiatrie Verlag S 152–165

Pfeiffer WM (1971) Transkulturelle Psychiatrie. Thieme, Stuttgart (2. überarbeitete Auflage 1994)

Rodewig K (2000) Stationäre psychosomatische Rehabilitation von Migranten aus der Türkei. Sind monokulturelle Behandlungseinheiten sinnvoll? Psychotherapeut 45: 350–355

Schmacke N (2002) Migration und Gesundheit: Ist Ausgrenzung unvermeidbar? Gesundheitswesen 64: 554–559

Schmeling-Kludas Ch, Bott-Klatt A, Fröschlin R (2002) Was lässt türkische Migranten psychosomatisch erkranken? – Rückschlüsse aus einer retrospektiven Aktenanalyse. In: Dettmers C, Albrecht NJ, Weiller C (Hrsg) Gesundheit und Migration. Sozialmedizinische Probleme und Aufgaben in der Nervenheilkunde. Hippocampus, Bad Honnef, S 195–203

Spießl H, Cording C (2000) Zusammenarbeit niedergelassener Allgemeinärzte und Nervenärzte mit der psychiatrischen Klinik. Fortschr Neurol Psychiat 68: 206–215

Strate P (1999) Pilotstudie zur Evaluation psychiatrischer Versorgung von türkischen Schmerzpatienten am Zentrum für Soziale Psychiatrie Marburg-Süd. Wissenschaft in Dissertationen, Bd. 461. Görich und Weiershäuser, Marburg

Werries A (1997) Evaluation einer türkischen Fragebogenbatterie zur Erfassung chronischen Schmerzes. Inaugural-Dissertation, Phillips-Universität Marburg

Wolfersdorf M, Durant W, Hösch S (1999) Psychisch kranke Ausländer als Patienten im psychiatrischen Fachkrankenhaus. psycho 25: 82–95

Zeiler J (1997) Psychiatrische Diagnostik bei Migranten: Typische Fehlerquellen. T&E Neurologie und Psychiatrie 11: 889–891

4.5. Psychosomatische Rehabilitation von Migranten

Christoph Schmeling-Kludas

Die Integration von Migranten in die psychosomatische Rehabilitation wird u.a. beeinflusst von den rechtlichen Grundlagen der medizinischen Rehabilitation in Deutschland, von der Notwendigkeit, Sprachbarrieren zu überwinden und von den Problemen, die mit transkulturellen psychotherapeutischen Angeboten verbunden sind. Mit diesen drei Problembereichen beschäftigt sich dieses Kapitel, im Anschluss wird beispielhaft auf die Implementierung migrationsspezifischer Angebote in Psychosomatischen Kliniken und deren Ergebnisqualität eingegangen.

4.5.1 Auswirkungen der rechtlichen Grundlagen der medizinischen Rehabilitation

Der Anspruch auf eine psychosomatische Rehabilitationsmaßnahme zu Lasten der Rentenversicherer setzt in der Regel eine Jahre lange Arbeitstätigkeit in Deutschland mit entsprechenden Beitragszahlungen voraus. Bei 184 türkischen Migranten, die in unserer Psychosomatischen Klinik aufgenommen wurden, zeigte sich entsprechend, dass diese im Mittel bereits über 24 Jahre in Deutschland lebten bei einer durchschnittlichen Berufstätigkeit von etwas über 20 Jahren. Dabei waren die Bildungsvoraussetzungen dieser Patientengruppe außerordentlich ungünstig: Jeder 6. hatte nie, die übrigen hatten meist nur lückenhaft die Grundschule besucht, der Anteil an Analphabeten kann bis zu 10% betragen. Die Deutschkenntnisse waren so mangelhaft, dass eine psychosomatische Behandlung, die diesen Namen verdient, nur muttersprachlich angeboten werden konnte. Völlig unklar ist dabei, welche Selektionsmechanismen beim Zugang zu einer psychosomatischen Rehabilitationsmaßnahme innerhalb der Gruppe der Migranten und im Vergleich mit deutschen Patienten wirksam werden. Wird in einer Psychosomatischen Rehabilitationsklinik ein muttersprachliches Angebot für Migranten vorgehalten, so werden auch Patienten zugewiesen, die eigentlich einer Krankenhausbehandlung in den Gebieten Psychiatrie und Psychotherapie oder Psychotherapeutische Medizin/Psychosomatik bedürften, weil dort muttersprachliche Therapiemöglichkeiten fehlen.

Die rechtlichen Grundlagen der psychosomatischen Rehabilitation haben darüber hinaus aber auch direkte Auswirkungen auf die Psychotherapeut-Patient-Beziehung: Die Patienten unterliegen einer Mitwirkungspflicht, d.h. sie riskieren Ansprüche auf Rente oder Krankengeld, wenn sie einer Zuweisung in eine Psychosomatische Klinik durch die Rentenversicherer nicht Folge leisten. Zum psychosomatischen Therapieangebot kontrastieren gerade bei Migranten häufig ein kulturell mitgeprägtes somatisches, manchmal sogar magisches Krankheitsverständnis und passive Behandlungserwartungen. Darüber hinaus steht der Auftrag der Rentenversicherer an die Kliniken, die Erwerbsfähigkeit wieder herzustellen, nicht selten dem Rentenwunsch der Patienten diametral entgegen: So hatten bei der oben schon genannten Stichprobe türkischer Migranten bei Eintreffen in die Rehabilitationsklinik bereits 60% einen Rentenantrag gestellt. Des Weiteren wird vom Psychotherapeuten in der medizinischen Rehabilitation eine gutachterliche Stellungnahme zur Leistungsfähigkeit am Ende der Rehabilitationsmaßnahme verlangt. Die damit verbundene Doppelrolle als Psychotherapeut und Gutachter ist für bilinguale Psychotherapeuten aus dem Kulturkreis der von ihnen behandelten Migranten oft besonders brisant, weil letztere nicht selten eine gewisse „Solidarität unter Landsleuten" von ihren Behandlern einfordern (zu den Folgen der rechtlichen Grundlagen der Rehabilitation für die Psychotherapeut-Patient-Beziehung s. ausführlich Schmeling-Kludas u. Boll-Klatt 2003).

4.5.2 Auswirkungen der Sprachbarriere

Nicht wenige Fachleute vertreten den Standpunkt, dass eine Psychotherapie wegen der Besonderheiten dieser Behandlungsmaßnahme mit Hilfe von Dolmetschern grundsätzlich unmöglich ist, und sie fordern muttersprachliche Spezialangebote. Diese steigern die Inanspruchnahme in der Tat in wünschenswerter Weise (Schepker et al. 1999), lassen sich aber aus Gründen der Verfügbarkeit bilingualer Ärzte und Psychologen und aus wirtschaftlichen Gründen nur für zahlenmäßig große Migrantengruppen verwirklichen. Erfahrungsberichte aus derartigen Projekten mit Angeboten vor allem für türkische Migranten weisen auf erhebliche Schwierigkeiten bei der Implementierung hin (vgl. Schuler-Ocak 2000; Koch 2000; Rodewig 2000). Dennoch spricht vieles für solche Spezialangebote, wo immer sie realisierbar sind. Ist das nicht der Fall, so müssen die Kompromisse, die bei einer gedolmetschten Psychotherapie notwendig sind, wohl oder übel als zweitbeste Lösung hingenommen werden. Zu fordern sind dann in der Medizin bzw. der Psychosomatik fachkompetente Übersetzer; Angehörige, Freunde oder Berufskollegen des Patienten sind bei Psychotherapien als Dolmetscher abzulehnen.

4.5.3 Inhaltliche Aspekte der psychotherapeutischen Arbeit mit Migranten

Über die Sprachkompetenz hinaus sind Kenntnisse des Therapeuten bzw. des Dolmetschers über den jeweiligen kulturellen Hintergrund der Migranten wichtig. Aufgrund unserer Behandlungserfahrungen mit inzwischen über 1.500 türkischen Migranten wollen wir das beispielhaft ausführen. Es wurde schon erwähnt, dass diese in der Regel aus einfachsten ländlichen Verhältnissen, häufig aus der Osttürkei, nach Deutschland migriert sind. Oft war bereits die frühe Kindheit von Arbeit, z.B. als Viehhüter, gekennzeichnet. Die Bildungsvoraussetzungen sind außerordentlich ungünstig. Darüber hinaus waren wir bei der systematischen retrospektiven Aktenanalyse eines kompletten Jahrganges bei uns behandelter türkischer Migranten (N = 184) von dem Ausmaß der psychosozialen Belastungen überrascht, die die Vorgeschichten dieser Patienten aufwiesen: Es fand sich ein zweiphasiger Verlauf mit einer Häufung von Belastungen bereits in der Kindheit und der Jugend. Etwa die Hälfte der Patienten hatten als Kinder oder Jugendliche in der Regel jahrelange Trennungen oder Verluste von Mutter bzw. Vater erfahren. Darüber hinaus wurden von Seiten der Eltern erlebte Ablehnung, eine problematische finanzielle Situation der Herkunftsfamilie, die Übernahme von früher Verantwortung und ein Mangel an Geborgenheit von jeweils 23–59% der Patienten angegeben. Im Erwachsenenalter waren Ereignisse besonders häufig, die die körperliche Integrität der Patienten beschädigt hatten, etwa schwere Operationen, körperliche Erkrankungen, körperliche Misshandlungen in und außerhalb der Ehe sowie Unfälle oder größere Verletzungen. Hinzu kamen Suizide, Verletzungen, Unfälle oder Gewalterfahrungen bei Angehörigen, d.h. es lagen insgesamt zahlreiche unter traumatherapeutischen Aspekten relevante Vorbelastungen vor. Da es sich bei der genannten Stichprobe ganz überwiegend um Migranten der ersten Generation handelte, ist der weitaus größte Teil dieser Belastungen nicht migrationsbedingt (s. ausführlicher Schmeling-Kludas et al. 2003a).

Im Zusammenwirken mit den schlechten Bildungsvoraussetzungen erklären die starken Belastungen in den Biographien nicht nur die eingeschränkte Introspektionsfähigkeit und Selbstreflexivität sowie die passiven Behandlungserwartungen dieser Patientengruppe, sondern auch die bei ihnen vorzufindende Häufung von Somatisierungen (besonders somatoforme Schmerzstörungen), von dissoziativen Störungen und von schweren Depressionen (zum Zusammenhang dieser Störungen mit Traumata s. Flatten et al. 2001). Auch posttraumatische Belastungsstörungen kommen vor. Daneben sind auch magische Vorstellungen anzutreffen, etwa dass die Geister der Vorfahren das Leben des Patienten begleiten, was gelegentlich zu differentialdiagnostischen Schwierigkeiten im Hinblick auf psychotisches Erleben führen kann.

Eine weitere Folge des andersartigen kulturellen Hintergrundes besteht darin, dass das, was im eigenen Leben als konflikthaft und belastend erlebt wird, naturgemäß stark von den Rollenvorstellungen als Mann, Frau oder Familienmitglied geprägt ist, z.B. in dem Sinne, dass die Gruppe bzw. die Familie gegenüber dem Individuum eine stärkere Bedeutung hat. Damit verändern sich gegenüber einheimischen Patienten auch die möglichen Auslöser psychischer Störungen, etwa wenn ein türkischer Mann depressiv dekompensiert, weil seine in Deutschland aufgewachsene Tochter die Heirat mit dem von der Familie vorgesehenen Ehemann ablehnt und damit die Autorität des Familienoberhauptes beschädigt. Ein tieferes Verständnis der intrapsychischen Situation des Migranten gelingt häufig somit nur, wenn der Therapeut oder der Dolmetscher mit dem kulturellen Hintergrund vertraut ist.

Der kulturelle Hintergrund und damit verbundene Rollenerwartungen wirken sich auch auf das Krankheitsverhalten aus, u.a. weil das, was an sekundärem Krankheitsgewinn möglich ist, davon beeinflusst wird: So kann beispielsweise eine türkische Frau, deren bisheriges Leben von Kindheit an von ständigen Ohnmachtserfahrungen, dem Gefühl, dass sie selbst nichts beeinflussen kann, gekennzeichnet ist, durch eine psychosomatische Erkrankung eine gewisse Kontrolle über ihren Ehemann gewinnen (Entlastung im Haushalt, erforderliche Mithilfe des Mannes) oder ihre Kinder, insbesondere ihre Töchter verstärkt an sich binden (Verhinderung des geplanten Auszugs aufgrund der Erkrankung der Mutter). Solche Konstellationen führen nicht selten dazu, dass die psychotherapeutische Arbeit mit Migranten deswegen nur begrenzt erfolgreich ist, weil der unmittelbare Krankheitsgewinn subjektiv sehr viel wertvoller ist als die durch Gesundung ggf. herbeizuführenden Bewegungsspielräume. Im Zusammenhang mit der verstärkten Gruppeneinbindung entsteht häufig auch der Eindruck, dass das kranke Familienmitglied unter einem gewissen Druck der Familie steht, seinen Status als Rentner während der Rehabilitationsmaßnahme durchzusetzen, z.B. um ein Pendelleben zwischen Deutschland und der Türkei zu ermöglichen, wenn der Ehepartner bereits berentet ist.

Auch Bedingungen des Gesundheitssystems des Herkunftslandes beeinflussen nach unseren Beobachtungen das Krankheitsverhalten: Als in der Türkei noch die Regelung bestand, dass eine Altersrente nach 25 Jahren Berufstätigkeit eingereicht werden konnte, kam ein Teil der psychosomatisch erkrankten Migranten genau zu dem Zeitpunkt mit einem Rentenwunsch zur Aufnahme, zu dem in der Türkei bereits eine Rente regulär zur Verfügung gestanden hätte. Dies war dann beispielsweise im Alter von 42 Jahren der Fall, wenn die Berufstätigkeit des betroffenen Patienten mit 17 Jahren begonnen hatte. Neben mitgebrachten Einstellungen zu einem angemessenen Rentenzeitpunkt dürfte dabei z.T. auch der Kontakt mit Verwandten in der Türkei eine Rolle gespielt haben, etwa, wenn mit dem Patienten gleichaltrige Verwandte bereits eine Altersrente bezogen. Neben dem hohen Ausmaß migrationsunabhängiger Belastungen spielen damit direkte und indirekte Folgen der Migration eine bedeutsame Rolle.

Die Psychotherapeuten stehen damit in der psychosomatischen Rehabilitation von Migranten vor einer besonders schweren Aufgabe: Sie sollten den kulturellen Hintergrund ihrer Patienten kennen und sich von deren ungünstigen Bildungsvoraussetzungen nicht abschrecken lassen. Sie sollten die Arbeit mit schwer belasteten, oft traumatisierten Patienten aushalten und traumatherapeutische Kenntnisse haben, damit ungewollte Retraumatisierungen vermieden werden können. Und mehr noch als ihre Kollegen, die deutsche Patienten behandeln, müssen sie sich auf die therapeutische Arbeit mit psychosomatisch Erkrankten einstellen, die durch ein somatisches Krankheitsverständnis, passive Behandlungserwartungen und z.T. einen hohen sekundären Krankheitsgewinn gekennzeichnet sind, besonders häufig auch verbunden mit dem Wunsch nach Berentung. Es ist offensichtlich, dass eine solche Arbeit in besonders hohem Maße auf Unterstützung, insbesondere durch eine geeignete Supervision, und auf psychohygienischen Ausgleich angewiesen ist.

Aufgrund der genannten Besonderheiten haben sich – wieder am Beispiel der türkischen Migranten – folgende Modifikationen in der Psychotherapie bewährt: Angesichts der oft langen und schweren Krankheitsvorgeschichten und des hohen aktuellen Leidensdrucks besteht der erste Schritt der Psychotherapie meist darin, dass die Patienten sich hierüber aussprechen können, wozu sie nicht selten zum allerersten Male in ihrem Leben Gelegenheit erhalten. Dies gilt insbesondere für Belastungen, die schon in der Herkunftsfamilie oder die in der Ehe aufgetreten sind, weil weder Frauen noch Männer hierfür üblicherweise Gesprächspartner in ihrem Umfeld finden. Wichtiger als bei vielen deutschen Patienten sind des Weiteren psychoedukative Elemente, die sich mit psychischen und psychosomatischen Krankheiten, den Zusammenhängen von seelischem und körperlichem Erleben und möglichen Behandlungsansätzen beschäftigen. Dabei ist an die bildungsmäßigen und kulturellen Voraussetzungen der Migranten anzuknüpfen. Eine besondere Bedeutung haben Gruppenbehandlungen, weil Patienten hier ihr Leiden mit anderen teilen, aber auch Modelle für vorhandene Bewegungsspielräume entdecken können, etwa wenn ein weibliches Gruppenmitglied es geschafft hat, sich von einem gewalttätigen oder missachtenden Mann zu trennen oder sich Bewegungsspielräume im Alltag durch den Besuch einer Frauengruppe zu verschaffen. Gute Erfahrungen haben wir auch mit einem körperorientierten Vorgehen gemacht: Ein tanztherapeutisches Angebot, das so gestaltet war, dass es auch von stark übergewichtigen Patientinnen in Anspruch genommen werden konnte, bot vielen der Teilnehmerinnen die Gelegenheit, ihren Körper zumindest vorübergehend wieder als angenehm oder sogar lustvoll zu erleben, während sie sich sonst ständig von starken somatoformen Schmerzen beeinträchtigt fühlten. Ein direkt sich anschließender aufdeckender Umgang mit diesen Erfahrungen musste allerdings vermieden werden: Der Hinweis auf die positiven Erfahrungen in der Tanztherapie führte praktisch immer zu einer Symptomverstärkung bei somatisierenden Patientinnen.

Gerade in der ja grundsätzlich erwerbs- bzw. arbeitsbezogenen psychosomatischen Rehabilitation darf die Psychotherapie aber nicht auf den akzeptierenden und verstehenden Umgang mit dem Leid der Patienten beschränkt bleiben. Auszuloten ist vielmehr auch der verbleibende Bewegungsspielraum, gerade auch in beruflicher Hinsicht, zu nutzen sind die Ressourcen der Patienten, die ja trotz ihrer Lebensbelastungen fast allesamt jahrelang beruflich tätig waren. Gerade bei einem Teil der türkischen Frauen entsteht aus psychotherapeutischer Perspektive immer wieder der Eindruck, dass die Arbeit derjenige Lebensbereich war, der noch am deutlichsten Selbstbestimmung, Anerkennung von Dritten und das positive Eingebundensein in soziale Beziehungen zu Arbeitskollegen ermöglichte. Oft erscheinen Kränkungen am Arbeitsplatz nachvollziehbar, aber auch überwindbar, so dass die „Lösung" Rente nicht nur als unangemessen, sondern für die Betroffenen selbst auch als nachteilig erscheint, als ein weiterer Verlust in einem ohnehin schwierigen Lebensabschnitt. Die in der psychosomatischen Rehabilitation von den Psychotherapeuten grundsätzlich einzufordernde Auseinandersetzung mit dem Behandlungsauftrag der Rentenversicherer ist deswegen gerade für die Arbeit mit Migranten bedeutsam. Daraus resultierende Vorgehensweisen, z.B. die Durchführung einer umfassenden Kosten-Nutzen-Analyse zu der Frage Verbleib im Beruf oder Rentenantrag, und sinnvolle Behandlungsabläufe während der Rehabilitationsmaßnahme wurden an anderer Stelle ausführlicher beschrieben (Schmeling-Kludas u. Boll-Klatt 2003).

4.5.4 Implementierung von Angeboten für Migranten in der psychosomatischen Rehabilitation: Ein Beispiel

Im Jahre 1995 wurde in unserer Klinik für Psychosomatische Medizin und Psychotherapie ein Behandlungsangebot für türkische Patienten nach dem Motto „Soviel Integration wie möglich, soviel Sozialisierung wie nötig" implementiert. Wie bei den deutschen Kranken steht die Einzelpsychotherapie, die muttersprachlich angeboten wird, im Mittelpunkt der Behandlung. Aktuell sind zwei weibliche und zwei männliche bilinguale Psychologische Psychotherapeuten (und für den Pflegebereich eine Krankenschwester) in unserer Klinik tätig. Die in der Regel günstigste Konstellation besteht in einer geschlechtsgleichen Therapeutenzuteilung, was mit dem Rollenverständnis türkischer Frauen und Männer zu tun hat. Für alle Patienten wird ein psychoedukatives Seminar angeboten, in dem u.a. Informationen zur Entstehung und Art psychischer bzw. psychosomatischer Erkrankungen, zu den Behandlungsmöglichkeiten und zur Notwendigkeit einer aktiven Mitarbeit vermittelt werden. In regelmäßigen Abständen informiert im Rahmen dieses Seminars ein Arzt über medizinische und psychopharmakologische Fragen. Mit einer gewissen Selektion wird ein Teil der Patienten einer der beiden Gruppenpsychotherapien im engeren Sinne zugeteilt: Die eine der beiden Gruppen hat das Thema Depression im Fokus ihrer Arbeit, bei der anderen handelt es sich um eine thematisch offene Gruppe. In beide werden Patienten zugewiesen, bei denen ansatzweise ein psychosomatisches Krankheitsverständnis bzw. eine Motivation zur aktiven psychotherapeutischen Arbeit besteht. Darüber hinaus erhalten alle türkischen Patienten Gelegenheit, in ihrer Heimatsprache die Progressive Muskelrelaxation nach Jacobson zu erlernen. Das spezielle tanztherapeutische Angebot für türkische Frauen findet zweimal pro Woche für eine halbe Stunde statt, wobei die Erfahrungen der Teilnehmerinnen, wie gesagt, nicht vertiefend bearbeitet werden. Schließlich gibt es im Rahmen der Ernährungsberatung auch ein gemeinsames Kochen für die türkischen Patienten, von denen viele unter erheblichem Übergewicht, Fettstoffwechselstörungen und/oder Diabetes mellitus leiden.

Die übrigen Angebote der Klinik nutzen die Migranten – so wie sie auch auf denselben Stationen untergebracht sind – gemeinsam mit den deutschen Patienten. Dies gilt u.a. für die sehr intensiv angebotene Bewegungstherapie (3 Termine pro Tag), Rückenschule, Muskelaufbautraining, Krankengymnastik als Einzel- oder Gruppenbehandlung, die physikalische Therapie (Massagen, Fango, Entspannungsbäder usw.), die TENS-Behandlung im Rahmen der chronischen Schmerztherapie, die Ergotherapie als Einzel- oder Gruppenbehandlung sowie die wöchentlich stattfindenden Stationsversammlungen. U.E. tragen diese gemeinsam genutzten Therapieanteile wesentlich dazu bei, dass Spannungen zwischen deutschen und türkischen Patienten und Ausländer feindliche Äußerungen selten sind. Dies ist erfreulicherweise der Fall, obwohl in unserer Klinik mit den türkischen Patienten eine sofort als solche erkennbare Patientengruppe behandelt wird und obwohl es durchaus offensichtliche Unterschiede im Verhalten gibt: So bilden die türkischen Migranten auch im Klinikalltag eine festere Gruppe, in die neue Patienten meist schnell integriert werden, was bei den deutschen gelegentlich etwas Neid auslöst. Die unterschiedlichen Verhaltensweisen in der Sporttherapie haben folgende Zuschreibungen zur Folge: Deutsche Patienten: „Die türkischen Patienten lassen sich hängen, arbeiten nicht mit." Türkische Patienten: „Die Deutschen sind ja gar nicht krank, die können doch alles mitmachen."

Ein mittels Aktenanalyse durchgeführter Vergleich ergab, dass die türkischen Migranten quantitativ in den Bereichen Psychotherapie (Einzel- und Gruppentherapie, psychoedukative Gruppen, Entspannungsverfahren, Stationsversammlungen) dasselbe Angebot erhielten, wie von der BfA der Klinik zugewiesene deutsche Patienten. Dasselbe galt auch für die Bewegungstherapie und die Ergotherapie. Kreativtherapeutische Angebote erhielten die türkischen Patienten hingegen seltener (z.T. sprachlich bedingt), krankengymnastische und physikalische Therapiemaßnahmen häufiger, wobei dies an dem hohen Anteil von somatoformen Schmerzstörungen liegt. Somit war es möglich, ohne Qualitätsabstriche ein für Migranten spezifisches Angebot innerhalb einer Psychosomatischen Klinik zu etablieren (Schmeling-Kludas et al. 2003 b). Damit sind allerdings ein erhöhter Supervisionsaufwand, der vor allem durch die geschilderten Schwierigkeiten in der Psychotherapie ausgelöst wird, ein gewisser zusätzlicher Übersetzungsaufwand, z.B. bei ärztlichen Beratungen oder bei Visiten, sowie verstärkte Hilfen bei der Erstellung der Entlassungsberichte durch die bilingualen Mitarbeiter verbunden.

4.5.5 Hinweise auf die Ergebnisqualität einer psychosomatischen Rehabilitation für Migranten

Bei einer ersten Stichprobe der in den Jahren 1997/98 behandelten Migranten war das sozialmedizinische Ergebnis der psychosomatischen Rehabilitation noch katastrophal: Bei Entlassung waren nur 18% arbeitsfähig für die zuletzt ausgeübte Tätigkeit, bei 4% wurde bei arbeitsunfähigem Entlassungsstatus der Wiedereintritt der Arbeitsfähigkeit kurz- bis mittelfristig erwartet, 78% wurden als längerfristig arbeitsunfähig eingeschätzt. Im Hinblick auf den allgemeinen Arbeitsmarkt waren von den Arbeitsunfähigen lediglich 5% vollschichtig, 1% teilschichtig leistungsfähig. Der Hintergrund hierfür war, dass laut Auskunft einiger Gutachter der Rentenversicherung eine Zuweisung trotz schlechter sozialmedizinischer Prognose deswegen erfolgte, weil therapeutische Alternativen im Krankenhausbereich fehlten. Von den bilingualen Mitarbeitern wurde im Rückblick oft vorschnell die von den Patienten angestrebte Rente als Lösung akzeptiert, u.a. weil die Patienten Solidarität von ihren Landsleuten in dieser Frage einforderten. Als Folge ausführlicher Diskussionen zu diesem Thema änderten sich nach unserem Eindruck sowohl die Zuweisungspraxis in der Klinik wie auch der therapeutische Umgang mit einem Rentenbegehren bei türkischen Migranten (vgl. hierzu auch Schmeling-Kludas u. Boll-Klatt 2003). In der 2. Hälfte des Jahres 2000 verließen dann 38% der türkischen Migranten die Klinik arbeitsfähig, bei weiteren 12% wurde kurz- bis mittelfristig mit der Wiedererlangung der Arbeitsfähigkeit im alten Beruf gerechnet. Weitere 14% wiesen ein positives vollschichtiges Leistungsbild für leichte und mittelschwere Tätigkeiten auf dem allgemeinen Arbeitsmarkt auf, bei weiteren 10% wurde eine teilschichtige Tätigkeit für zumutbar gehalten, wobei diese Einschätzungen fast ausschließlich im Konsens mit den betroffenen Patienten getroffen wurden. Immerhin 21% wurden aber noch als vermutlich dauerhaft erwerbsunfähig eingeschätzt (5%: Hausfrauen oder bereits berentet). Bei der Gruppe der dauerhaft Erwerbsfähigen spielte nach unserem Eindruck häufig der sekundäre Krankheitsgewinn (s.o.) eine bedeutsame Rolle (zu weiteren Behandlungsergebnissen s. Schmeling-Kludas et al. 2003b).

Literatur

Flatten G, Hofmann A, Liebermann P, Wöller W, Siel T, Petzold E (2001) Posttraumatische Belastungsstörung. Leitlinie und Quellentext. Schattauer, Stuttgart

Koch E (2000) Zur aktuellen psychiatrischen und psychosozialen Versorgung von Minoritäten in Deutschland – Ergebnisse einer Umfrage. In: Koch E, Schepker R, Taneli S (Hrsg) Psychosoziale Versorgung in der Migrationsgesellschaft. Deutsch-türkische Perspektiven. Lambertus, Freiburg, S 55–67

Rodewig K (2000) Stationäre psychosomatische Rehabilitation von Migranten aus der Türkei: Sind monokulturelle Behandlungseinheiten sinnvoll? Psychotherapeut 45: 350–355

Schepker R, Toker M, Eberding A (1999) Inanspruchnahmebarrieren in der ambulanten psychosozialen Versorgung von türkischstämmigen Migrantenfamilien aus der Sicht der Betroffenen. Praxis der Kinderpsychologie und Kinderpsychiatrie 48: 664–676

Schmeling-Kludas C, Boll-Klatt A (2003) Rechtliche Grundlagen der psychosomatischen Rehabilitation – Auswirkungen auf die Psychotherapeut-Patient-Beziehung. Psychotherapeut 48: 255–259

Schmeling-Kludas C, Boll-Klatt A, Fröschlin R (2003a) Psychosoziale Belastungen und Krankheitserleben bei psychosomatisch erkrankten Migranten aus der Türkei. Praxis klinische Verhaltensmedizin und Rehabilitation 63: 315–321

Schmeling-Kludas C, Fröschlin R, Boll-Klatt A (2003b) Stationäre psychosomatische Rehabilitation für türkische Migranten: Was ist realisierbar, was ist erreichbar? Rehabilitation 42: 363–370

Schuler-Ocak M (2000) Kultursensibles Angebot für türkischstämmige Patienten in der Regelversorgungseinrichtung Institutsambulanz des NLKH Hildesheim. In: Koch E, Schepker R, Taneli S (Hrsg) Psychosoziale Versorgung in der Migrationsgesellschaft. Deutsch-türkische Perspektiven. Lambertus, Freiburg, S 68–79

4.6 Jugendliche mit Migrationshintergrund und Sucht

Ursula Boos-Nünning, Rainer Georg Siefen

4.6.1 Vorbemerkungen zur Zielgruppe

Ende 2001 bestand die ausländische Wohnbevölkerung in Deutschland aus 7,3 Millionen Menschen. Dazu werden die Personen gezählt, die rechtlich als Ausländer gelten. Diese machten 8,9% an der Gesamtbevölkerung aus. Von den 1,46 Millionen, also 20% der ausländischen Wohnbevölkerung, die noch unter 18 Jahre alt sind, wurden die meisten in Deutschland geboren (Bericht der Beauftragten der Bundesregierung für Ausländerfragen 2002). Wird nach Menschen mit Migrationshintergrund gefragt, also nach denjenigen, die selbst oder deren Eltern, manchmal auch Großeltern, eingewandert sind, sind ganz andere Zahlen zu vermuten. Exakte Daten liegen in Deutschland insgesamt jedoch nicht vor.

Ein Blick in die Geburtenstatistik hilft weiter. 1999 hatten 12,5% der in Deutschland geborenen Kinder Eltern mit ausländischem Pass. Über 7% von ihnen stammten aus binationalen Ehen und ca. 2% waren nichteheliche Kinder einer ausländischen Mutter. Nun erwerben aufgrund des neuen Staatsangehörigkeitsrechts seit dem 1. Januar 2000 Kinder ausländischer Eltern sofort die deutsche Staatsangehörigkeit, wenn ein Elternteil seit mindestens acht Jahren rechtmäßig in Deutschland lebt. Deshalb ist die absolute Zahl der mit ausländischer Staatsangehörigkeit im Jahr 2000 in Deutschland geborenen Kinder erwartungsgemäß gegenüber dem Jahr 1999 stark gesunken, nämlich von 95 216 auf 50 205. Dies entspricht einem Ausländeranteil an allen Geburten von nur noch 7,0%. Dagegen wären nach altem Rechtsstand 91 026 Geburten von Kindern mit ausländischen Eltern zu verzeichnen gewesen.

Werden jedoch noch die Kinder hinzugerechnet, deren Eltern als Aussiedler, dejure Deutsche, aber de-facto Zugewanderte sind und diejenigen, deren Eltern als zugewanderte Ausländer die deutsche Staatsangehörigkeit angenommen haben oder die doppelte Staatsangehörigkeit besitzen, so haben heute schon etwa 30% – wenn nicht mehr – der in Deutschland geborenen Kinder zwei Eltern oder Großeltern, mindestens aber ein Eltern- oder Großelternteil mit Migrationshintergrund. Dies sind also weitaus mehr Kinder als jene, die von der Statistik, die allein die juristische Staatsangehörigkeit berücksichtigt, als Ausländer ausgewiesen werden.

So sind nach der amtlichen Statistik der Stadt Köln (2003) 25% der Bewohner und 40% der Kinder und Jugendlichen bis 14 Jahre Personen mit Migrationshintergrund.

Diese Vorbemerkungen sollen auf die Bedeutung des Themas hinweisen.

4.6.2 Erfassung des Suchtmittelkonsums von Jugendlichen mit Migrationshintergrund

Seit Beginn der 80er Jahre finden in Deutschland Repräsentativerhebungen zum Konsum und zum Missbrauch illegaler Drogen, Medikamente und Tabakwaren statt und es werden die Inzidenz und die Prävalenz des Konsums Jugendlicher deskriptiv erfasst. Zudem gibt es Fragen nach den Risikofaktoren des Drogengebrauchs im Rahmen der Jugendgesundheitssurveys. Hinzu kommen zahlreiche Einzeluntersuchungen (s. dazu die Zusammenfassung bei Surall u. Siefen 2002). Allerdings werden in keiner der früheren Studien Konsummuster oder Risikofaktoren von Jugendlichen mit Migrationshintergrund mitberücksichtigt.

Seit Beginn der 80er Jahre gibt es eine große Zahl von Untersuchungen über Jugendliche mit Migrationshintergrund, darunter auch eine erhebliche Zahl zur psychischen Situation dieser Jugendlichen. Aber nur wenige Untersuchungen beschäftigen sich mit Risikoverhalten und wenn, wird dieses dann zunächst überwiegend als abweichendes Verhalten unter kriminologischer Perspektive behandelt (s. die Zusammenstellung bei Dill et al. 2002). Dem Suchtmittelkonsum wurde lange Zeit keine Aufmerksamkeit geschenkt.

Erstmals wurde auf den Suchtmittelkonsum von jungen Migranten und Migrantinnen 1982 auf einer Tagung hingewiesen, deren Dokumentation 1983 erschien. Neben der polizeilich-juristischen Sichtweise werden hier in den Beiträgen Probleme der Drogenabhängigkeit in dieser Gruppe erwähnt; aber derartige Fälle wurden als Ausnahmen eingeordnet. Erst seit Ende der 80er Jahre wird diese Frage ernst genommen. Bis heute liegen jedoch keine bundesweiten Zahlen und nur wenige regional begrenzte Untersuchungen vor. Die empirischen Grundlagen für den Drogenmissbrauch wurden und werden im wesentlichen aus Befragungen von Experten und Expertinnen gewonnen mit der Annahme einer hohen Dunkelziffer (Dill et al. 2002). Schätzdaten sind undifferenziert und ungenau: Statistiken und Berichte von Beratungsstellen lassen vermuten, dass migrationsspezifische Probleme zu einem erhöhten Konsum von Rauschmitteln führen (Czycholl 1997, 1999).

Immerhin vermitteln drei räumlich begrenzte empirische Studien exakteres Wissen über den Zusammenhang von Migrations- und sozialen Variablen bzw. psychischen Dispositionen und Sucht.

4.6.2.1 Suchtmittelgebrauch von jugendlichen Aussiedlern

Die Untersuchung von Strobl und Kühnel (2000) analysiert ihre Daten auf der Grundlage einer standardisierten Befragung von 2 376 Jugendlichen in Nordrhein-Westfalen, davon 1 196 Jugendliche aus Aussiedlerfamilien, 989 junge Deutsche und 191 junge „Ausländer". Erhoben wurden die Daten an 59 Schulen. Alle Schulformen waren vertreten.

Gebrauch illegaler Drogen

Die Autoren stellen fest, dass Aussiedlerjugendliche beim Konsum illegaler Drogen signifikant niedrigere Werte als einheimische Deutsche aufweisen (Strobl u. Kühnel 2000). Dabei ist die am häufigsten konsumierte Droge Haschisch bzw. Marihuana. Mit 21% liegt der Anteil der mit Haschisch bzw. Marihuana drogenerfahrenen Aussiedlerjugendlichen auffällig unter dem der Deutschen mit 34,5%.

Tabelle 1. Prozentuale Angaben zum Konsum verschiedener illegaler Drogen bei Aussiedlern und einheimischen Deutschen (aus Strobl u. Kühnel 2000)

	Nie		gelegentlich		häufiger		regelmäßig	
	Aus-siedler	einh. Deutsche	Aus-siedler	einh. Deutsche	Aus-siedler	einh. Deutsche	Aus-siedler	einh. Deutsche
Hasch/ Cannabis	79,0	65,5	17,7	21,4	1,9	6,5	1,5	6,7
Heroin	98,7	98,3	0,9	0,9	0,2	0,3	0,2	0,4
Kokain	97,4	96,5	2,2	2,5	0,4	0,4	0,1	0,6
Ecstasy	96,4	91,5	2,5	5,7	0,9	1,3	0,1	1,4
LSD	97,9	94,1	1,8	3,9	0,1	1,2	0,2	0,8
andere synthetische Drogen (z.B. Speed)	96,8	93,2	2,4	4,8	0,7	1,5	0,1	0,6
Drogenersatz (Schnüffeln etc.)	98,9	69,8	0,8	2,6	0,3	0,2	0,1	0,3

„Sowohl bei den Aussiedlern als auch bei den einheimischen Deutschen gibt es eine kleine Gruppe, die durch einen problematischen Gebrauch illegaler Drogen auffällt. Als Kriterium wählen wir an dieser Stelle den häufigen oder regelmäßigen Gebrauch sogenannter harter Drogen (Heroin, Kokain, LSD, Ecstasy und andere synthetische Drogen). Hinzugenommen haben wir wegen der erheblichen Gefahr gesundheitlicher Schäden und auch des häufigen oder regelmäßigen Gebrauch von Drogenersatzstoffen wie das Schnüffeln von Kleb- und Farbstoffen. Nach diesem Kriterium umfasst die Problemgruppe bei den Aussiedlern 17 Personen (Anteil = 1,7%) und bei den einheimischen Deutschen 38 Personen (Anteil = 3,8%) Betrachtet man dagegen jeden Gebrauch von Heroin und Kokain als problematisch, vergrößert sich die Problemgruppe bei den Aussiedlern auf 38 (Anteil 3,2%) und bei den einheimischen Deutschen auf 49 Personen (Anteil = 5%)" (Strobl u. Kühnel 2000).

Alkoholgebrauch

Insbesondere der hohe Alkoholkonsum von Aussiedlern und Aussiedlerinnen und die hohe Abhängigenrate dieser Gruppe werden in der Literatur und auf Fachtagungen vielfach thematisiert. Da es auch hier keine repräsentativen statistischen Erhebungen gibt, dienen als Datenmaterial zum einen Übertragungen der Abhängigkeitsquote der bundesdeutschen Gesamtbevölkerung auf die Gruppe der Aussiedlerinnen und Aussiedler (s.o.), zum anderen werden hier – noch mehr als bei illegalen Suchtmitteln – die Statistiken der stationären Entzugsbehandlungen herangezogen. Bauer stellt in ihrer Dissertation fest, dass der Aussiedleranteil unter den Aufnahmen zur stationären Alkoholentzugsbehandlung in der Westfälischen Klinik für Psychiatrie und Psychotherapie Paderborn 10% betrug, während der Bevölkerungsanteil in dieser Stadt lediglich bei 3,8% lag (Bauer 1996). Hier muss natürlich überprüft werden, inwiefern diese Quote generalisiert werden kann oder ob es sich um eine regionale Häufung handelt. Bätz kann aufgrund der Krankenhausstatistiken der Westfälischen Klinik für Psychiatrie und Psychotherapie Warstein folgern, dass 75% der 124 dort stationär aufgenommenen Aussiedlerinnen und Aussiedler aus Polen stammen. Dabei beträgt der Frauenanteil lediglich 12,8% und mehr als 85% der Patienten sind 30 Jahre und älter (Bätz 1999). Jüngere Aussiedlerinnen und Aussiedler sind laut diesen Daten also weniger von Alkoholabhängigkeit betroffen als ältere. Dies bestätigt auch die Befragung von 15–25jährigen Aussiedlerinnen und Aussiedlern durch Strobl und Kühnel. Sie stellen sogar fest: „Während es beim Alkoholkonsum praktisch keine Unterschiede zwischen Aussiedlern und ‚Ausländern' gibt, ist der insgesamt höhere Alkoholkonsum der einheimischen Deutschen statistisch signifikant" (Strobl u. Kühnel 2000). Dies bezieht sich sowohl auf die Häufigkeit des Konsums als auch auf die Konsummenge.

In der von den Autoren als problematisches Konsummuster definierten Kategorie, bei der als Kriterium gilt, „dass beim wöchentlichen oder täglichen Alkoholgenuss mehr als zehn Gläser Bier oder Wein und oder mehr als ½ Flasche hochprozentiger Alkohol verzehrt werden (...) umfasst die Gruppe der Problemtrinker bei den Aussiedlern 85 Personen (Anteil = 7,1%) und bei den einheimischen Deutschen 156 Personen (Anteil = 15,8%). Beide Gruppen bestehen überwiegend aus jungen Männern. Ihr Anteil beträgt bei den Aussiedlern 81,2% und bei den einheimischen Deutschen 93,6%" (Strobl u. Kühnel 2000).

Insgesamt betrachtet zeigen die Ergebnisse der Studie, dass die Alkohol- und Drogenproblematik bei Aussiedlern weitaus geringer ist als bisher angenommen wurde und sie Alkohol und illegale Drogen seltener konsumieren als deutsche Gleichaltrige.

4.6.2.2 Untersuchung in Münchener Berufsschulen

Gebrauch illegaler Drogen

Eine zweite Untersuchung wird an Münchener Berufsschulen bei 5 800 Jugendlichen, davon 2 200 (29%) Ausländer und Ausländerinnen, im Alter von 18 bis 20 Jahren durchgeführt.[1] Zusätzlich werden 740 Jugendliche befragt, die mit der Jugendhilfe in Berührung kamen, davon sind 276 (37,5%) Ausländer.

Der Anteil der Drogenerfahrenen ist hoch, aber auch „hier liegt der Anteil der Migranten immer deutlich unter dem der Deutschen. 43,2% der deutschen Berufsschüler und 24,1% der Migranten haben schon einmal Drogen probiert; bei den Jugendlichen aus der Jugendhilfe waren es 58,0% der Deutschen und 48,5% der Migranten. Wie auch Ergebnisse aus anderen Untersuchungen zeigen (Kolip 1999), experimentieren die weiblichen Jugendlichen weniger mit dem Konsum von illegalen Drogen. Die Migrantinnen haben seltener Drogenerfahrungen als die deutschen Frauen" (Dill et al. 2002).

Noch keine Drogenerfahrung (mit illegalen Drogen) haben über 80% der Migrantinnen und mehr als zwei Drittel der Migranten (Dill et al. 2002).

Alkoholgebrauch

„Alkohol in irgendeiner Form und unabhängig von der Menge konsumieren mehr als zwei Drittel der befragten Berufsschüler. Keinen Alkohol trinken vor allem die Jugendlichen islamischer Religionszugehörigkeit. Eine wichtige Rolle spielt hier auch das Geschlecht. Jugendliche, die angeben, täglich Alkohol zu konsumieren, sind überwiegend Männer. Auffällig ist hier, dass bei den Frauen der Anteil der Migrantinnen signifikant höher ist als bei den Deutschen. Wenn auch die absoluten Zahlen gering sind, kann man diese Gruppe durchaus als eine Risikogruppe identifizieren. Generell trinken über die Hälfte der Migrantinnen und fast 40% der Migranten keinen Alkohol" (Dill et al. 2002).

Bezogen auf die Dauer des Aufenthaltes zeigt sich wieder der Zusammenhang, dass Migranten, die in Deutschland geboren und aufgewachsen sind, in höherem Maße Alkoholika konsumieren. Dies gilt für Männer und Frauen gleichermaßen. Migrantinnen, die in Deutschland geboren wurden, geben zu 48,8% an, Alkohol zu trinken. Sind sie nach 1990 nach Deutschland gekommen, sind es 36,6%. Bei den Männern zeigt sich eine ähnliche Differenz auf höherem Niveau: 66,7% der in Deutschland Geborenen zu 55,6% der nach 1990 nach Deutschland Gekommenen. Bei denjenigen, die zwischen den „Heimatländern" öfters gewechselt haben, ist der Anteil der Alkoholkonsumenten insgesamt kleiner: bei den Frauen 38,5% bei den Männern 57,5%.

4.6.2.3 Untersuchung in den 9. und 10. Klassen in Marl

Die dritte Untersuchung (Surall u. Siefen 2002) untersucht 999 Schüler und Schülerinnen, davon 288 mit Migrationshintergrund aus 41 Staaten in der 9. und 10. Klasse in Marl (alle Schulformen) mittels Klassenzimmerinterviews. Gemessen wird der Migrationshintergrund durch Fragen nach der Staatsangehörigkeit und dem Geburtsland des Jugendlichen sowie dem Geburtsland des Vaters und der Mutter. Ausgewer-

---

[1] Als Risikoverhalten werden außerdem die Rauchgewohnheiten, Medikamentenkonsum, Diäterfahrungen, Gewaltbereitschaft und Delinquenz erfasst.

tet wurden Unterschiede zwischen deutschen Jugendlichen (711), Jugendlichen mit türkischem Migrationshintergrund (76) und Jugendlichen aus Aussiedlerfamilien (92).

Tabelle 2. Prozentuale Angaben zur Lebenszeitprävalenz von 12 unterschiedlichen Substanzen im Vergleich von Deutschen, Türken und Aussiedlern[2]

Deutsche

	noch nie	nur probiert	gelegentlich	regelmäßig
Weiche Alkoholika	1,3	9,8	73,3	15,6
Harte Alkoholika	11,7	31,9	53,2	3,2
Cannabis	57,9	21,7	14,8	5,6
Ecstasy	92,5	3,1	3,0	1,4
Kokain	96,1	2,8	0,1	1,0
LSD	96,3	1,7	1,4	0,6
Heroin	98,9	0,4	0,1	0,6

Aussiedler

	noch nie	nur probiert	gelegentlich	regelmäßig
Weiche Alkoholika	1,1	9,8	76,1	13,0
Harte Alkoholika	7,7	42,9	46,2	3,3
Cannabis	62,0	26,1	6,5	5,4
Ecstasy	95,7	1,1	1,1	2,2
Kokain	94,6	3,3	2,2	-
LSD	97,8	2,2	-	-
Heroin	-	-	-	-

[2] Zusätzlich erfasst wurden Zigaretten, Kaffee, Stimulantien, Lösungsmittel und Pflanzen

Türken

	noch nie	nur probiert	gelegentlich	regelmäßig
Weiche Alkoholika	30,3	28,9	31,6	9,2
Harte Alkoholika	56,6	28,9	11,8	2,6
Cannabis	75,0	17,1	3,9	3,9
Ecstasy	96,1	3,9	-	-
Kokain	96,1	1,3	1,3	1,3
LSD	98,7	1,3	-	-
Heroin	97,4	1,3	1,3	-

Aus: Surall u. Siefen 2002

Gebrauch illegaler Drogen

Beim Cannabiskonsum liegen die deutschen Jugendlichen mit 20,4% „regelmäßigem" oder „gelegentlichem Gebrauch" vor den türkischen Jugendlichen, bei denen nur 7,8% ein solches Konsummuster zeigen. Aussiedler liegen mit 11,9% zwischen beiden Gruppen.

Von großem Interesse ist der Vergleich zwischen Lebenszeit- und Dreimonatsprävalenz. Lebenszeitprävalenz wird erfasst durch die Kategorien „noch nie", „nur probiert", „gelegentlich" und „regelmäßig" und Dreimonatsprävalenz durch „noch nie", „nur probiert", „selten", „1x pro Woche", „mehrmals wöchentlich" sowie „praktisch täglich".

Tabelle 3. Prozentuale Angaben zur 3-Monatsprävalenz (aus Surall u. Siefen 2002):

Cannabis	Suchtfrei	,harte' Konsumenten = mehrmals wöchentlich/ täglich
Deutsche	73,8	7,3
Aussiedler	82,6	4,4
Mit türkischen Migrationshintergrund	88,0	5,4

Alkoholgebrauch

Von den deutschen Jugendlichen geben nur 11,1% an, weiche Alkoholika „noch nie" konsumiert oder nur probiert zu haben, während es bei den türkischen Jugendlichen 59,2% sind. Jugendliche Aussiedler liegen mit 10,9% sehr nahe an dem Wert der

Deutschen. Auch bei den harten Alkoholika zeichnet sich ein ähnlicher Befund ab. Von den deutschen Probanden geben 56,4% an, „gelegentlich" oder „regelmäßig" harte Alkoholika zu konsumieren (Aussiedler 50,6%). Dagegen konsumieren lediglich 14,4% der türkischen Probanden „regelmäßig" oder „gelegentlich" harte Alkoholika.

Tabelle 4. Prozentuale Angaben zur 3-Monatsprävalenz:

Weiche Alkoholika	Suchtfrei	,harte' Konsumenten = mehrmals wöchentlich/ täglich
Deutsche	7,5	16,6
Aussiedler	7,6	9,8
Mit türkischem Migratonshintergrund	53,9	13,2

Tabelle 5. Prozentuale Angaben zur 3-Monatsprävalenz:

Harte Alkoholika	Suchtfrei	,harte' Konsumenten = mehrmals wöchentlich/ täglich
Deutsche	27,9	5,7
Aussiedler	21,7	6,5
Mit türkischem Migrationshintergrund	73,7	2,6

Zusammenfassung der Befunde der Marler Untersuchung

Zusammenfassend betrachtet treten zwischen Deutschen, Türken und Aussiedlern vor allem bezüglich der weichen Alkoholika, harten Alkoholika und Cannabis Unterschiede im Konsumverhalten auf. Die drei Gruppen unterscheiden sich dabei bezüglich beider Alkoholikagruppen hinsichtlich der Lebenszeitprävalenz, dem Alter des Erstkonsums, der 3-Monats-Prävalenz, der Intensität des Konsums, der Verfügbarkeit und der eingeschätzten Gefährlichkeit der Suchtmittel sowie der Konsumbereitschaft. Auch für Cannabis lassen sich diese Unterschiede nachweisen. Allerdings unterscheidet sich beim Cannabiskonsum nicht das Alter des Erstkonsums. Ein einzelner globaler Unterschied zwischen den drei Gruppen tritt noch bei der Lebenszeitprävalenz von Lösungsmittelkonsum auf, wobei jedoch hier auch eine Wechselwirkung mit dem Geschlecht besteht. Es zeigt sich, dass der beschriebene Effekt vor allem auf den erhöhten Lösungsmittelkonsum der türkischen Jungen zurückgeht.

Im 2-Gruppenvergleich mit t-Tests zeigt sich, dass vor allem Unterschiede zwischen türkischen und deutschen Probanden auftreten und dass die dargestellten

Hauptwirkungen vornehmlich hierauf beruhen. Türkische Jugendliche konsumieren weniger häufig und intensiv weiche und harte Alkoholika sowie Cannabis. Sie schätzen die Gefährlichkeit der drei Substanzen höher ein als die Deutschen. Außerdem scheint es für sie schwieriger zu sein, an diese Suchtmittel heranzukommen. Darüber hinaus sind türkische Jugendliche weniger bereit, Alkohol und Cannabis zu sich zu nehmen, auch wenn sie die Möglichkeit dazu hätten. Es fällt außerdem auf, dass türkische Probanden den Konsum von weichen Alkoholika später beginnen.

Die Aussiedler und Deutschen sind insgesamt betrachtet in ihrem Konsumverhalten bezüglich legaler und illegaler Drogen sehr ähnlich. Aussiedler beginnen jedoch den Alkoholkonsum im Schnitt früher und konsumierten in den letzten drei Monaten vor der Befragung weniger häufig Cannabis.

Wie bei deutschen Jugendlichen auch, sind mehr Jungen als Mädchen von den in der Öffentlichkeit eher auffallenden und wahrgenommenen Formen der Sucht, v.a. Alkohol und illegale Suchtmittel, betroffen (vgl. z.B. Strobl u. Kühnel 2000). Bezogen auf diese Suchtformen wird ein unterdurchschnittliches Vorkommen bei Migrantinnen festgestellt (vgl. Bätz 1999; Jahresberichte 1995–1998 der Fachklinik Furth im Wald). Inwiefern Mädchen und junge Frauen mit Migrationshintergrund ähnlich wie ihre deutschen Geschlechtsgenossinnen mehr von den „frauentypischen" Süchten wie z.B. Tablettenabhängigkeit und Anorexie bzw. Bulimie betroffen sind, müsste jedoch untersucht werden.

4.6.3 Zusammenfassung der Ergebnisse aus den drei Untersuchungen

4.6.3.1 Was wissen wir auf der Grundlage der Untersuchungen über den Suchtgebrauch von Jugendlichen mit Migrationshintergrund

Aus den dargestellten Studien lassen sich folgende Kernaussagen ableiten:

1. Aussiedlerjugendliche gleichen in ihrem Konsumverhalten stärker einheimischen deutschen als etwa türkischen oder anderen Jugendlichen mit Migrationshintergrund (Surall u. Siefen 2002; Strobel u. Kühnel 2000).
2. Aussiedlerjugendliche zeigen einen niedrigeren Konsum an illegalen Drogen als einheimische Deutsche (Strobel u. Kühnel 2000; Dill et al. 2002). Dabei ist Cannabis die am häufigstem konsumierte illegale Droge – sowohl bei einheimischen wie bei Migrantenjugendlichen.
3. Jüngere Aussiedlerinnen und Aussiedler sind auch geringer durch Alkoholkonsum belastet als die entsprechende Altersgruppe einheimischer Deutscher (Bätz 1999; Strobel u. Kühnel 2000; Dill et al. 2002) – sowohl was die Häufigkeit wie auch was die Menge des Konsums betrifft.
4. Mädchen konsumieren weniger Suchtstoffe als ihre männlichen Altersgenossen. Das gilt für junge Migrantinnen noch stärker als für einheimische Jugendliche. Ei-

ne Ausnahme stellt das Rauchverhalten dar. Einheimische deutsche Mädchen rau-
chen nämlich mehr als Jungen (Surall u. Siefen 2002).

5. Sowohl bei einheimischen Deutschen wie bei türkischen und
    Aussiedlerjugendlichen gibt es besondere Risikogruppen:
    - Zu einer ersten Gruppe gehören Jugendliche, die harte Drogen wie Heroin,
      Kokain, LSD, Ecstasy und andere synthetische Drogen konsumieren.
    - Risikoreich ist auch das Schnüffeln von Farb- und Klebstoffen.
    - Eine weitere Risikogruppe findet sich bei allen untersuchten ethnischen
      Gruppen: Jugendliche, die Alkohol mehrmals wöchentlich oder gar täglich
      konsumieren. Je nach Untersuchung, Teilstichprobe und Art der Alkoholika
      sind dieser Problemgruppe zwischen 5 und 16% der untersuchten Jugendli-
      chen zuzuordnen.
6. Junge Migranten, die in Deutschland geboren und aufgewachsen sind, konsumie-
    ren mehr Alkohol als jene, die selbst noch in die BRD eingewandert sind. Der ent-
    sprechende Einfluss der Aufenthaltsdauer ist signifikant.
7. Risiken des Konsums von Suchtstoffen sind offenbar erhöht bei nachteiligen sozia-
    len Lebensbedingungen von Jugendlichen, insbesondere gilt dies auch für Jugend-
    liche mit Migrationshintergrund.
8. Türkischstämmige Jugendliche (Surall u. Siefen 2002) und überhaupt Jugendliche
    mit muslimischer Religionszugehörigkeit (Dill et al. 2000) konsumieren hochsigni-
    fikant weniger Alkoholika als einheimische und Aussiedlerjugendliche.
9. Unter Präventionsgesichtspunkten ist hervorzuheben, dass das Risiko von
    Suchtmittelkonsum nach Surall u. Siefen (2002) besonders erhöht ist
    - je leichter Suchtmittel verfügbar sind und
    - je geringer die Gefährlichkeit des Konsums der jeweiligen Substanz durch
      die Jugendlichen selbst eingeschätzt wird.

4.6.3.2 Kommentar zu den methodischen Problemen der Untersuchungen

Die drei Untersuchungen bieten einen Einblick in die Häufigkeit und – worauf später
eingegangen werden soll – in die Ursachen des Suchtmittelkonsums von Jugendlichen
mit Migrationshintergrund. Sie machen aber auch methodische Unschärfen und Mängel deutlich:

– Es besteht erstens eine Unschärfe in der Frage, wer der Gruppe der Jugendlichen
   mit Migrationshintergrund zuzuordnen ist. Die Untersuchung von Dill et al. (2002)
   legt die Staatsangehörigkeit zugrunde, die Studie von Surall u. Siefen (2002) rich-
   tiger den Migrationshintergrund.
– Während die Münchener Untersuchung sich auf Jugendliche im großstädtischen
   Milieu bezog, wurde die Untersuchung von Surall u. Siefen in einer Stadt mit
   90.000 Einwohnern durchgeführt. Die Erhebung von Strobl u. Kühnel fand in 23
   nordrhein-westfälischen Städten und Gemeinden ohne Auswertung nach diesen
   Gesichtspunkt statt. Bisher gibt es keine Studien, die es erlauben, zwischen den
   Milieus des Wohnortes zu differenzieren.

- Es werden unterschiedliche Altersgruppen einbezogen: Jugendliche, Heranwachsende und junge Erwachsene bei Strobl u. Kühnel und Dill et al., ausschließlich (relativ junge) Jugendliche bei Surall u. Siefen.
- Alle drei Erhebungen fanden in Form von Klassenzimmerinterviews an Schulen statt. Es ist zu erwarten, dass es zu Ausfällen kommt und dass die durch die Ausfälle bedingten Verteilungen systematische Fehler produzieren, weil die Schulschwänzer nicht erreicht werden. Diese machen in Hauptschulen und noch mehr in den Berufsschulen einen nicht unerheblichen Teil der Schülerschaft aus. Es ist zu vermuten, dass drogenabhängige Jugendliche in überdurchschnittlichem Maße unter den Schulschwänzern vertreten sind. Auch dürften sich unter Schulabbrechern überzufällig viele Jugendliche mit Alkohol- und Drogenproblemen finden. Diese werden also durch Befragungen in den höheren Klassen der Regelschulen nicht mehr erreicht (vgl. Kirkcaldy u. Siefen 2002).
- Klassenzimmerinterviews als Form der schriftlichen Befragung sind sicherlich ökonomisch, setzen aber methodische Grenzen.
- Die Verwendung von Deutsch als alleinige Untersuchungssprache, wie in den Untersuchungen von Dill et al. (2002) sowie von Surall u. Siefen (2002), bedingt vermutlich Einschränkungen des Fragenverständnisses und des Antwortverhaltens.

4.6.4 Suchtursachen

4.6.4.1 Erklärungsgegenstand

Bei der Diskussion um die Ursachen der Drogenabhängigkeit von Jugendlichen mit Migrationshintergrund wird nicht immer hinreichend geklärt, auf welchen Sachverhalt sich die Erklärungen richten. Es sollte unterschieden werden, ob erstens die Drogengefährdung oder die Drogenabhängigkeit eines einzelnen Jugendlichen biographisch eingeordnet werden soll oder ob zweitens – gemessen an deutschen Jugendlichen – erhöhte Anteile an Drogenabhängigen erklärt werden sollen, oder ob drittens erklärt werden soll, warum die Zahl der drogengefährdeten und drogenabhängigen Jugendlichen mit Migrationshintergrund im Zeitverlauf gestiegen ist.

Untersuchungen, die sich auf den ersten Sachverhalt richten, stellen migrationsspezifische Faktoren in der Biographie der Jugendlichen in den Mittelpunkt und interpretieren sie – oft kasuistisch – als besondere Gefährdung. Bei Studien zum zweiten Sachverhalt wird die besondere Drogenbelastung der jungen Migranten und Migrantinnen im Vergleich zu Deutschen untersucht. Außerdem wird Ursachen für ihre spezifische Gefährdung nachgegangen. Zwar sprechen einige Indizien für eine Zunahme des Drogengebrauchs im Zeitverlauf. Aber auch hier ist es erforderlich, die empirische Basis als Grundlage für Erklärungen zu verbessern. Für das dritte Erklärungsfeld, die Entwicklung des Drogenkonsums bei Migrantenjugendlichen im Zeitverlauf, fehlen geeignete frühere Untersuchungen, mit denen aktuelle Erhebungen verglichen werden könnten.

Immerhin eröffnen die oben bereits dargestellten Untersuchungen einen Zugang zu Fragen nach erhöhter Alkohol- und Drogengefährdung bei Migrantenjugendlichen.

Dabei soll auf die Daten in den Studien von Strobl u. Kühnel (2000) und Surall u. Siefen (2002) eingegangen werden, die mit multiplen Regressionsanalysen gearbeitet haben. Hiermit sind die Ergebnisse von Dill et al. (2002) wegen des verwendeten anderen statistischen Erklärungsmodells (latente Strukturanalyse) nicht vergleichbar.

Vorweg eine theoretische Differenzierung: Bei Untersuchungen von Ursachen des Suchtmittelgebrauchs bei Jugendlichen mit Migrationshintergrund muss zwischen folgenden Erklärungen unterschieden werden:

– Kulturkonflikt als Leben zwischen verschiedenen Kulturen,
– Marginalisierung in Form schlechter schulischer Optionen, Arbeitslosigkeit und Perspektivlosigkeit sowie Verlust protektiver Faktoren.

4.6.4.2 Prädiktoren für den Gebrauch von illegalen Drogen und Alkohol

Strobl u. Kühnel (2000) können den Drogenkonsum von Jugendlichen aus Aussiedlerfamilien mit den von ihnen erhobenen Daten nicht erklären (korrigiertes $R^2 = 0,13$). Interessant ist aber dennoch, so die Autoren, „dass sich die Aufenthaltsdauer als erklärungskräftigste Variable herausstellt. Dieser Befund kann so interpretiert werden, dass mit steigender Aufenthaltsdauer eine Anpassung an den Drogenkonsum der einheimischen Deutschen erfolgt. Eine zweite mögliche Interpretation lautet dagegen, dass mit steigender Aufenthaltsdauer die optimistische Einschätzung der eigenen Teilhabechancen schwindet und die damit verbundene Enttäuschung zu einem erhöhten Drogenkonsum führt. Weiterhin fördern den Gebrauch illegaler Drogen: Alkoholkonsum, Abgrenzungstendenzen, die etwa in dem Wunsch nach einer reinen Aussiedlerdiskothek zum Ausdruck kommen, außerdem Opfererfahrungen und die Belastung durch kritische Lebensereignisse. Dagegen wirken eine religiöse Orientierung in Form von regelmäßigem Beten, Sprachkompetenz in Form einer guten Lesekompetenz und ein Freundeskreis, der nur oder überwiegend aus Aussiedlern besteht, dem Drogenkonsum entgegen" (Strobl u. Kühnel 2000).

Nicht viel aussagekräftiger ist die Erklärung für den Alkoholkonsum ($R^2 = 0,28$): „Am stärksten wirkt sich die Zugehörigkeit zu einer Clique, in der viele gemeinsame Aktivitäten stattfinden, auf einen hohen Alkoholkonsum aus. Auch ein gemischtgeschlechtlicher Freundeskreis fördert bei den Aussiedlern den Alkoholkonsum. Abgrenzungstendenzen, wie sie in der Zustimmung zum Vorschlag einer reinen Aussiedlerdiskothek zum Ausdruck kommen, stehen ebenfalls in einem positiven Zusammenhang mit einem erhöhten Alkoholkonsum. Das gleiche gilt für den Konsum illegaler Drogen und das Erleiden innerfamiliärer Gewalt. Eine positive Einschätzung der eigenen Teilhabechancen und eine religiöse Orientierung, die sich in regelmäßigen Gottesdienstbesuchen ausdrückt, wirken dagegen dem Alkoholkonsum entgegen. Auch in diesem speziellen Modell ist das Geschlecht der stärkste Prädiktor – die weiblichen Aussiedler trinken sehr viel weniger Alkohol als die männlichen."

Als erklärungsstärker erweist sich das von Surall u. Siefen (2002) geprüfte Modell.

Tabelle 6. Prädiktoren zur Erklärung von Suchtmittelkonsum (aus Surall u. Siefen 2002)

	Jugendliche mit türkischem Hintergrund	Jugendliche Aussiedler
Cannabis	Alter	Selbstbild
	Verfügbarkeit von Cannabis	Schulprobleme
		Soziale Probleme
		Gefährlichkeit von Cannabis
	$R^2 = 0,30$	$R^2 = 0,52$
Harte Drogen	Alter	Taschengeld
	Verfügbarkeit	Schulprobleme
		Gefährlichkeit
	$R^2 = 0,22$	$R^2 = 0,28$
Alkohol	Sozialer Status	Sozialer Status
	Verfügbarkeit	Verfügbarkeit
		Gefährlichkeit
	$R^2 = 0,37$	$R^2 = 0,31$

Die Regressionsanalysen bezüglich der Prävalenz des Drogenkonsums zeigen, dass die Verfügbarkeit oder die subjektiv eingeschätzte Gefährlichkeit bei allen Substanzen eine bedeutende Rolle spielen. Während bei den deutschen Probanden bei allen Substanzen sowohl für die Verfügbarkeit als auch für die eingeschätzte Gefährlichkeit ein bedeutsamer Effekt auf das Konsumverhalten nachweisbar ist, scheinen bei den Jugendlichen mit türkischem Hintergrund vor allem die Verfügbarkeit und bei den jugendlichen Aussiedlern eher die eingeschätzte Gefährlichkeit einen prädiktiven Effekt auf den Konsum zu haben. Durchgängig ist der Konsum erhöht, wenn die Jugendlichen leicht an die Substanzen kommen können oder die Substanz für wenig gefährlich halten.

Bei den Jugendlichen mit türkischem Hintergrund können die verwendeten Variablen offensichtlich einen nur geringen Anteil der Varianz aufklären. Neben der Verfügbarkeit ist bei ihnen für die Vorhersage des Konsums von Cannabis und harten Drogen lediglich das Alter von Bedeutung. Beim Alkohol spielt stattdessen der soziale Status eine Rolle. Ein niedriger sozialer Status scheint bei den Jugendlichen mit türkischem Hintergrund ein Risikofaktor für den Alkoholkonsum zu sein.

Für die Erklärung der Prävalenz des Cannabiskonsums und des Konsums von illegalen Drogen bei den jugendlichen Aussiedlern zeigen sich jeweils die schulischen Probleme als bedeutsam. Dabei haben Jugendliche, deren Versetzung in irgendeiner Form gefährdet war, einen ausgeprägteren Konsum dieser Substanzen. Beim Alkoholkonsum ist bei den jugendlichen Aussiedlern offenbar ebenfalls der soziale Status bedeutsam. Ein hoher sozialer Status – erfasst durch Parameter wie die Wohnsituation und die finanzielle Situation der Familie – scheint eher förderlich für den Alkoholkonsum zu sein. Für den Cannabiskonsum der jugendlichen Aussiedler sind das

Selbstbild sowie die sozialen Probleme signifikante Prädiktoren. Aussiedler mit einem positiven Selbstbild und geringen sozialen Problemen zeigen einen ausgeprägteren Cannabiskonsum.

Nach den Ergebnissen der Studie ergibt sich, dass jugendliche Aussiedler und deutsche Jugendliche sich in ihren Konsummustern sehr ähnlich sind. Anders als Strobl u. Kühnel (2000), die signifikante Unterschiede im Konsumverhalten bezüglich Alkohol, Haschisch bzw. Cannabis, Ecstasy, LSD und anderen synthetischen Drogen (z.B. Speed) feststellten, konnten Surall u. Siefen (2002) lediglich bei der 3-Monats-Prävalenz von Cannabis signifikante Unterschiede zwischen den beiden Gruppen nachweisen. Allerdings scheinen in beiden Arbeiten die jungen Aussiedler in ihren Konsummustern zumindest nicht auffälliger zu sein und z.T. sogar weniger zu konsumieren als die Deutschen.

Dies beruhigt jedoch nur wenig, da immerhin 9,8% der Aussiedler und 15,3% der deutschen Jugendlichen angeben, in den letzten 3 Monaten mehrmals wöchentlich weiche Alkoholika getrunken zu haben. Auch bei den harten Alkoholika betrug die 3-Monats-Prävalenz des mehrmals wöchentlichen Gebrauchs von harten Alkoholika bei den Aussiedlern 6,5% und bei den Deutschen 5,1%. Der Anteil von Probanden mit einem problematischen Konsummuster lag in der Arbeit von Strobl und Kühnel in der Aussiedlerstichprobe bei 7,1% und in der deutschen Stichprobe bei 15,8%.

Die Jugendlichen mit türkischem Hintergrund konsumieren weiche Alkoholika und harte Alkoholika weniger häufig und weniger intensiv als deutsche Jugendliche. Das gilt ebenso für den Umgang mit Cannabis. Auch die Konsumbereitschaft ist für diese Substanzen signifikant geringer ausgeprägt. Eine mögliche Ursache hierfür könnten kulturelle Unterschiede im Umgang mit diesen Drogen sein. Während in der deutschen Kultur sowie in der Kultur der Herkunftsländer der Aussiedler der Alkoholkonsum eine legitime Form des Drogengebrauchs ist, scheint Alkoholkonsum nach den Maßstäben der türkischen Kultur unangemessen zu sein. So schätzen die türkischen Jugendlichen auch ein, dass es für sie schwieriger ist, an Alkoholika heranzukommen und halten deren Konsum für gefährlicher.

Kognitive Strukturen sowie Normen, Regeln und Erwartungen über den Umgang mit Alkohol etablieren sich bereits im frühen Entwicklungsalter. Ebenso stellen die Konsumgewohnheiten der Eltern einen guten Prädiktor für den Alkoholkonsum Jugendlicher dar. Die erfolgreiche Vermittlung kultureller Normen dürfte sich daher in einem geringeren Konsum niederschlagen. Wie die Regressionsanalysen zeigen, haben die Verfügbarkeit und der soziale Status einen signifikanten Einfluss auf den Alkoholkonsum der Jungendlichen türkischer Herkunft. Außerdem hat die subjektive Gefährlichkeitseinschätzung bezüglich Alkohol einen signifikanten Einfluss auf die Absicht, in Zukunft Alkohol zu konsumieren.

Diese Befunde sollten jedoch nicht darüber hinwegtäuschen, dass es auch bei den Jugendlichen türkischer Herkunft eine Gruppe von Jugendlichen gibt, die alkoholgefährdet sind. Immerhin 9,2% dieser Gruppe gaben an, regelmäßig weiche Alkoholika zu konsumieren. Bezogen auf die letzten drei Monate waren es sogar 13,2% der betreffenden Jugendlichen, die mehrmals wöchentlich weiche Alkoholika tranken. Auch bei der Intensität des Alkoholkonsums liegen die Jugendlichen mit türkischem Hintergrund zwar unter dem Konsum der deutschen Jugendlichen, dennoch trinken 20% von ihnen pro Trinkgelegenheit vier oder mehr Gläser weiche Alkoholika und

6,9% dieser Jugendlichen konsumieren pro Trinkgelegenheit vier oder mehr Gläser harte Alkoholika. Besonders alkoholgefährdet scheinen dabei Jugendliche mit weniger günstigen sozialen Lebensbedingungen zu sein.

Das stereotype Bild vom exzessiv Alkohol und Drogen konsumierenden Ausländer- oder Aussiedlerjugendlichen lässt sich nicht aufrecht erhalten. Dennoch zeigt sich, dass es unter der jugendlichen türkischen Bevölkerung und den Aussiedlerjugendlichen Risikogruppen gibt. Es bedarf weiterer Erhebungen, um Einflussfaktoren zu finden, die zwischen den Gruppen der stark konsumierenden und schwach konsumierenden Jugendlichen diskriminieren, um daraus gezielt Präventionsprojekte zu entwickeln.

Präventives Handeln kann und muss allerdings schon jetzt einsetzen. Denn die Ergebnisse dieser Untersuchung zeigen, dass die Verfügbarkeit und die wahrgenommene Gefährlichkeit Auswirkungen auf die Jugendlichen und deren Konsum von Alkohol und Drogen haben.

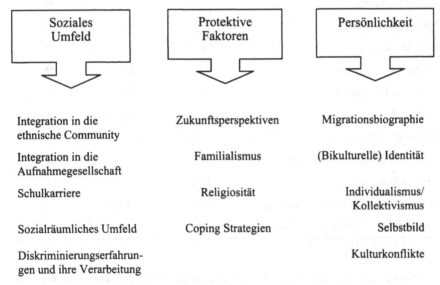

Abb. 1 Einflussfaktoren des Drogen- und Alkoholkonsums von Migrantenjugendlichen

4.6.5 Ausblick: Versorgung und Prävention

Jugendliche mit Migrationshintergrund sind in der psychosozialen Versorgung unterrepräsentiert. Der Anteil von Migrantinnen und Migranten an den verschiedenen Suchtbehandlungs- und Präventionsmaßnahmen ist geringer als ihr Bevölkerungsanteil oder als die geschätzte Betroffenenrate. Czycholl etwa bezieht sich auf die Angaben des Verbandes Deutscher Rentenversicherungsträger aus dem Jahr 1996 und errechnet, dass bei 8,9% Migranten der Anteil an stationären medizinischen und sonstigen Leistungen zur Rehabilitation lediglich 5,7% und bei den stationären Entwöhnungsbehandlungen sogar nur 4,1% beträgt (Czycholl 1998; vgl. auch Gaitanides 1998; Salman 1999). Die folgende Tabelle stellt die unterschiedlichen Vorerfahrungen mit der Drogenhilfe von deutschen und ausländischen Klienten eines Bundesmodellprogramms zur weiteren Betreuung von Drogennotfallpatienten in acht Kliniken für die Jahre 1995–1997 dar (Schmid 1998):

Tabelle 7. Bisherige Erfahrungen der Klienten eines Modellprogramms mit der Drogenhilfe (Schmid 1998)

Erfahrungen mit	Deutsche	Ausländer	Signifikanz
Drogenhilfe allgemein	85%	73%	**
Drogenberatung	65%	55%	**
Stationäre Entgiftung	61%	44%	**
Kontaktladen	48%	34%	**
Methadonsubstitution	42%	28%	**
Stationäre Entwöhnung	42%	23%	**
Codeinsubstitution	27%	20%	*
Ambulante Therapie	13%	6%	**
Betreute Wohngemeinschaft o.ä.	12%	8%	n.s.
Übergangseinrichtung	11%	9%	n.s.
Stationäre psychiatrische Behandlung	11%	5%	*
Ambulante psychiatrische Behandlung	7%	5%	n.s.

** p = 0,01; * p = 0,05; n.s. = nicht signifikant

Die Zugangsbarrieren von Jugendlichen mit Migrationshintergrund und ihren Familien zu den Regelangeboten allgemein (s. Gaitanides 1994) und zu den Drogendiensten im Speziellen (Gaitanides 1998, S.63ff.) sind längst beschrieben worden (s. auch Boos-Nünning u. Otyakmaz 2002). Was jedoch fehlt ist die Präzisierung eines Angebots für interkulturelle Suchtprävention. Interkulturelle Suchtprävention richtet sich – wie Suchtprävention allgemein – an die Jugendlichen selbst, an die Eltern und an Multiplikatoren. In der interkulturellen Prävention wird insbesondere die Rolle der Eltern als Zielgruppe betont (vgl. Pavkovic 1994; Aksoy 1999). Die Eltern sollen einerseits ihr (möglicherweise fehlerhaftes und suchtbegünstigendes) Erziehungsverhalten reflektieren und andererseits selbst Informationen über Sucht und Suchthilfe erhalten, um Anzeichen von Suchtgefährdung bei ihren Kindern schneller erkennen und entsprechend handeln zu können.

Boos-Nünning u. Otyakmaz (2002) schrieben ca. 1 300 Einrichtungen der Drogen-hilfe an. Sie erhielten 527 Rückmeldungen. Dabei wurden Mängel deutlich: Bundesweit existieren lediglich 38 Einrichtungen, die explizit an Migranten gerichtete Suchtpräventionsmaßnahmen anbieten. Davon wiederum geben nur 26 Einrichtungen an, migrationsspezifische, interkulturelle Suchtprävention konzeptuell verankert zu haben. Die geringe Zahl der Einrichtungen, die auf diese breit angelegte Rekrutierung hin ihre migrationsspezifischen Suchpräventionsprojekte eingesandt ha-ben, verdeutlicht eindrücklich, dass in diesem Themenbereich dringender Handlungs-bedarf besteht. Dabei sollte ein Schwerpunkt auf die Schaffung von allgemein res-sourcenstärkenden Präventionsprojekten für Jugendliche aus Arbeitsmigrations-familien gelegt werden. Werden nämlich die interkulturellen Suchtpräventionsmaß-nahmen getrennt nach der Zielgruppe Aussiedlerinnen und Aussiedler auf der einen Seite und Ausländerinnen und Ausländern (Arbeitsmigrationsfamilien) auf der ande-ren Seite betrachtet, zeigt sich, dass sich ca. die Hälfte der Einrichtungen mit ihren Angeboten an Aussiedlerinnen und Aussiedler richtet. Nur eine Einrichtung wählte Arbeitsmigrationsfamilien zu ihrer erklärten Zielgruppe. Werden die Maßnahmen be-trachtet, die Jugendliche als Zielgruppe haben, richten sich lediglich ein Viertel all-gemein an Jugendliche mit Migrationshintergrund aber drei Viertel ausschließlich an Aussiedlerjugendliche. Arbeitsmigrationsfamilien können also von den ohnehin knappen Angeboten zur Suchtprävention deutlich weniger profitieren und dies bei ei-nem Bevölkerungsanteil, der höher liegt als der der Aussiedlerinnen und Aussiedler.

Literatur

Aksoy MN (1999) Suchtprävention mit Migrantenfamilien in der Stadtteilarbeit. In: Salman R, Tuna S, Lessing A (Hrsg) Handbuch der Interkulturellen Suchthilfe. Modelle, Konzepte und Ansätze der Prävention, Beratung und Therapie. Psychosozial-Verlag, Gießen, S 194–204

Barth W, Schubert C (Hrsg) (2002) Migration – Sucht – Hilfe. Junge Migranten und Migrant-innen aus der GUS in den Systemen Suchthilfe und Migrationsberatung. emwe-Verlag, Nürnberg

Bätz B (2002) Therapeutische Angebote für junge Migrantinnen und Migranten. In: Barth W, Schubert C (Hrsg) Migration – Sucht – Hilfe. Junge Migranten und Migrantinnen aus der GUS in den Systemen Suchthilfe und Migrationsberatung. emwe-Verlag, Nürnberg, S 109–130

Beauftragte der Bundesregierung für Ausländerfragen (2002) Bericht der Beauftragten der Bundesregierung für Ausländerfragen über die Lage der Ausländer in der Bundesrepublik Deutschland. Eigen-Verlag, Berlin Bonn

Boos-Nünning U (1998) Die Sozialisation von Jugendlichen ausländischer Herkunft – Bedingungen für die Förderung oder Verhinderung von Drogenabhängigkeit. In: Deutsche Hauptstelle gegen die Suchtgefahren (Hrsg) Sucht in der multikulturellen Gesellschaft. Lambertus, Freiburg, S 11–32

Boos-Nünning U, Otyakmaz BÖ (2002) Bestandsaufnahme und Evaluation bestehender inter-kultureller präventiver Angebote. In: Boos-Nünning U, Siefen RG, Kirkcaldy B, Otyakmaz BÖ, Surall D (Hrsg) Migration und Sucht. Expertise im Auftrag des Bundesministeriums für Gesundheit. Nomos Verlagsgesellschaft, Baden-Baden

Boos-Nünning U, Siefen RG, Kirkcaldy B, Otyakmaz BÖ, Surall D (2002) Migration und Sucht. Expertise im Auftrag des Bundesministeriums für Gesundheit. Nomos Verlagsgesellschaft, Baden-Baden

Czycholl D (1997) Krank in der Fremde oder krank durch die Fremde? Mehr als 9 Millionen Migranten leben bei uns in Deutschland. Wieviele von ihnen sind abhängigkeitskrank und müssten behandelt werden? Sucht Report 6: 29–36

Czycholl D (1998) Sucht und Migration. Spezifische Probleme in der psychosozialen Versorgung suchtkranker und -gefährdeter Migranten. VWB-Verlag für Wissenschaft und Bildung, Berlin

Czycholl D (1999) Migration, Suchtkrisen und Versorgungsdefizite am Beispiel von Aussiedlern und Deutschland. In: Salman R, Tuna S, Lessing A (Hrsg) Handbuch der Interkulturellen Suchthilfe. Modelle, Konzepte und Ansätze der Prävention, Beratung und Therapie. Psychosozial-Verlag, Gießen, S 222–227

Czycholl D (2002) Spezifische Anforderungen an therapeutische Angebote für suchtkranke Migranten. In: Barth W, Schubert C (Hrsg) Migration – Sucht – Hilfe. Junge Migranten und Migrantinnen aus der GUS in den Systemen Suchthilfe und Migrationsberatung. emwe-Verlag, Nürnberg, S 103–107

Deutsche Hauptstelle gegen die Suchtgefahren (1998) Sucht in der multikulturellen Gesellschaft. Lambertus, Freiburg

Dill H, Frick U, Höfer R, Klöver B, Straus F (2002) Risikoverhalten junger Migrantinnen und Migranten. Expertise für das Bundesministerium für Gesundheit. Nomos Verlagsgesellschaft, Baden-Baden

Gaitanides S (1998) Zugangsbarrieren von Migranten zu den Drogendiensten. In: Deutsche Hauptstelle gegen die Suchtgefahren (Hrsg) Sucht in der multikulturellen Gesellschaft. Lambertus, Freiburg, S 62–76

Gesamtverband für Suchtkranke im Diakonischen Werk der Evangelischen Kirche in Deutschland (1983) Rauschmittelgefährdung bei jungen Ausländern. Eigenverlag, Kassel

Greulich P (1994) Neue Ansätze in der Suchtprävention in Nürnberg. Expertisenband zum Jugend-Modellprojekt Prävention JUMP. ISS-Eigenverlag, Frankfurt

Herrmann M, Schwantes U (2002) Migranten und Sucht. Eine quantitative und qualitative Expertise über Gesundheit, Krankheit und hausärztliche Versorgung von suchtgefährdeten und suchtkranken Migranten. Nomos Verlagsgesellschaft, Baden-Baden

Kirkcaldy B, Siefen RG (2002) Darstellung englischsprachiger wissenschaftlicher Literatur zu Migration und Sucht. In: Boos-Nünning U, Siefen RG, Kirkcaldy B, Otyakmaz BÖ, Surall D (Hrsg) Migration und Sucht. Expertise im Auftrag des Bundesministeriums für Gesundheit. Nomos Verlagsgesellschaft, Baden-Baden

Kommunale Ausländerinnen- und Ausländervertretung (KAV) der Stadt Frankfurt am Main (1996) Drogen und Migration. Dokumentation der Anhörung am 4. März 1996 zur Situation drogenabhängiger und -gefährdeter junger Menschen ausländischer Herkunft in Frankfurt/M. Forum-Verlag Godesberg, Bonn

Pavkovic G (1994) Expertise. Suchtprävention in der interkulturellen Jugendarbeit. In: Greulich, Peter (Hrsg) Neue Ansätze in der Suchtprävention in Nürnberg. Expertisenband zum Jugend-Modellprojekt Prävention JUMP. ISS-Eigenverlag, Frankfurt, S 145–192

Salman R (1998) Interkulturelle Suchthilfe. Prävention und Beratung für Migranten in Hannover. In: Czycholl D (Hrsg) Sucht und Migration. Spezifische Probleme in der psychosozialen Versorgung suchtkranker und -gefährdeter Migranten. VWB-Verlag für Wissenschaft und Bildung, Berlin, S 19–30

Salman R, Collatz J (1999) Interkulturelle Suchtprävention und Beratung – Qualifizierung von „Keypersons" und Aufklärungsveranstaltungen. In: Salman R, Tuna S, Lessing A (Hrsg) Handbuch der Interkulturellen Suchthilfe. Modelle, Konzepte und Ansätze der Prävention, Beratung und Therapie. Psychosozial-Verlag, Gießen, S 128–145

Salman R, Tuna S, Lessing A (Hrsg) (1999) Handbuch der Interkulturellen Suchthilfe. Modelle, Konzepte und Ansätze der Prävention, Beratung und Therapie. Psychosozial-Verlag, Gießen

Schmid M (1998) Ausländische Drogenkonsumenten und Zugänge zum Hilfesystem. In: Deutsche Hauptstelle gegen die Suchtgefahren (Hrsg) Sucht in der multikulturellen Gesellschaft. Lambertus, Freiburg, S 77–91

Stadt Köln – Der Oberbürgermeister – Amt für Stadtentwicklung und Statistik (2003) Kölner Statistische Nachrichten, Nr. 2. Einwohner in Köln 2002. Eigenverlag: Stadt Köln, Köln

Strobl R, Kühnel W (2000) Dazugehörig und ausgegrenzt. Analysen zu Integrationschancen junger Aussiedler. Juventa, Weinheim

Surall D, Siefen RG (2002) Prävalenz und Risikofaktoren des Drogenkonsums von türkischen und Aussiedlerjugendlichen im Vergleich zu deutschen Jugendlichen. Eine Dunkelfelderhebung bei Schulen der Stadt Marl In: Boos-Nünning U, Siefen RG, Kirkcaldy B, Otyakmaz BÖ, Surall D (2002) Migration und Sucht. Expertise im Auftrag des Bundesministeriums für Gesundheit. Nomos Verlagsgesellschaft, Baden-Baden, S 152–225

Tuna S (1999) Konzepte, Methoden und Strategien migrationsspezifischer Suchtpräventionsarbeit. In: Salman R, Tuna S, Lessing A (Hrsg) Handbuch der Interkulturellen Suchthilfe. Modelle, Konzepte und Ansätze der Prävention, Beratung und Therapie. Psychosozial-Verlag, Gießen, S 104–127

4.7. Die 12 Sonnenberger Leitlinien – Handlungsimpulse für die psychiatrisch-psychotherapeutische Versorgung von Migranten

Wielant Machleidt, Petra Garlipp, Iris Tatjana Calliess

Die „12 Sonnenberger Leitlinien" bilden die Grundlage für eine nationale Initiative zur Verbesserung der psychiatrisch-psychotherapeutischen Versorgung und zur Integration von Migranten mit psychischen Erkrankungen in die bundesdeutsche Gesellschaft. Die Teilnehmer der Fachtagung zur Migration vom 8.11.2002–10.11.2002 im Internationalen Arbeitskreis Haus Sonnenberg/Oberharz formulierten und verabschiedeten diese Leitlinien, damit sie den Fachgesellschaften auf den Gebieten der Psychiatrie, der Psychotherapie und der Nervenheilkunde und ihren Mitgliedern zur Orientierung und Umsetzung dienen können.

Die Rahmenbedingungen für die Integration psychisch kranker Migranten bilden die europäische Einwanderungspolitik, das deutsche Zuwanderungsgesetz und die Politik der interkulturellen Öffnung im deutschen Gesundheitswesen. In einem Land mit gesetzlich geregelter Zuwanderung wie der Bundesrepublik Deutschland geht es nicht um die einseitige Anpassung der Migrantenpopulation an das Gesundheitssystem, sondern um die Öffnung und Qualifizierung des Systems in allen seinen Bereichen, wie z.B. im Bereich der psychiatrisch-psychotherapeutischen Versorgung, für die Bedürfnisse und psychohygienischen Erfordernisse der Migrantenpopulation. Es geht dabei um einen wechselseitigen Prozess des Kompetenzzuwachses und der Vertrauensbildung mit dem Ziel, Migranten mit denselben hohen Qualitätsstandards und Heilerfolgen zu behandeln wie Einheimische.

Dafür bestehen in der deutschen Psychiatrie und Psychotherapie unter historischen und Gegenwartsaspekten gute Voraussetzungen. Emil Kraepelins Untersuchungen zur Frage der kulturübergreifenden Anwendbarkeit psychiatrischer Klassifikationssysteme bildeten den Beginn der transkulturell-psychiatrischen Forschung in Deutschland und waren Ausgangspunkt für die heute weltweit verbreiteten diagnostischen Systeme ICD-10 und DSM IV. Deutschsprachige Ethnopsychoanalytiker wie Parin, Morgenthaler u.a. gaben der kulturübergreifenden analytischen Forschung und Theoriebildung wesentliche Impulse. Deutsche Psychiater wirkten in Entwicklungsländern am Aufbau der psychiatrischen Versorgung, der studentischen Lehre, in der Aus- und Weiterbildung von Fachärztinnen/ärzten sowie bei der Gründung psychiatrischer Fachgesellschaften federführend mit (Boroffka, Wulff). Insbesondere im letzten Jahrzehnt hat es zahlreiche ermutigende Initiativen zur Öffnung des psychiatrisch-psychotherapeutischen Versorgungssystems in Deutschland auf der Ebene der Kommunen, der Länder sowie des Bundes gegeben. Die migrationsbezogenen Spezialdienste kirchlicher und karitativer Organisationen haben dazu hilfreiche Vorarbeit geleistet. Die Bedeutung der Versorgung psychisch kranker Migranten ist von den Fachgesellschaften und Institutionen auf wissenschaftlichen Kongressen und Weiterbildungstagungen zum Thema gemacht worden. Die Migrationsforschung hat sich dadurch intensiviert und qualitativ erheblich verbessert. Zahlreiche deutsche und internationale Publikationen geben dafür eindrucksvolle Beispiele.

Tabelle 1. 12 „Sonnenberger-Leitlinien" zur psychiatrisch-psychotherapeutischen Versorgung von Migranten in Deutschland

1.	Erleichterung des Zugangs zur psychiatrisch-psychotherapeutischen und allgemein-medizinischen Regelversorgung durch Niederschwelligkeit, Kultursensibilität und Kulturkompetenz.
2.	Bildung multikultureller Behandlerteams aus allen in der Psychiatrie und Psychotherapie tätigen Berufsgruppen unter bevorzugter Einstellung von Mitarbeitern mit Migrationshintergrund und zusätzlicher Sprachkompetenz.
3.	Organisation und Einsatz psychologisch geschulter Fachdolmetscher als zertifizierte Übersetzer und Kulturmediatoren „face-to-face" oder als Telefondolmetscher.
4.	Kooperation der Dienste der Regelversorgung im gemeindepsychiatrischen Verbund und der Allgemeinmediziner mit den Migrations-, Sozial- und sonstigen Fachdiensten sowie mit Schlüsselpersonen der unterschiedlichen Migrantengruppen, -organisationen und -verbände. Spezielle Behandlungserfordernisse können Spezialeinrichtungen notwendig machen.
5.	Beteiligung der Betroffenen und ihrer Angehörigen an der Planung und Ausgestaltung der versorgenden Institutionen.
6.	Verbesserung der Informationen durch muttersprachliche Medien und Multiplikatoren über das regionale gemeindepsychiatrische klinische und ambulante Versorgungsangebot und über die niedergelassenen Psychiater und Psychotherapeuten sowie Allgemeinärztinnen und -ärzte.
7.	Aus-, Fort- und Weiterbildung für in der Psychiatrie, Psychotherapie und Allgemeinmedizin tätige Mitarbeiter unterschiedlicher Berufsgruppen in transkultureller Psychiatrie und Psychotherapie unter Einschluss von Sprachfortbildungen.
8.	Entwicklung und Umsetzung familienbasierter primär und sekundär präventiver Strategien für die seelische Gesundheit von Kindern und Jugendlichen aus Migrantenfamilien.
9.	Unterstützung der Bildung von Selbsthilfegruppen mit oder ohne professionelle Begleitung.
10.	Sicherung der Qualitätsstandards für die Begutachtung von Migranten im Straf-, Zivil- (Asyl-) und Sozialrecht.
11.	Aufnahme der Transkulturellen Psychiatrie und Psychotherapie in die Curricula des Unterrichts für Studierende an Hochschulen.
12.	Initiierung von Forschungsprojekten zur seelischen Gesundheit von Migranten und deren Behandlung.

Als Ergebnis dieser Entwicklung ist die Bedeutung der psychiatrisch-psychotherapeutischen Versorgung von Migranten zunehmend in das Bewusstsein einer breiteren Fach- und gesellschaftlichen Öffentlichkeit gedrungen. Diese Tatsache ist eine gute Voraussetzung dafür, mit einer nationalen Initiative durch die führenden Fachgesellschaften in Deutschland eine grundlegende Verbesserung der psychiatrisch-psychotherapeutischen Versorgung von Migranten mit psychischen Erkrankungen zu erreichen.

In den 12 Sonnenberger Leitlinien sind die Erfordernisse für die psychologisch-medizinische Migrantenversorgung sowie Handlungsanweisungen für deren Umsetzung benannt. Diese werden im Folgenden weiter ausgeführt.

1. **Erleichterung des Zugangs zur psychiatrisch-psychotherapeutischen und allgemeinmedizinischen Regelversorgung durch Niederschwelligkeit, Kultursensibilität und Kulturkompetenz**

Die Haltung der Behandler

Voraussetzung für eine akzeptierende offene Zugehensweise auf Migranten ist eine positive gesellschaftliche Einstellung, eine Öffnung des Gesundheitswesens und nicht zuletzt eine annehmende und neugierige Haltung der Behandler im psychiatrisch-psychotherapeutischen Versorgungssystem. Eine solche Haltung wird immer wieder zu erarbeiten und zu hinterfragen sein, sie wird in Bezug auf die vorausgegangenen Beiträge dieses Buches als Voraussetzung der folgenden Vorschläge angesehen. Dabei sind über die politischen und gesellschaftlichen Entwicklungen hinaus Verstehenszugänge zur Psychologie der Migration, wie sie in den Kapiteln von Haasen und Assion dargestellt werden, hilfreich. Anthropologen entwickelten den Ansatz, die Migration und die Entwicklung einer bikulturellen Identität als dritte Individuationsphase – nach Geburt und Adoleszenz – zu verstehen (van Bekkum et al. 1996).

Wie gelingt die Integration von Migranten in therapeutische Einrichtungen des gemeindepsychiatrischen Versorgungssystems? Beispiele für „good practice"
Erfahrungen mit Migranten in der Sozialpsychiatrischen Tagesklinik der Medizinischen Hochschule Hannover

Eine Erhebung im Landschaftsverband Rheinland (Leidinger, persönliche Mitteilung) zeigte, dass Migranten bei Einweisungen nach dem PsychKG und auf geschlossenen Stationen überrepräsentiert sind, während sie auf offenen Stationen und in Tageskliniken deutlich unterrepräsentiert sind. In einer Evaluationsstudie zur tagesklinischen Behandlung (1999–2001, N = 224) in der Sozialpsychiatrischen Tagesklinik der Medizinischen Hochschule Hannover wurde ein Migrantenanteil von ca. 8% bei einem Migrantenanteil an der Bevölkerung des Versorgungssektors der Abteilung Sozialpsychiatrie von knapp 10% ermittelt. Dies ist ein überraschend hoher Migrantenanteil an der Tagesklinikklientel, der von den Behandlern selbst zunächst unterschätzt wurde. Das Durchschnittsalter der zur Hälfte weiblichen Migranten betrug 33,4 Jahre (SD 9,4). 33,3% litten an einer Erkrankung aus dem schizophrenen Formenkreis, 27,8% an einer affektiven Erkrankung, 22,2% an einer reaktiven Störung, 11,1% an einer Persönlichkeitsstörung und 5,6% an einer Suchterkrankung als Erstdiagnose. Die statistische Überprüfung verschiedener soziodemographischer Daten und Charakteristika einschließlich Diagnose, Compliance und Schweregrad der Erkrankung ergab im Vergleich zur einheimischen Patientengruppe keine signifikanten Unterschiede. Bei Patienten mit Migrationshintergrund war jedoch signifikant häufiger ein Mangel an Krankheitseinsicht festzustellen. Wie dies zu interpretieren ist, muss letztlich offen bleiben. Verständigungsschwierigkeiten durch Sprachprobleme könnten eine Rolle spielen wie auch vielleicht bedeutsame transkulturell unterschiedliche Auffassungen von Krankheit, Behandlung und Genesung. Dazu passend ergaben die GAF-Veränderungsmessung (Global Assessment Functioning Scale) und die globalen Kennwerte des SCL-90-R (Symptomcheckliste nach Derogatis) geringere Verbesserungen im Hinblick auf die psychopathologische Symptomatik als bei Patienten ohne Migrationshintergrund. Interessant ist der Aspekt der Behandlungsbeendigung. Die Rate der regulären Beendigungen entsprach in etwa der der Gesamtpatientengruppe mit 51%. Patienten mit minimalen Deutschkenntnissen beendeten die Behandlung regulär, so dass die Sprachkenntnisse nicht zu einer früheren Behandlungsbeendigung führten. Man kann aus diesen Studienergebnissen den Schluss ziehen, dass weniger die Sprachprobleme, als vielmehr kulturell geprägte Verständniszugänge zu Krankheit und Behandlung, den Erfolg einer tagesklinischen Therapie beeinflussen (Garlipp 2003).

Die Erfahrungen des Tagesklinikteams (Calliess 2003) zum Verhalten von Patienten mit Migrationshintergrund können wie folgt zusammengefasst werden.

Migranten – auch mit guten Sprachkenntnissen – bedürfen bei den subtileren Verständigungsprozessen in therapeutischen Gruppen der Verständnisvermittlung durch die Gruppentherapeuten. Dabei ist eine einfache und bildhaft-metaphorische Sprache von Gewinn. Psychologisierenden und introspektiven Reflexionen innerer Gefühlsabläufe sollten Muslimen gegenüber eher körpertherapeutische Verfahren und die Integration in die Patientengruppe vorgezogen werden. In der Bezugstherapeutenarbeit muss der Genderaspekt sowie das Bedürfnis nach paternalistischer Orientierung Berücksichtigung finden, insbesondere bei Muslimen und Aussiedlern. Eine konfrontative Interventionstechnik vertieft eher Kränkungen bei einer migrationsspezifisch ohnehin erhöhten Vulnerabilität. Bei den therapeutischen Zielen spielen die Herausarbeitung des kulturtypischen und subjektiven Krankheitsverständnisses und das individualistische bzw. kollektivistische Sozialverständnis für die Erarbeitung der Behandlungsziele eine wesentliche Rolle. Entlastend und bereichernd für das Team sind Mitarbeiterinnen und Mitarbeiter aus islamischen und osteuropäischen Ländern zur Sprach- und Kulturvermittlung und darüber hinaus auch für die Bewältigung migrationsspezifischer Problematiken im Behandlerteam.

Integration von Migranten in eine Nachsorge- bzw. Institutsambulanz

In einer retrospektiven 10-Jahres-Studie wurde die Integration von Migranten in die ambulante psychiatrische Versorgung am Beispiel einer Institutsambulanz im Vergleich zu Einheimischen untersucht. Dabei ergaben sich für die Migrantengruppe u.a. vier signifikante Ergebnisse, die hier hervorgehoben werden sollen (Machleidt 2001; Bartusch u. Machleidt 2003):

1. Migranten waren zu 45% in der ambulanten sozialpsychiatrischen Langzeitbetreuung unterrepräsentiert.
2. Bei den Merkmalen der Erkrankung und der Intensität und Qualität der Nachsorgebehandlung ergaben sich beim Vergleich von Migranten zu Einheimischen keine Unterschiede.

3. Die Zeitdauer zwischen Erstdiagnose und institutionalisiertem Nachsorgekontakt betrug bei Einheimischen 6 Jahre, bei Migranten jedoch nur 3 Jahre.

4. Migranten erhalten zu Behandlungsbeginn häufiger ein Depotneuroleptikum als Einheimische; die Neuroleptikadosierung zeigt bei Migranten größere Schwankungen bei im Durchschnitt gleicher Dosierung.

Diese Ergebnisse belegen zum einen die Unterrepräsentation von Migranten im ambulanten Nachsorgebereich um etwa die Hälfte, ein Wert, der auch auf die stationäre Situation zutrifft (Yagdiran u. Haasen 2002). Als Gründe für die Unterrepräsentation in psychiatrisch-psychotherapeutischen Einrichtungen werden angeführt: Schamgefühle wegen einer psychischen Erkrankung, schlechte Erfahrungen mit deutschen Institutionen und Behörden, Abschiebung in das Heimatland bei chronischer Erkrankung, bei Somatisierung psychischer Leiden Fehldiagnosen durch somatische Fachärzte, Aversionen gegen psychiatrisch-psychotherapeutische Dienste generell, Sprachbarrieren, aber auch, und dies ist ein positiver Aspekt: Die Familie und die Landsleute des erkrankten Migranten nehmen alternative soziale Hilfssysteme in Anspruch, wie zum Beispiel familiäre und gruppenspezifische oder auch traditionelle Heiler, die durchaus nicht ohne Erfolg arbeiten. Die Ergebnisse zeigen auch, dass bei einer offenen Haltung der Behandler die Behandlungsfrequenz und Qualität bei Migranten nicht schlechter sein muss als bei Einheimischen, dass deren Familien- und Gruppenressourcen allerdings bei schwerwiegenden Erkrankungen schnell überfordert sind und dann das Hilfesystem schneller als bei Deutschen in Anspruch genommen wird. Therapeuten sind bei der Einschätzung der Compliance bei Migranten zur Neuroleptikaeinnahme unsicherer als bei Einheimischen. Eine Reflexion dieser Tatsache im therapeutischen Team kann allerdings die Unsicherheiten beseitigen mit dem Erfolg, dass bei einer längeren Laufzeit die Depotneuroleptikagabe bei Einheimischen und Migranten auf die gleiche Häufigkeit absinkt. Das heißt, dass die tatsächliche Compliance bei Migranten in Bezug auf die orale Neuroleptikaeinnahme höher ist als von den Therapeuten angenommen wird. Allerdings, und dies muss auch gesagt werden, ist die Motivierung von Migranten zur Neuroleptikaeinnahme wesentlich aufwendiger als bei Einheimischen. Wenn diese Motivationsarbeit aber professionell geleistet wird, können bei Migranten dieselben guten Ergebnisse erreicht werden wie bei Einheimischen.

Kompetenzzentren

Die empirischen Ergebnisse unserer oben zitierten Studien weisen wesentlich auf psychologische Hindernisse bei der Inanspruchnahme von psychiatrischen Institutionen und Fachärzten hin als auch auf Unsicherheiten bei den Behandlern im Umgang mit Migranten in diesen Institutionen. Eine Überwindung der Zugangsbarrieren und von Unsicherheiten bei den Behandlern kann auf ganz unterschiedliche Weise erreicht werden. Eine wichtige Funktion bei dieser Aufgabe haben interkulturelle Zentren wie zum Beispiel das Ethno-Medizinische Zentrum Hannover (EMZ) oder das Kölner Gesundheitszentrum für Migranten. Das Ethno-Medizinische-Zentrum Hannover wird vom Niedersächsischen Ministerium für Frauen, Familie, Gesundheit und Soziales finanziell gefördert. Es hat die Aufgabe die Integration von Migranten in das deutsche Gesundheitssystem zu erleichtern. Seit seiner Gründung im Jahr 1989 hat es auf diesem Gebiet eine Schrittmacherfunktion in Deutschland erlangt. Das EMZ wirkt bei seiner erfolgreichen interkulturellen Arbeit als moderierender, verzahnender und integrierender Gesundheitsdienst. Es trägt dazu bei, Migranten in das Gesundheitssystem einzugliedern und bietet Professionellen der Gesundheits- und Sozialdienste Unterstützung für eine optimale Versorgung. Es bietet darüber hinaus Hilfen, durch kultursensible Angebote für Migranten und Professionelle des Gesundheitswesens Zugangsbarrieren zu überwinden. Es trägt dazu bei, betroffenen Gruppen Zugänge zu stationären und ambulanten Angeboten des Gesundheitswesens zu eröffnen. Wichtige Aufgabenbereiche der Arbeit des EMZ sind:

- Projekte zur Prävention und Gesundheitsförderung mit Migranten für Migranten: zum Beispiel mehrsprachige Suchthilfe durch Key-Persons, kulturspezifische AIDS-/HIV-Prävention, Kinder- und Frauengesundheit durch muttersprachliche Gesundheitsreferentinnen und -referenten.
- Muttersprachliche Gesundheitsaufklärungskampagnen zur Prävention.
- Dolmetscherservice für das Sozial- und Gesundheitswesen.
- Fachkräftefortbildung, Schulungen, Tagungen.
- Projekte zur sozialpsychiatrischen, psychosomatischen, psychotherapeutischen Versorgung.
- Begutachtung im interkulturellen Feld.

Das Erstellen von Handbüchern, Fachpublikationen und mehrsprachigen Medien gehört mit zu den o.a. Aufgaben. Das EMZ erreicht durch Förderung der Selbsthilfe, Ehrenamtliche unter den Migranten für die Mitarbeit zu gewinnen. Durch seine aktive Vernetzungsarbeit ist ein dichtes und tragfähiges System für kultursensible Gesundheitsförderung und -prävention entstanden. Das EMZ ist in seinem Engagement ein „Mittler zwischen den Kulturen". Es gelang dem EMZ mit seiner programmatischen Arbeit binnen Kurzem in Niedersachsen und in Deutschland die Position der führenden Institution für die Förderung und Sicherung der Gesundheit von Migranten einzunehmen und auch bei den europäischen Nachbarn, wie zum Beispiel der Schweiz, Dänemark, Österreich, Holland u.a., Nachahmer für die niedersächsischen Modelle zu finden. Um zukünftig die gewachsenen Erfordernisse für die Migrantengesundheit in Niedersachsen vor dem Hintergrund europäischer Qualitätsstandards zu berücksichtigen, werden neue Kooperationsstrukturen mit weiteren Partnern für die Verbesserung der interkulturellen Gesundheit notwendig, die die Schwerpunkte Begleitforschung, Modellentwicklung und Qualifizierung haben.

Rechtliche Betreuung von Migranten

Im Jahr 1995 wurde vom Ethno-Medizinischen Zentrum in Hannover das Institut für Transkulturelle Betreuung e.V. (ITB) gegründet (Salman u. Wöhler 2001). Das ITB war der erste Betreuungsverein in Deutschland, der die rechtliche Betreuung von Migranten (und Deutschen) übernahm. Es war das Ziel dieser Einrichtung, die rechtliche Betreuung von Migranten unter Berücksichtigung kultureller und sprachlicher Bedürfnisse durchzuführen. Der erste Vorsitzende dieses Vereins, Ramazan Salman (2001), benannte die Ziele dieses Vereins wie folgt: „Rechtliche Betreuung von

Migranten hat das Ziel, orientiert an Konzepten und Leitbildern des New-Public-Management, Ausgangslage, Rahmenbedingungen und Aufgaben migrationssensibler Betreuungsarbeit zu reflektieren, bewährte Praxiskonzepte und Innovationen vorzustellen sowie Analysen, Visionen und Folgerungen zur Grundlegung transkultureller Betreuungsarbeit zu formulieren." Die Zahl der betreuten Migranten und Deutschen ist bis heute auf 250 angestiegen und der Mitarbeiterstab liegt bei 14 Mitarbeitern. Kulturspezifische Betreuungen haben den Sinn, den Verständniszugang zu Migranten vor der Kenntnis des kulturellen Hintergrundes zu vertiefen und Fehleinschätzungen bezüglich kulturell geprägter Erlebens- und Verhaltensweisen zu vermeiden. Ein interkultureller Betreuungsverein hat damit die wesentliche Funktion, Chancengleichheit für Menschen aus unterschiedlichen Kulturen auf dem Gebiet der Gesundheit und der sozialen Teilhabe in Deutschland herzustellen. Die Organisation dieses interkulturellen Betreuungsvereins repräsentiert damit einen wichtigen Schritt bei der interkulturellen Öffnung des Gesundheitswesens und führt diesen Prozess bei den psychiatrischen Regeldiensten weiter. Wichtig ist auch hervorzuheben, dass der Betreuungsverein für Migranten sich nicht als migrantenspezifische Einrichtung versteht sondern unter seinem Dach Einheimische und Migranten gleichermaßen betreut werden und er damit gesellschaftlichen Integrationsprozessen dient.

2. **Bildung multikultureller Behandlerteams aus allen in der Psychiatrie und Psychotherapie tätigen Berufsgruppen unter bevorzugter Einstellung von Mitarbeitern mit Migrationshintergrund und zusätzlicher Sprachkompetenz.**

Bildung multikultureller Behandlerteams mit Teammitgliedern aus allen in der Psychiatrie und Psychotherapie tätigen Berufsgruppen schafft gute Voraussetzungen für den alltäglichen zunehmend vorurteilsfreien Umgang mit Mitarbeitern aus anderen Kulturen. Gegenwärtig ist dabei auch die ständige Auseinandersetzung und Bewältigung von Rassismus, Diskriminierung und Ausgrenzung, weil dies in multikulturellen Teams zur Alltagsaufgabe zählt. In psychiatrisch-psychotherapeutischen Behandlerteams, wo die Reflexion und Bewusstmachung eigener unbewusster Haltungen zur Alltagsaufgabe zählt, gelingt die Bewältigung von kulturellen Vorurteilen leichter als in anderen Zusammenhängen. Multikulturalität in einer Gesellschaft zu einer sozialen Grunderfahrung zu machen, heißt sie in die alltäglichen Arbeitsformen zu integrieren. Die Reflexion des „fremden Blicks" (Christa Wolf 2003) ist genauso unverzichtbar, wie die innere Bereitschaft Mehrsprachigkeit zu praktizieren. Für eine ausreichend gute und wirksame Therapeuten-Patienten-Interaktion ist der Erwerb interkultureller Kompetenz und Kultursensibilität genauso hilfreich wie die Reflexion der eigenen Kulturgebundenheit in Fühlen, Wahrnehmung und Denken. Der Erwerb kulturellen Wissens trägt mit dazu bei, den Blick auf den „fremden Anderen" mit Neugier und Interesse zu füllen. Kulturelle Diversität in multikulturellen Behandlerteams sollte als Qualitätsmerkmal verstanden und bewertet werden. Das bedeutet auch, den Zugang von Migranten zu den Ausbildungsgängen im Bereich der Psychologischen Medizin und ihren Einrichtungen entschiedener zu fördern.

3. Organisation und Einsatz psychologisch geschulter Fachdolmetscher als zertifizierte Übersetzer und Kulturmediatoren „face-to-face" oder als Telefondolmetscher

Elias (1969) sagt, Sprache ist „eine Verkörperung des Seelenlebens". Sie dient der symbolischen Verarbeitung äußerer und innerer Wahrnehmungen von Wirklichkeit und ist damit sowohl ein wichtiger Teil der eigenen Identität als auch ein wesentlicher Ausdruck der eigenen Kultur (Machleidt u. Calliess 2003). Im Rahmen seiner Entwicklung durchläuft der Mensch in seinen frühen Perioden das Erlernen der Muttersprache, die in späteren Lebensperioden nur noch geringe Modifikationen erfährt. Während Kinder die Muttersprache emotional erlernen, ist die Aneignung einer Zweitsprache in fortgeschrittenem Lebensalter – wie zum Beispiel bei Migranten – ein überwiegend rationaler Vorgang. Das führt dazu, dass die emotionale Besetzung muttersprachlicher Äußerungen sehr viel höher ist als die der Zweitsprache. Die „affektive Schwingungsfähigkeit" also ist in der Fremdsprache wesentlich geringer. Das kann zu Fehleinschätzungen bei der Beurteilung psychopathologischer Zustände führen (Haasen et al. 2000). Hinzu kommt, dass bei Inanspruchnahme von Dolmetschern die affektive Konnotation des vom Migranten Gesagten im Transformationsprozess der Übersetzung weitgehend verloren geht, so dass die Beurteilung der Authentizität des Gesagten und damit ein Stück der gelebten subjektiven Wirklichkeiten des betroffenen Migranten vom Interviewer schwer nachvollzogen werden können. Das macht eine eingehende Beschäftigung des Interviewers mit dem Migranten erforderlich und eine feinsinnige Wahrnehmung averbaler Ausdrucksformen. Ein interessantes regressives Phänomen bei akut psychotischen Erkrankungen, das wir vielfach beobachteten, ist der Verlust der Fremdsprachenkenntnisse und die Regression auf die rein muttersprachliche Interaktion. Diese Prozesse sind bei sich zurückbildenden Krankheitsprozessen und zunehmender Progression reversibel (Heinemann u. Assion 1996). An diesem Beispiel wird der Ausspruch von Elias (1969), nämlich Sprache als „eine Verkörperung des Seelenlebens" zu verstehen, besonders sinnfällig. In solchen Situationen ist muttersprachliche Kommunikation unverzichtbar.

Die Organisation von Dolmetscherdiensten in Großstädten hat sich auf dem psychiatrisch-psychotherapeutischem Fachgebiet – und nicht nur dort – sehr bewährt. Dolmetscher sollen als „kulturelle Brücke zwischen Majoriät und Minorität" sowohl zu sprachlicher als auch zu kultureller Verständigung beitragen. Salman (2001) hat die wesentlichen Spielregeln für das Gelingen eines guten, verständlichen und effektiven Gesprächs zwischen Patient, Dolmetscher und Therapeut konzipiert. Die folgenden 6 Regeln garantieren die Qualität eines guten Gesprächs:

1. Um ein fachlich angemessenes Dolmetschen garantieren zu können, sollte mit dem Dolmetscher ein Vor- und Nachgespräch geführt werden. Dies erleichtert dem Dolmetscher die Abgrenzung, die Wahrung der Neutralität und die Reflexion der Übertragungen vor dem eigenen Migrationshintergrund.
2. Neutralität gehört neben der Fachkompetenz, wörtlich und inhaltlich genau, kommentarlos und unparteiisch zu übersetzen, zu den wichtigsten Fähigkeiten eines Dolmetschers. Der Einsatz von Verwandten oder Freunden des Patienten ist

gerade aus Gründen der Neutralität eher als problematisch anzusehen.

3. Der Einsatz möglichst gleichgeschlechtlicher Dolmetscher hat sich bewährt.
4. Altersunterschiede zwischen Dolmetscher und Patient sollten nicht zu groß ausfallen.
5. Kontinuität in den Gesprächsbeziehungen durch das Heranziehen von Dolmetschern, mit denen bereits positive Erfahrungen erzielt wurden, ist sinnvoll.
6. Dolmetscher, die neben ihren Sprachkenntnissen nicht über ausreichendes kulturelles Hintergrundwissen verfügen, erschweren Therapieprozesse.

In einigen psychiatrisch-psychotherapeutischen Institutionen ist es gelungen, erfolgreich Sprachfortbildungen – meist türkische oder russische – in das Behandlungsangebot aufzunehmen. Patienten mit längeren Klinikaufenthalten profitieren sehr, insbesondere junge Aussiedler aus Osteuropa. Neben der Therapie wird die Sprachkompetenzvermittlung als ein wesentlicher Faktor der Integration in die Gastgesellschaft mit vermittelt.

4. **Kooperation der Dienste der Regelversorgung im gemeindepsychiatrischen Verbund und der Allgemeinmediziner mit den Migrations-, Sozial- und sonstigen Fachdiensten sowie mit Schlüsselpersonen der unterschiedlichen Migrantengruppen, -organisationen und -verbände. Spezielle Behandlungserfordernisse können Spezialeinrichtungen notwendig machen.**

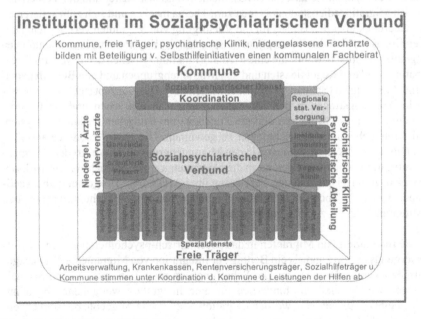

Abb. 1. Sozialpsychiatrischer Verbund

Der Sozialpsychiatrische Dienst der Kommune koordiniert die Institutionen im Sozialpsychiatrischen Verbund. Zu diesem gehören die regionalen psychiatrischen/ psychotherapeutischen Kliniken mit ihren stationären, teilstationären und Nachsorgeeinrichtungen, die Hausärzte und Nervenärzte sowie die von den Freien Trägern vorgehaltenen Spezialdienste. Das Zusammenwirken aller Beteiligten erfolgt mit dem Ziel, chronisch psychisch kranken Menschen – Einheimischen und Migranten gleichermaßen – durch Behandlung, Betreuung und Rehabilitation eine möglichst gute Partizipation am gesellschaftlichen Leben in der Gemeinde zu ermöglichen. Migranten sind praktisch im gesamten psychiatrischen Versorgungssystem zu etwa 50% unterrepräsentiert!

Der gemeindepsychiatrische Verbund als Organisationsstruktur für die Koordination und Kooperation der Dienste der gemeindepsychiatrischen Regelversorgung hat originär die Aufgabe, alle Patientengruppen – so heterogen sie auch sein mögen – in die Dienste der Regelversorgung zu integrieren. Dazu gehören zweifellos auch die Migranten. Das Ziel muss also sein, eine Interkulturalisierung der Dienste von der Seite der Patienten und – wie oben gesagt – von der Seite der Behandler her zu erreichen. Dies gehört auch zu den Aufgaben der regionalen Psychiatriekoordinatoren im Sinne einer Schrittmacherfunktion. Wie das – kostenneutral – zu leisten ist, muss dem Einfallsreichtum der betreffenden Psychiatriekoordinatoren überlassen sein, aber es gibt vielversprechende Wege. Einbezogen werden müssen die regionalen, psychosozialen Arbeitsgemeinschaften (PSAG), die den Wissenstransfer und die Vernetzung mit den Migrationsdiensten zum einen zum Thema machen und sich zum anderen einen Überblick über den Bedarf für die Versorgung von Migranten verschaffen. Darüber hinaus hat sich das Konzept der Ansprache von Key-Persons in den regionalen Migrantengruppen bewährt, die eine Mediatorfunktion zwischen den Psychiatriekoordinatoren und den Regeldiensten und den Migrantengruppen und den Betroffenen übernehmen können (Salman, persönliche Mitteilung). Das Konzept sieht vor, einflussreiche Meinungsträger in den Migrantengruppen anzusprechen und sie für eine Schulung über die Strukturen und die Zugänge zum deutschen Gesundheitssystem und ihren Behandlungseinrichtungen zu gewinnen. Die Key-Persons veranstalten dann Informationsveranstaltungen in den Migrantengruppen. Diese Art der Informationsvermittlung über Key-Persons an die Migrantengruppen hat sich als sehr wirksam erwiesen, zum Beispiel bei der Aufklärung über AIDS, über Drogen und über seelische Gesundheit. Noch sind Migranten in den psychiatrisch-psychotherapeutischen Institutionen um bis zu 50% unterrepräsentiert.

Die Integration von Migranten in das psychiatrisch-psychotherapeutische Regelversorgungssystem kann als ein Beitrag zur Integration von Migranten in die Gastgesellschaft verstanden werden. Die Schaffung von migrationsspezifischen Spezialdiensten wird deshalb als hinderlich für eine Integration weitgehend abgelehnt. Jedoch gibt es Ausnahmen, wo sich migrationsspezifische Angebote bewährt haben. Ein Beispiel ist die Behandlung junger alkohol- und drogenabhängiger Aussiedler aus Osteuropa in Peer-Groups, wie dies zum Beispiel in der Westfälischen Klinik für Psychiatrie in Hemer erfolgreich praktiziert wird. Dort ist ein Einzugsbereich vorhanden, in dem vermehrt Aussiedlerfamilien aus Osteuropa leben. Ein anderes migrationsspezifisches Angebot, das Sinn macht, ist ein besonderer Ansprechpartner im gemeindepsychiatrischen Dienst für Sinti und Roma. In Regionen, in denen diese sich angesiedelt haben, werden die Betroffenen durch eine feste Bezugsperson, die die kulturellen und sozialen Bedingungen dieser ethnischen Gruppe besonders gut kennt, betreut.

Die in der vierten Sonnenberger Leitlinie beschriebenen Ziele der Integration in die Regelversorgung müssen mit den in der fünften und sechsten Leitlinie erhobenen Forderungen einhergehen.

5. Beteiligung der Betroffenen und ihrer Angehörigen an der Planung und Ausgestaltung der versorgenden Institutionen

Die Gründung von Angehörigen- und Betroffenenorganisationen in den 80er und 90er Jahren hat der sozialpsychiatrischen Reformbewegung erhebliche zusätzliche Schubkraft verliehen und zur Optimierung der Versorgungssysteme beigetragen. Ihre Beteiligung an der Psychiatrieplanung hat überzeugend die Vorteile des „Bottom-up"-Ansatzes gegenüber dem „Top-down"-Ansatz, also eines rein Experten geleiteten Vorgehens, gezeigt. Diese Möglichkeiten sollten genauso durch die Einbeziehung von Migrantengruppen und deren Repräsentanten in die psychiatrisch-psychotherapeutische Versorgungsplanung genutzt werden. Dadurch würde ein Stück gesellschaftlicher Partizipation realisiert – eine Forderung, die im Zusammenhang mit der gesellschaftlichen Integration von Migranten auch im Gesundheitswesen gestellt wird.

6. Verbesserung der Informationen durch muttersprachliche Medien und Multiplikatoren über das regionale gemeindepsychiatrische klinische und ambulante Versorgungsangebot und über die niedergelassenen Psychiater und Psychotherapeuten sowie Allgemeinärztinnen und -ärzte

Die Information wird zum einen, wie in der vierten Leitlinie schon beschrieben, über die Key-Persons der Migrantengruppen als Mediatoren bzw. Multiplikatoren verbessert werden können und zum anderen über Medien, wie mehrsprachige Informationsblätter, über das regionale sozialpsychiatrische Versorgungssystem (SPV), über mehrsprachige Internet-Informationen (wie z. B. www.psychiatrie.de) und andere. Darüber hinaus ist die Öffentlichkeitsarbeit eine zusätzliche Chance zur Verbesserung der Informationen z.B. über das psychiatrisch-psychotherapeutische Versorgungssystem in der Region in den migrantenspezifischen Publikationsorganen.

7. siehe unter: „Aus- Fort- und Weiterbildung auf dem Gebiet der Transkulturellen Psychiatrie"

8. Entwicklung und Umsetzung familienbasierter primär und sekundär präventiver Strategien für die seelische Gesundheit von Kindern und Jugendlichen aus Migrantenfamilien

Auf dem Gebiet der Kinder- und Jugendpsychiatrie sind Maßnahmen der Gesundheitsförderung im Sinne der primären, sekundären und tertiären Prävention erforderlich.

9. Unterstützung der Bildung von Selbsthilfegruppen mit oder ohne professionelle Begleitung

In Zusammenhang mit der 5. Leitlinie ist es auch sinnvoll, interkulturelle Selbsthilfegruppen in das Versorgungssystem zu integrieren.

10. Sicherung der Qualitätsstandards für die Begutachtung von Migranten im Straf-, Zivil- (Asyl-) und Sozialrecht

Auf dem Gebiet des Straf-, Zivil- und Sozialrechts ist genauso wie bei der medizinischen Diagnostik und Behandlung zu fordern, dass Migranten als Gleichberechtigte und Gleichgestellte mit den selben hohen Qualitätsstandards beurteilt und behandelt werden wie Einheimische. Dies näher auszuführen bedürfte es einer eigenständigen Publikation. Im Folgenden kann nur in aller Kürze auf einige wichtige Aspekte hingewiesen werden.

Im Strafrecht bezieht sich die Anwendung der o.a. Qualitätsstandards auf dem Gebiet der Psychiatrie und Psychotherapie wohl am häufigsten auf die Beurteilung der Schuldfähigkeit psychischer kranker Migranten nach den §§ 20 und 21 StGB.

Im Zivilrecht erfordert die Begutachtung traumatisierter Asylsuchender hohe Qualitätsstandards. Die Anwendung von Instrumentarien zur systematischen Erhebung der Symptome psychischer Traumatisierung wie des SKID (Strukturiertes Klinisches Interview für DSM-IV) und des Harvard-Questionnaires dürfen nicht überschätzt werden. Denn Erinnerungsstörungen, also originäre Symptome von Traumastörungen (PTBS) können Anlässe für Fehlbeurteilungen sein. Die Beeinträchtigung von Gedächtnisleistungen kann durch Fragmentierung und Dissoziation der belastenden Ereignisse verursacht sein oder auch dadurch, dass die mit den Erlebnissen assoziierten negativen Affekte vermieden werden und die mit diesen verknüpften traumaspezifischen Kognitionen nicht verfügbar sind. Damit stehen psychologisch bedingt wichtige Teile des Traumatisierungsereignisses für die Begutachtung nicht zur Verfügung (Birck 2002). Im Erinnerungsprozess später auftauchende Erlebnisteile, die häufig zu einer besseren Anschaulichkeit und Stimmigkeit des Gesamterlebniszusammenhanges beitragen, werden von den Entscheidungsinstanzen als nachträglich „konstruierte Wirklichkeiten" missverstanden und für die Begründung von Asylanträgen möglicherweise verworfen.

Im Sozialrecht ist die Qualitätssicherung sozialgerichtlicher und sozialmedizinischer Begutachtung für Migranten das Hauptanliegen. In den vergangenen 8 Jahren wurden vom EMZ, vom Referat für Transkulturelle Psychiatrie der DGPPN, von der Deutsch-Türkischen Gesellschaft und anderen drei Tagungen zur transkulturellen Begutachtung in Deutschland veranstaltet (Collatz et al. 1997; Collatz et al. 1999). Die Begutachtung von Migranten auf dem Gebiet der Sozialmedizin und Sozialgerichtsbarkeit in der Bundesrepublik Deutschland verlangt zur Sicherung von Mindeststandards die Einhaltung folgender Kriterien. Für eine humane Lösung der Aufenthalts- und Statusfragen für Migranten bedarf es dringlich der Verabschiedung des Zuwanderungsgesetzes ohne weitere Abstriche. Unklarheit in Statusfragen verursacht so genannte Stresskrankheiten und verhindert erfolgreiche Rehabilitations- und Begutachtungsarbeit. Zu garantieren ist, was heute schon weitgehend geschieht, ein Einsatz von für das Gutachter- und Gesundheitswesen qualifizierten Dolmetschern für eine qualitativ hochrangige sprachliche Verständigung. Die Herausarbeitung transkultureller Hintergründe von Krankheitsprozessen durch eingehende biographische Anamnesen spielt für die Begutachtung eine große Rolle und ist für die Akzeptanz und den Erfolg von Rehabilitationsmaßnahmen unter Mitwirkung des Betroffenen und der Stärkung seiner Coping-Strategien ausschlaggebend. Spezielle Forderungen müssen prophylaktische Maßnahmen und Verhältnisprävention enthalten. Dabei geht es um Maßnahmen zur Transparenz der Sicherungssysteme, des Arbeitsschutzes und der Gesundheitsberatung sowie der Frühbehandlung insbesondere bei psychosomatischen Störungen. Damit kann der Entwicklung von Somatisierungsprozessen bei psychischen und sozialen Krankheitshintergründen bei Migranten vorgebeugt werden unter erheblicher Kosteneinsparung. Die transkulturelle Qualitätssicherung bei Begutachtungsprozessen reflektiert auch die Tatsache, dass die Generation der älteren Arbeitsmigranten in Kürze in das Rentenalter einzutreten beginnt und bei diesen chronische Erkrankungen und Verschleißerscheinungen gehäuft und im Durchschnitt 10 Jahre früher als bei Einheimischen auftreten (Collatz et al. 1997).

11. Aufnahme der Transkulturellen Psychiatrie und Psychotherapie in die Curricula des Unterrichts für Studierende an Hochschulen

Für eine Gesellschaft auf dem Wege zur Interkulturalität bzw. Multikulturalität ist es unerlässlich, in Schulen und Universitäten Wissen und Verständnis für andere Kulturen als Voraussetzung für eine Reduzierung gesellschaftlicher Konfliktpotentiale zu vermehren. Die Curricula in den universitären Studiengängen der Sozial- und Gesellschaftswissenschaften, der psychologischen und der medizinischen Wissenschaften sollen Vorlesungen über Migration und soziale Integration, Migration und seelische Gesundheit u.a. thematisch abdecken. In der Mediziner- und Psychologenausbildung sind solche Curricula-Module schon mit Erfolg und guter Akzeptanz bei den Studenten praktiziert worden, bedürfen aber noch der weiteren Ausarbeitung. Bei den Sozialpädagogen und in Zusatzausbildungen für das Pflegepersonal und die sonstigen in der Psychiatrie tätigen Berufsgruppen, wird dies zum Beispiel in der Sozialpsychiatrischen Zusatzausbildung (SPZA) an der Medizinischen Hochschule Hannover erfolgreich praktiziert (Bastiaan 1994).

7. Aus-, Fort- und Weiterbildung für in der Psychiatrie, Psychotherapie und Allgemeinmedizin tätige Mitarbeiter unterschiedlicher Berufsgruppen in transkultureller Psychiatrie und Psychotherapie unter Einschluss von Sprachfortbildungen

In einige Lehrbücher der Psychiatrie, Psychosomatik und Psychotherapie sind Kapitel über transkulturelle Psychiatrie in den letzten Jahren aufgenommen worden und erfreuen sich dort großem Interesse (Machleidt 1999; Machleidt 2003; Machleidt u. Calliess 2004 u.a). In der Weiterbildung zum Facharzt für Psychiatrie und Psychotherapie wäre ein Weiterbildungsmodul Transkulturelle Psychiatrie notwendigerweise zu integrieren. Eine Initiative dazu haben die Referate Ärzte in psychiatrisch-psychotherapeutischer Fort- und Weiterbildung sowie Transkulturelle Psychiatrie der DGPPN (Deutsche Gesellschaft für Psychiatrie, Psychotherapie und Nervenheilkunde) (Machleidt 2002) unternommen. Eine Fragebogenstudie mit Unterstützung der DGPPN analysiert zur Zeit die Weiterbildungsnotwendigkeiten von Fachärzten in transkultureller Psychiatrie aus der Sicht der etwa 450 in Deutschland aktiven Weiterbildungsleiter (Calliess et al. i.V). In diesem Fragebogen werden das Vorwissen der Weiterbildungsleiter über die transkulturelle Psychiatrie erfragt, die Einschätzung der Weiterbildungsnotwendigkeit und die möglichen Curricula-Inhalte. Daraus sollen Curricula-Vorschläge als Standard-Module für die Facharztweiterbildung, für Lehrbücher und für interkulturelle Workshops erarbeitet werden.

Ein anderer Aspekt dieses Problems ist die Bildung von Fachreferaten für Transkulturelle Psychiatrie in den nationalen und internationalen Fachgesellschaften. Solche Referate oder Sektionen existieren in der DGPPN als Referat für Transkulturelle Psychiatrie, in der World Psychiatric Association (WPA) und in der European Association for Psychiatry (EAP) ist die Gründung eines Fachreferates für Transkulturelle Psychiatrie gerade in Angriff genommen. Es ist auch die Frage entstanden, ob man die in deutschen und internationalen Fachzeitschriften verstreuten Artikel zur Transkulturellen Psychiatrie in einer internationalen Fachzeitschrift mit diesem Interessenfokus vereinigt (Haasen, persönliche Mitteilung).

12. Initiierung von Forschungsprojekten zur seelischen Gesundheit von Migranten und deren Behandlung

Es fehlen Studien zur Epidemiologie psychischer Morbidität bei Migranten in Deutschland, Studien, die die psychische Morbidität spezifisch gemäß der kulturellen Herkunft der Migrantengruppen erfassen. Solche Studien sind eine Voraussetzung für die Beurteilung des Umfangs und der Art der Hilfeleistungen, die für Migranten auf psychiatrisch-psychotherapeutischem Gebiet zu erbringen sind. Dieses ist ein gravierender Mangel epidemiologischer Migrationsforschung in Deutschland. Dagegen ist auf dem Gebiet der Psychologischen Medizin und der Nervenheilkunde über die Ursachen psychischer Störungen bei Migranten und deren psychopathologische Ausgestaltung in vielen Studien geforscht worden (Hoffmann u. Machleidt 1997; Haasen u. Yagdiran 2000; Machleidt u. Calliess 2003; Calliess u. Machleidt 2004). In den Anfängen steht die Erprobung interkultureller Behandlungskonzepte in der Einzel- und

Gruppenpsychotherapie wie auch stationärer psychiatrisch-psychotherapeutischer Behandlungen.

Ein Kernthema und Testfall für die Öffnung des Gesundheitswesens ist nicht zuletzt der Erfolg der Integration von Migranten in das psychiatrisch-psychotherapeutische Versorgungssystem. Wie unter der ersten Leitlinie schon ausgeführt, sind auf diesem Gebiet noch vielfältige Anstrengungen erforderlich, deren Erfolg letztendlich darüber entscheidet, ob Migranten in Deutschland mit den selben hohen Qualitätsstandards behandelt werden können wie Einheimische.

Literatur

Bartusch S, Machleidt W (2003) Wie integriert sind Migranten in der ambulanten Psychiatrie? neuro date aktuell 17: 27–28

Bastiaan P (1994) Die Bedeutung sozialpsychiatrischer Zusatzausbildungen für die Entwicklung gemeindenaher Psychiatrie. Sozialpsychiatrische Informationen 24: 41–47

Bekkum van D, Ende van de M, Heezen S, Berg van den AH (1996) Migratie als Transitie – de Liminelle Kwetsbaarheid van migranten en implicaties voor de hulpverlening. In: Jong de J, Berg van den M (Hrsg) Transculturele psychiatrie en psychotherapie. Lisse, Amsterdam, S 35–59

Birck A (2002) Zur Erfüllbarkeit der Anforderungen der Asylanhörung für traumatisierte Flüchtlinge aus psychologischer Sicht. ZAR 1: 28–33

Calliess IT, Machleidt W (2003) Transkulturelle Aspekte bei Persönlichkeitsstörungen. Persönlichkeitsstörungen 7: 117–33

Collatz J, Koch E, Salman R, Machleidt W (1997) Transkulturelle Begutachtung. Qualitätssicherung sozialgerichtlicher und sozialmedizinischer Begutachtung für Arbeitsmigranten in Deutschland. Das Transkulturelle Psychoforum, Bd. 1. VWB, Berlin

Collatz J, Hackhausen W, Salman R (1999) Begutachtung im interkulturellen Feld. VWB, Berlin

Dettmers C, Albrecht NJ, Weiller C (2002) Gesundheit, Migration, Krankheit. Sozialmedizinische Probleme und Aufgaben in der Nervenheilkunde. Hippocampus, Bad Honnef

Garlipp P (2003) Evaluation allgemeinpsychiatrisch tagesklinischer Behandlung unter besonderer Berücksichtigung des Behandlungsendes. Habilitationsschrift, Medizinische Hochschule Hannover

Haasen C, Yagdiran O (2000) Beurteilung psychischer Störungen in einer multikulturellen Gesellschaft. Lambertus, Freiburg

Haasen C, Yagdiran O, Maaß R, Kran BM (2000) Potential for misdiagnosis among Turkish migrants with a psychotic disorder. A clinical controlled study in Germany. Acta Psychiatr Scand 101: 125–129

Heinemann F, Assion HJ (1996) Sprachliche Regression auf die Muttersprache bei Polyglotten in der akuten Psychose. Nervenarzt 67: 599–601

Hoffmann K, Machleidt W (1997) Psychiatrie im Kulturvergleich. Das transkulturelle Psychoforum 2. VWB, Berlin

Machleidt W (1999) Transkulturelle Psychiatrie. In: Machleidt W, Bauer M, Lamprecht F, Rhode-Dachser C, Rose HK (Hrsg) Psychiatrie, Psychosomatik, Psychotherapie. Thieme, Stuttgart New York, S 21–28

Machleidt W (2002) Die 12 Sonnenberger Leitlinien zur psychiatrisch-psychotherapeutischen Versorgung von MigrantInnen in Deutschland. Nervenarzt 73: 1208–1209

Machleidt W (2002) Referat für Transkulturelle Psychiatrie. Ziele und Aktivitäten. Nervenarzt 73: 485–486

Machleidt W (2002) Ethnizität und transkulturelle Phänomenologie psychischer Erkrankungen. In: Dettmers C, Albrecht NJ, Weiller C (Hrsg) Gesundheit, Migration, Krankheit. Hippocampus, Bad Honnef, S 90–110

Machleidt W (2003) Transkulturelle Aspekte psychiatrischer Erkrankungen. In: Möller HJ Laux G, Kapfhammer HD (Hrsg) Psychiatrie und Psychotherapie. Springer, Berlin Heidelberg New York, S 281–302

Machleidt W, Calliess IT (2004) Psychiatrisch-psychotherapeutische Behandlung von Migranten und transkulturelle Psychiatrie. In: Berger M (Hrsg) Psychiatrie und Psychotherapie. U & S, München

Pfeiffer WM (2001) Transkulturelle Psychiatrie. Thieme, Stuttgart New York

Salman R (2001) Sprach- und Kulturvermittlung. Konzepte und Methoden der Arbeit mit Dolmetschern in therapeutischen Prozessen. In: Hegemann T, Salman R (Hrsg) Transkulturelle Psychiatrie – Konzepte für die Arbeit mit Menschen aus anderen Kulturen. Psychiatrie-Verlag, Bonn

Salman R, Wöhler U (2001) Rechtliche Betreuung von Migranten. Stand, Konzeption und Grundlegung transkultureller Betreuungsarbeit. Institut für Transkulturelle Betreuung e.V. Hannover. Eigenverlag, Hannover

Yagdiran O, Haasen C (2002) Therapeutische Arbeit mit Migranten in Praxis und Klinik. In: Dettmers C, Albrecht NJ, Weiller C (Hrsg) Gesundheit, Migration, Krankheit. Hippocampus, Bad Honnef, S 163–172

5 Anhang

5.1 Tabellen

Tabelle 1. Ausländische Bevölkerung in Deutschland nach Ländern

Land	Ausländische Bevölkerung	Anteil d. ausländ. Bev. an Gesamtbev.	Anteil an ausl. Bev.
Türkei	1877661	2,3%	25,5%
Italien	601258	0,7%	8,2%
ehem. Jugoslawien	568240	0,7%	7,7%
Griechenland	354630	0,4%	4,8%
Polen	326882	0,4%	4,4%
Kroatien	236570	0,3%	3,2%
Insgesamt	7334753	8,9%	100%

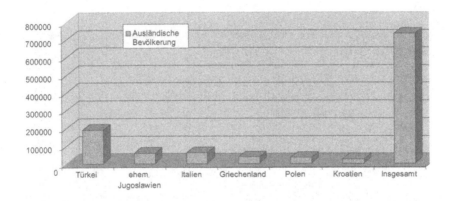

Abb. 1. Ausländische Bevölkerung in Deutschland nach Ländern
(Quelle: Statistisches Bundesamt, Stand: 31.12.2003)

Tabelle 2. Ausländische Bevölkerung in der Schweiz nach Ländern

Land	Ausländische Bevölkerung	Anteil d. ausländ. Bev. an Gesamtbev.	Anteil an ausl. Bev.
Italien	316041	4,3%	21,7%
ehem. Jugoslawien	352044	4,8%	24,1%
Portugal	136246	1,9%	9,3%
Deutschland	117664	1,6%	8,1%
Spanien	81832	1,1%	5,6%
Türkei	80158	1,1%	5,5%
Insgesamt	1457802		

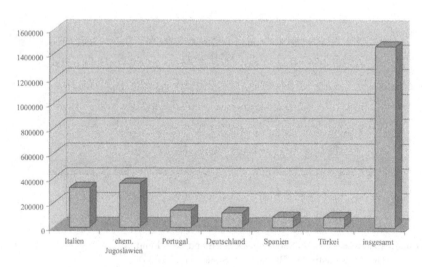

Abb. 2. Ausländische Bevölkerung in der Schweiz nach Ländern
(Quelle: Bundesamt für Statistik der Schweiz, Neuchatel 2002)

Tabelle 3. Ausländische Bevölkerung in Österreich nach Ländern

Land	Ausländische Bevölkerung	Anteil d. ausländ. Bev. an Gesamtbev.	Anteil an ausl. Bev.
ehem. Jugoslawien	152975	1,8%	18,6%
Türkei	127226	1,7%	17,8%
Bosnien, Herzegowina	108047	1,5%	15,2%
Deutschland	72218	1%	10,1%
Kroatien	60650	0,8%	8,5%
Polen	21841	0,3%	3,1%
Insgesamt	708700		

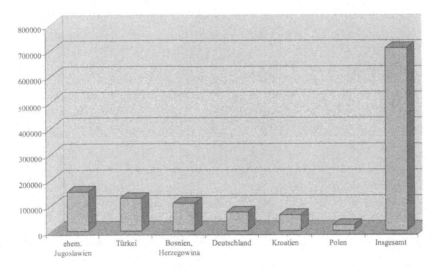

Abb. 3. Ausländische Bevölkerung in Österreich nach Ländern
(Quelle: Statistisches Jahrbuch Österreich 2003)

5.2 Glossar

Hans-Jörg Assion

Abschiebung
Zwangsweise Durchsetzung einer Ausreisepflicht, die gemäß Ausländergesetz nur bei vollziehbarer Ausreisepflicht und fehlender freiwilliger Ausreise oder zur Wahrung der öffentlichen Sicherheit, vorgenommen werden darf (§ 49 AuslG).

acculturation-stress-hypothesis
Theorie vom soziokulturellen Stress, die den Wechsel in eine andere Kultur und die damit verbundenen Veränderungen als psychisch belastend und krankheitsfördernd ansieht, wozu Veränderungen der klimatischen Bedingungen, andere Ernährungsgewohnheiten, ein verändertes Wohnmilieu, die sprachlichen Anforderungen oder ein neues kulturelles Umfeld beitragen können; der Begriff *„Kulturschock"* wird auch in diesem Sinne verwendet.

Akkulturation
Prozess der Anpassung an ein neues kulturelles Lebensumfeld, nachdem die primäre Sozialisation bereits zuvor in einer anderen Kultur erfolgt ist.

Assimilation
Anpassung an ein neues kulturelles Umfeld unter Vernachlässigung oder Aufgabe der zuvor in einer anderen Kultur erworbenen Identität, kulturellen Besonderheiten und Werte, was einen Verlust der kulturellen Vielfalt bedeutet und eine nachteilige Form der Eingliederung in eine andere Gesellschaft ist (s. *Integration*).

Asylberechtigte
Ausländer, die vom Bundesamt für die Anerkennung ausländischer Flüchtlinge oder einer verwaltungsgerichtlichen Instanz gemäß dem Asylverfahrensgesetz (AsylVfG, 27.7.1993) als asylberechtigt (gem. Art. 16a GG) anerkannt worden sind.

Asylbewerber
Ausländer, deren Leben oder Freiheit wegen der Rasse, Religion, Staatszugehörigkeit, politischen Überzeugung oder Zugehörigkeit zu einer sozialen Gruppe gefährdet ist, können als politisch Verfolgte oder vor Abschiebung Schutz ersuchen (Art. 16a GG).

Asylbewerberleistungsgesetz (AsylbLG)
Gesetz vom 5.8.2002 über Leistungen, die in etwa 80 % der Leistungen des Bundessozialhilfegesetzes (BSHG) entsprechen, für Asylbewerber und Ausländer, deren Einreise (noch) nicht gestattet ist, die geduldet oder ausreisepflichtig sind, sowie für Kriegs- und Bürgerkriegsflüchtlinge.

Aufenthaltsgenehmigung

Ausländer bedürfen für die Einreise und den Aufenthalt einer Aufenthaltsgenehmigung. Das Ausländergesetz (AuslG) unterscheidet vier Arten der Aufenthaltsgenehmigung:

1. Aufenthaltserlaubnis (§§ 15, 17 AuslG):
    Der Aufenthalt wird ohne Bindung an einen bestimmten Aufenthaltszweck erlaubt, entweder befristet (für 1 Jahr, dann zweimal für 2 Jahre) oder unbefristet.

2. Aufenthaltsberechtigung (§27 AuslG):
    Das dauerhafte Aufenthaltsrecht wird üblicherweise entweder erteilt, wenn ein Ausländer 8 Jahre eine Aufenthaltserlaubnis bei gesichertem Lebensunterhalt und gesicherter Altersversorgung besitzt und es in den letzten 3 Jahren zu keiner Straftat kam oder bei einer Eheschließung mit einer/einem Deutschen oder bei Anerkennung als Asylberechtigter.

3. Aufenthaltsbewilligung (§§28, 29 AuslG):
    Der Aufenthalt ist an einen Zweck gebunden und für 2 Jahre befristet, eine Verlängerung ist möglich (Saisonarbeiter, Studenten, Auszubildende).

4. Aufenthaltsbefugnis (§30 AuslG):
    Aufenthalt aus völkerrechtlichen oder dringenden humanitären Gründen oder zur Wahrung politischer Interessen der Bundesrepublik Deutschland.

Ausländer

Juristischer Begriff für eine Person, die nicht die deutsche Staatsangehörigkeit besitzt; es gilt für diese die Meinungs-, Versammlungs- und Vereinigungsfreiheit, nicht jedoch das Wahlrecht.

böser Blick

Traditionelle, volksheilkundliche Vorstellung mit weltweiter Verbreitung, bei der angenommen wird, dass durch (neidvolles, böswilliges) Anblicken oder Anschauen anderer Person Unheil vermittelt werden kann.

Coping-Srategien

Einstellungs- und Handlungsmuster zur Bewältigung von (psychisch) belastenden Faktoren, Stressoren und Anforderungen, wobei prinzipiell ein problemorientiertes Vorgehen (wie Informationssuche, zielgerichtetes Handeln, Anpassung, Vermeidung, etc.) von einem emotionsorientierten Vorgehen (positive Umdeutung, Gefühlskontrolle, Aggression, Suchtmitteleinnahme, etc.) unterschieden werden kann.

Duldung

Die Duldung (§ 55 AuslG) berechtigt nicht zum Aufenthalt, sondern führt zur förmlichen Aussetzung einer Ausreiseverpflichtung, wozu rechtliche Gründe oder eine Reiseunfähigkeit führen können. Für Menschen die nicht ausreisen können, wird weiterhin dieser prekäre Rechtsstatus praktiziert (s. *Aufenthaltsgenehmigung*).

emisch
Hypothese, nach der Erkrankungen vom kulturellen Kontext abhängig sein sollen – sich also kulturimmanent erschließen –, die von den sogenannten „Kulturalisten" favorisiert wird (s. *episch*).

Enkulturation
Aneignung von Handlungskompetenzen in einem neuen kulturellen Umfeld.

etisch
Hypothese, nach der die Manifestation von Erkrankungen unabhängig von der jeweiligen Kultur, also kulturübergreifend, erfolgt, was von den „Universalisten" vertreten wird.

Flüchtling
Person, die sich wegen der Furcht vor Verfolgung, wegen der Rasse, Religion, Nationalität, Zugehörigkeit zu einer sozialen Gruppe oder politischen Überzeugung außerhalb des Landes befindet, dessen Staatsangehörigkeit sie besitzt oder – sofern staatenlos – in dem sie sich aufgehalten hatte.
Es werden rechtlich unterschieden:
1.   Kontingentflüchtlinge
     Aufnahmen von Menschen aus Krisenregionen im Rahmen humanitärer Hilfsaktionen (z.B. „Boat people" aus Vietnam, 1973; jüdische Zuwanderer aus der ehemaligen Sowjetunion, 1991).
2.   Konventionsflüchtlinge
     Personen die aufgrund der sog. „Genfer Flüchtlingskonvention" vom 28.7.1951 Abschiebeschutz genießen.
3.   Kriegs- und Bürgerkriegsflüchtlinge
     Personen, die wegen kriegerischer Auseinandersetzungen ihre Heimat verlassen (z.B. Kosovo-Albaner), häufig sog. De-facto-Flüchtlinge.

Integration
Ausgewogene Anpassung an ein anderes kulturelles Umfeld im Sinne der sozialen Teilhabe und Einfindung in das neue Lebensumfeld unter Beibehaltung des kulturellen Erbes aus der Ursprungskultur, was als idealtypischer Zustand für eine Eingliederung in eine andere Kultur nach einem Migrationsprozess angesehen werden kann.

Ius sanguinis
(lat. Ius – Recht; sanguis – Blut)
Ableitung der Staatsangehörigkeit von den Eltern; Abstammungsprinzip, -recht.

Ius soli
(lat. Ius – Recht; solus – Boden)
Ableitung der Staatsangehörigkeit vom Ort der Geburt – Geburtsortprinzip, für
das folgende Voraussetzungen gelten: Geburt in Deutschland und mindestens 1
Elternteil seit 8 Jahren mit Aufenthaltsberechtigung in Deutschland (oder seit 3
Jahren mit unbefristeter Aufenthaltserlaubnis); mit Erreichen der Volljährigkeit erfolgt die endgültige Entscheidung über eine deutsche oder ausländische Staatsangehörigkeit.

Kultur
Umfassender, komplexer Begriff für die von einer sozialen Gemeinschaft, Ethnie
oder (Stammes-)gesellschaft geteilten und diese kennzeichnenden Gemeinsamkeiten, wie Ausdruck, Einstellungen, Fähigkeiten, Glauben, Normen, Sprache, Verhalten, Wertsysteme, Wissen, u.a.

kulturabhängige Syndrome
Störungen oder Besonderheiten des Erlebens und Verhaltens, die durch regionale
oder kulturelle Ausprägungen gekennzeichnet sind und nicht den üblichen diagnostischen Kriterien entsprechen; der Begriff geht auf den chinesischen Psychiater P. M. Yap zurück, der diesen erstmals 1962 in der medizinischen Literatur ver-
wendete (*„culture-bound syndromes"*).

Kulturkompetenz
Begriff für ein weitreichendes (Fach)Wissen über kulturelle Hintergründe und ein
engagiertes Zugehen auf Menschen anderer Herkunft und kultureller Sozialisation,
als Grundlage für eine konstruktive Begegnung zwischen Menschen unterschiedlicher kultureller Herkunft; der Begriff wurde von Orlandi (1992) in seinem „Kul-
turkompetenz-Modell" verwendet.

Kulturkonflikt
Probleme für Migranten in der Aufnahmegesellschaft während des Prozesses der
Auseinandersetzung mit dem anderen Umfeld; die Probleme umfassen viele Bereiche, wie die soziale Situation (Arbeit, Lebensunterhalt, Wohnverhältnisse), die
Familie und Lebensbezüge (Rollen-, Generations-, Partnerschaftskonflikte, etc.),
eigene Einstellungen (Identität, Erwartungen, etc.) oder gesellschaftliche Bedingungen (Aufenthaltsrecht, Umgang mit Minderheiten, Rassismus, etc.).

Marginalisierung
Begriff für Umfeldbedingungen für Migranten, die durch schlechte Voraussetzungen, begrenzte schulische Möglichkeiten, Arbeitslosigkeit, Mangel an halt- und
schutzgebenden Strukturen, gekennzeichnet ist.

Migration
(lat. migratio – [Aus]wanderung, Umzug; migrare – wandern, ausziehen, übersiedeln)
Prozess der Übersiedlung in ein anderes Land, eine andere Region oder ein anderes kulturelles Umfeld; die Person, die sich diesem Prozess unterzieht, wird als Migrant bezeichnet. Vor mehr als 40 Jahren erfolgte durch die staatlichen Anwerbeabkommen eine intensive Migration ausländischer Arbeitnehmer nach Deutschland, zunächst unter der Vorstellung einer „Gastarbeit", mit inzwischen dauerhaftem Aufenthalt, in mittlerweile der zweiten und dritten Generation.

Segregation
(engl. segregation – Absonderung, Rassentrennung)
Absonderung einer Menschengruppe aus gesellschaftlichen, räumlichen oder eigentumsrechtlichen Gründen; die Möglichkeiten der Teilhabe an der Aufnahmegesellschaft und deren Kultur sind gering und gehen mit einer beruflichen, sozialen und gesellschaftlichen Benachteiligung einher, was eine Fokussierung auf die Lebensformen der Ursprungskultur bedingt.

Selektionstheorie
Hypothese, nach der sich Personen mit einer Prädisposition für (psychische) Krankheit eher einem Migrationsprozess unterziehen, wobei sie in ihrem gewohnten Umfeld auffällig werden, sich nur teilweise integrieren können und daher die gewohnte Umgebung verlassen (hypothesis of selective migration)

Spätaussiedler
Menschen deutscher Volkszugehörigkeit, die im Sinne des Vertriebengesetzes behandelt werden und deren Ausreise aus osteuropäischen Staaten als Spätfolge des 2. Weltkriegs anerkannt werden.

Traditionelle Heilvorstellungen
Volkstümliche Erklärungsmuster und Behandlungsmethoden für Krankheiten, die meist über Jahrhunderte tradiert sind und üblicherweise umweltbezogene, magische oder mystische Faktoren zur Erklärung von Körpersymptomen, auch anderen Geschehnissen oder sozialen Ereignissen, heranziehen, wie z.B. den bösen Blick, Geister, schwarze Magie, etc. Die weltweit verbreiteten traditionellen Vorstellungen erfahren üblicherweise eine für die jeweilige Region und Kultur typische Ausprägung und Ausgestaltung.

Transkulturelle Psychiatrie
Fachrichtung der Psychiatrie, die sich Ende des 19. Jahrhunderts entwickelte, u.a. im Zuge der Studien von E. Kraepelin in Indonesien vor circa 100 Jahren, und die Auswirkungen kultureller Einflüsse auf psychische Erkrankungen untersucht (weitere Begriffe: *Ethnopsychiatrie, kulturelle Psychiatrie, Medizinethnologie, Migrationspsychiatrie, vergleichende Psychiatrie*).

5.3 Adressenverzeichnis

Arbeitsgemeinschaft „Psychische Gesundheit von Migranten" (PGM)
PD Dr. med. Hans-Jörg Assion
Westfälisches Zentrum Bochum
Psychiatrie • Psychotherapie
Klinik der Ruhr-Universität Bochum
Alexandrinenstraße 1
44791 Bochum

Arbeitsgemeinschaft Ethnomedizin (AGEM)
Klinikum Chemnitz
Dresdnerstraße 178
09131 Chemnitz

Arbeitsstelle Interkulturelle Konflikte und
Gesellschaftliche Integration (AKI) am
Wissenschaftszentrum Berlin für Sozialforschung
Reichpietschufer 50
10785 Berlin

Auswärtiges Amt
Referat für Ausländer- und Asylrecht (508)
Dr. Lorenz Barth
Werderscher Markt 1
10117 Berlin

Bayerisches Zentrum für Transkulturelle Medizin e. V.
Sandstraße 41
80335 München

Beauftragte der Bundesregierung für Migration, Flüchtlinge und Integration
Büro Berlin
Mohrenstraße 62
11017 Berlin
Büro Bonn:
Rochusstraße 8-10
53123 Bonn
as@bmfsfj.bund.de
http://www.integrationsbeauftragte.de

Behandlungszentrum für Folteropfer
Spandauer Damm 130
14050 Berlin

Bonner Institut für
Migrationsforschung und Interkulturelles Lernen e. V.
Thomas-Mann-Straße 1
53111 Bonn

Büro des Beauftragten des
Senats von Berlin für Integration und Migration
Dr. Robin Schneider
Potsdamer Straße 65
10785 Berlin

Bund der Polen „Zgoda" in der BRD e.V.
Marienstrasse 50
45663 Recklinghausen
E-mail: zgoda-zentrale@t-online.de

Bundesarbeitsgemeinschaft für Immigrantenverbände (BAGIV)
Stamatis Assimenios
Baumschulallee 2a
53115 Bonn
http://www.bagiv.de

Centrum für internationale Migration und Entwicklung (CIM)
Barckhausstraße 16
60325 Frankfurt am Main

Deutsche Gesellschaft für Auswärtige Politik e. V. (DGAP)
Rauchstraße 18
10787 Berlin
htttp://www.dgap.org

Deutsch-Niederländische Gesellschaft für Psychiatrie und Psychotherapie
Prof. Dr. U. Trenckmann
(ulrtrenc@wkp-lwl.org)

Deutsch-Polnische Gesellschaft der Bundesrepublik Deutschland e.V.
c/o Manfred Feustel
Im Freihof 3
46569 Hünxe

Deutsch-Polnische Gesellschaft für Psychiatrie und Psychotherapie (DPGSG)
Dr. F. Leidinger (friedrich.leidinger@lvr.de)
Dr. A. Cechnicki (mzcechni@cyf-kr.edu.pl)
Landschaftsverband Rheinland
Dezernat 8
50663 Köln

Deutsch-Türkische Gesellschaft für Psychiatrie und Psychotherapie (DTGPP)
Dr. E. Koch
Psychiatrisches Krankenhaus Marburg
Cappeller Straße 98
35039 Marburg
(eckhardt.koch@t-online.de)

DGB Bildungswerk
Migration & Qualifizierung
Hans-Böckler-Straße 39
40476 Düsseldorf
www.migration-online.de

Diakonisches Werk in Hessen und Nassau
Bereich Migration
Ederstraße 12
60486 Frankfurt am Main

Ethnomedizinisches Zentrum Hannover
Königstraße 6
30175 Hannover

europäisches forum für migrationsstudien e.V.
Katharinenstraße 1
96052 Bamberg
efms@sowi.uni-bamberg.de

Europäische Forum für Migrationsstudien (efms)
Pfisterstraße 12
96050 Bamberg
http://www.uni-bamberg.de/efms

FaZIT
Dr. Wolfgang Bautz
Zum Kahleberg 51
14478 Potsdam

Forschungsgesellschaft Flucht und Migration
Im Mehringhof
Gneisenaustraße 2a
10961 Berlin

Gesundheitszentrum für MigrantInnen Köln
Marsilstein 6
50676 Köln

freihaven e. V.
Behandlungszentrum für traumatisierte Flüchtlinge
Seewartenstraße 10, Hs 4
20459 Hamburg

IMIS – Institut für Migrationsforschung und Interkulturelle Studien
Universität Osnabrück
IMIS/Fachbereich 2
Neuer Graben 19/21
49069 Osnabrück
imis@uni-osnabrueck.de

InfoDienst Migration
Brunnenstraße 37
45128 Essen
TextServ@web.de
www.infodienst.bzga.de

Institut für Bildung und Kommunikation in Migrationsprozessen
Universität Oldenburg
FB 11
Postfach
26111 Oldenburg

Institut für Ethnologie und Kulturanthropologie
Aeulestraße 40/12
72074 Tübingen

Institut für Ethnomedizin
Meluisenstraße 2
81671 München

Institut für Interkulturelle und Internationale Studien (InIIS)
Universität Bremen
Postfach 33 04 40
28334 Bremen

International Society for Health and Human Rights
Frau Nora Sveaass
Oslo
Norwegen
(ishhr@ishhr.org)

Jesuiten-Flüchtlingsdienst
Jörg Alt
14057 Berlin
(www.joerg.alt.de)

Landesarbeitsgemeinschaft der kommunalen
Migrantenvertretungen (LAGA NRW)
Helmholtzstraße 28
40215 Düsseldorf

Landeszentrum für Zuwanderung NRW
Keldersstraße 6
42697 Solingen
42697 Solingen
http://www.lzz-nrw.de

Migrantenberatungsstelle Wilhelmsburg
Weimarer Straße 81
21107 Hamburg

Migrantenorientierte Suchtberatung
MUDRA e. V.
Alternative Jugend- und Drogenhilfe (Dönüs)
Ludwigstraße 67
90402 Nürnberg

Netzwerk Migration in Europa e. V.
Ihnestraße 25
14195 Berlin
http:www.network-migration.org

Netzwerk Migration & Behinderung
Simsonstraße 47
45147 Essen
info@handicap-net.de
www.handicap-net.de

Polnischer Sozialrat e.V.
Kohlfurter Straße 40
10999 Berlin
Polskarada@aol.com

Projektgruppe Migration
Bpb
Carolin Reißlandt
Freie Mitarbeiterin
Frankfurter Straße 447
51103 Köln

Psychosoziales Zentrum für Flüchtlinge und Opfer organisierter Gewalt
Fichardstraße 46
60322 Frankfurt

Refugio München
Beratungs- und Behandlungszentrum für Flüchtlinge und Folteropfer
Rauchstraße 7
81679 München

Rehabilitation von Migranten türkischer Herkunft
Prof. Dr. Schmeling-Kludas
Segeberger Kliniken GmbH
Am Kurpark 1
23795 Bad Segeberg

ZDK –Zentrum Demokratische Kultur (Berlin)
AYPA-TV Berlin
Chausseestraße 29
10115 Berlin
http://www.zdk-berlin.de
http://www.aypa.net

Zentrum für Türkeistudien
(Türkiye Arastirmalar Merkezi)
Institut an der Universität GH Essen
Altendorfer Straße 3
45127 Essen

Sachverzeichnis

Printed in the United States
By Bookmasters